21世纪高等医学院校教材

（供成人专升本临床医学、护理学、预防医学、口腔医学专业使用）

病理生理学

戚晓红　余卫平　主编

科学出版社

北京

内 容 简 介

本书为21世纪高等医学院校成人专升本系列教材之一,全书分15章,分别介绍疾病概论,水、电解质代谢紊乱,酸碱平衡紊乱,水肿,缺氧,发热,应激,弥散性血管内凝血,休克,缺血-再灌注损伤,心力衰竭,呼吸衰竭,肝功能衰竭,肾功能衰竭等。书后附专业术语英汉对照。考虑到专升本学生的特殊性,本书在编写上,在保证知识结构的系统性、完整性的基础上,突出了实用性及知识面的拓展。本书可供医学院校成人专升本各专业学生及相关人员使用。

图书在版编目(CIP)数据

病理生理学/戚晓红,余卫平主编.-北京:科学出版社,2001.8

21世纪高等医学院校教材.(供成人专升本临床医学、护理学、预防医学、口腔医学专业使用)

ISBN 978-7-03-009584-8

Ⅰ.病…　Ⅱ.①戚…②余…　Ⅲ.病理生理学-成人教育:高等教育-教材　Ⅳ.R363

中国版本图书馆CIP数据核字(2001)第041975号

责任编辑:吴茵杰/责任校对:潘瑞林
责任印制:刘士平/封面设计:科学设计集体

科 学 出 版 社 出版
北京东黄城根北街16号
邮政编码:100717
http://www.sciencep.com
北京东华虎彩印刷有限公司 印刷
科学出版社发行　各地新华书店经销
*
2001年8月第 一 版　开本:850×1168　1/16
2012年1月第十三次印刷　印张:15
字数:295 000
定价:23.00元

《病理生理学》编写人员

主　　编　戚晓红　余卫平

副主编　卫开斌　李跃华

编　　者　（按所编章节先后为序）

吴翠贞　南京医科大学
卫开斌　东南大学医学院
杨绍忞　南京医科大学
孙沛毅　扬州大学医学院
庞庆丰　徐州医学院
余卫平　东南大学医学院
何小兵　东南大学医学院
李跃华　南京医科大学
戚晓红　南京医科大学

序

随着我国改革开放和经济建设的深入发展，我国的高等教育事业也取得了迅猛发展。与此同时，我国的高等教育体制、教育思想、教育管理模式也正在经历着深刻的变革。变精英教育为大众教育，变知识教育为素质教育，变青春教育为终身教育这些新的教育理念已经或正在逐步为人们所理解、所接受、所实践。

成人教育事业随着我国整个高等教育事业的发展，已经有了长足的进步。它已成为我国高等教育体系的重要组成部分，是实践大众教育和终身教育的重要途径之一。在今天，它已经不仅仅是普通全日制高等教育的重要补充，而且在实现大众教育、终身教育，提高全民族科技文化和思想品德素质方面具有独特的优势。今后它必将取得更大的进步。

专升本教育是成人高等教育向更高层次发展的重要内容，也是成人教育所独具的特色。必须承认，专升本教育对我国的高等教育工作者是一个挑战。它既不同于专科教育，又不同于“零起点”的普通本科教育；它有其自身的教育、教学规律。我们必须认真研究专升本的教育、教学规律，并在教学实践中充分尊重和反映这些规律，才能把专升本教育办好。

高等医学的专升本教育已开办多年。遗憾的是至今尚未有一套专门供其使用的配套教材。许多院校大多沿用了普通全日制医学本科生的教材。然而，专升本学生在自己的专业学科领域里已经具备一定的基本知识；而专升本教育的学制又限制了教学时数的膨胀。因此，在教学过程中一方面学生反映老师在教学中常常重复大专层次所学内容；另一方面教师和学生都反映学时太少，以致本科教材学不完。这种矛盾是专升本教学中特有的，反映了成人教育专升本层次的教材建设的滞后。这既与成人高等医学教育蓬勃发展的形势不相称，也影响了成人高等医学教育本身的教育质量。为此，我们在科学出版社的大力支持下，联合部分兄弟院校，编写了这套成人高等教育临床医学、护理学、预防医学、口腔医学专业专升本层次系列教材。

本套教材在编写过程中从在职人员继续教育、进一步深造的实际出发，突出体现专升本层次教育特点，形成了较为鲜明的自身特色：

1. 在保证反映知识结构的系统性、完整性的前提下，以突出的篇幅用于加深和拓展原有的专科层次的知识基础，而对原有的专科层次的知识采取略写的方法简要带过，以避免重复和篇幅膨胀。

2. 在立足于基本理论、基本知识、基本技能教育的同时，充分反映近年来生物医学领域的最新科技进展，一方面对学生进行知识更新，另一方面引导学生直接面向21

世纪科技新进展。

3. 在充分重视完整反映每门学科理论体系的同时，注意理论紧密结合实际，努力避免繁琐的理论推导与验证，突出理论知识的实际应用，加强对临床工作的指导和对实际工作能力的培养。

尽管编著者们付出了极大的辛勤劳动，努力把本套教材编写成新颖实用、特色鲜明、质量上乘的佳作，但限于自身水平仍免不了有不当和错误之处。我们真诚地欢迎广大师生和读者批评指正，以便再版时改进。

陈 琪

2001年4月20日

前　言

本教材是成人高等教育专升本系列教材之一。编写中借鉴了供临床医学专业五年制本科生使用的卫生部规划教材《病理生理学》各版本的特点，充实了本学科的新进展，结合了编写者自身的教学经验。此外，本教材每章之后附有病例及思考题，教材最后还附有专业词汇与缩略语英汉对照，供本教材使用者参考。

本教材编写过程中，得到了南京医科大学、东南大学、徐州医学院、扬州大学医学院等校成人教育学院和科学出版社的大力支持，全书编写及定稿过程中也邀得一些病理生理学前辈的参编和审阅，在此致以衷心地感谢。

由于编者水平有限，本教材中错误缺点在所难免，恳请广大师生在使用中提出宝贵意见，以便再版时修订、充实和完善。

编　者

2001 年 3 月

目　录

第一章

绪 论

病理生理学(pathophysiology)属于基础医学学科,它的任务在于研究疾病发生的原因和条件,研究疾病全过程中患病机体功能、代谢的动态变化以及这些变化的发生机制,从而揭示疾病发生、发展和转归的规律,阐明疾病的本质,为疾病防治提供理论基础。

第一节 病理生理学内容

病理生理学的研究范围非常广泛,临床各科的任何疾病都有病理生理学的问题。虽然临床各科疾病种类繁多,但是所有疾病,或者是不同器官的许多疾病,都可以发生一些共同的变化,都具有一些共同规律;而同一系统器官的疾病以至每一种具体的疾病,又各有其特殊的变化和规律。据此,可以将病理生理学的内容分为以下三个部分:

1. 病理生理学总论　又称疾病概论,主要讨论疾病的概念、疾病发生发展中的普遍规律、病因学和发病学的一般问题。

2. 基本病理过程　简称病理过程,是指不同系统器官的许多疾病中可能出现的共同的、成套的病理变化,例如:水、电解质和酸碱平衡紊乱,水肿,缺氧,发热,应激,弥散性血管内凝血,休克等。

3. 病理生理学各论　又称各系统病理生理学,是指各个系统的许多疾病在发展过程中可能出现的一些常见而共同的病理生理变化,例如:心血管系统的心力衰竭、呼吸系统的呼吸衰竭、严重肝脏疾病时的肝功能衰竭、泌尿系统的肾功能衰竭等。至于每一种疾病的特殊变化和规律,虽然也属各系统的病理生理学范畴,但因病种过多,故许多具体疾病的病理生理学问题,将在临床各科的教材或专著中分别予以论述。

第二节 病理生理学的性质及其在医学中的地位

病理生理学是与多学科密切相关的综合性边缘学科。为了研究疾病过程中机体的功能、代谢变化及其发生发展的机制，必须运用基础学科的理论与方法。因此，病理生理学与生物学、遗传学、人体解剖学、生理学、生物化学、病理学、免疫学、微生物学和寄生虫学等都有密切的关系，这些学科的发展，都能推动病理生理学的进展。

病理生理学也是与临床各科有密切关系的“桥梁”学科。在临床实践中，存在着大量的病理生理学问题，如疾病原因和条件的探索、发病机制的阐明、诊断与防治措施的改进等。而这些问题一旦通过病理生理学与临床实践相结合进行研究，就能取得事半功倍的效果，促进临床医学的不断发展。对于医学生来说，学好病理生理学，也是学习临床学科的重要条件。因此，本学科在基础医学与临床医学各学科如内科学、外科学、妇产科学、儿科学等之间架起了“桥梁”，起到承前启后的作用。

病理生理学是一门理论性较强的学科，听课易懂，记忆较难。因此，医学生必须认真学习本学科和有关邻近学科的基本理论，通过科学思维来正确认识疾病过程中出现的各种变化，探讨这些变化与疾病发病机制的关系，从而不断提高分析综合能力和解决问题的能力。

病理生理学又是一门实验性较强的学科。为了探索疾病发生的原因和条件，就需要做一定的流行病学调查；为了研究疾病时机体功能代谢的动态变化及其发生机制，除了必须做周密的临床观察和临床实验研究外，还需要利用动物复制人类疾病模型，以探索疾病发生、发展的原因、机制和规律。这样的研究可以突破临床观察的限制，能够对疾病过程中机体的功能、代谢、形态的变化做更深入的观察，并且可以施加不同的影响因素和条件进行深入地研究。因此，在病理生理学的教学内容中，也常安排一些动物实验，其目的在于通过实验设计和具体操作以及结果的综合分析，提高学生独立思考和独立工作的能力，为将来开展科学研究工作打下良好的基础。

第三节 病理生理学发展简史

病理生理学是基础医学学科中的一门比较年轻的学科，是医学发展和医学实践的必然产物。19世纪中叶，人们才认识到仅用临床观察和尸体解剖的方法，不能全面、深刻地认识疾病的本质。于是，法国生理学家Claude Bernard用生理的、本能的方法研究疾病时机体所发生的变化，从而开创了以研究活体为主要内容的实验病理学，这就是病理生理学的雏形。当时，病理解剖学和病理生理学的内容合并在一起，称为病理学。随着医学科学的发展，形态和功能两方面的内容都得到充实，逐渐形成病理解剖学和病理生理学两门学科。病理生理学作为一门新兴的学科，从诞生之日起就显示了其旺盛的生命力。特别是近一二十年以来，随着一般自然科学和医学基础科学的进展，人们对许多医学基础理论问题和许多疾病发病机制的认识已提高到新的水平，而这些新成就也推动着临床医学不断向前发展。

19 世纪 70 年代，在俄国的喀山大学成立了第一个病理生理学教研室，后来在德国、前苏联、东欧及西方一些国家的医学院校都纷纷开设病理生理学课程或设立病理生理学教研室，同时，还开设了一些相关的实验课。自 1956 年起，我国省级以上的医学院校都相继成立了病理生理学教研室，开始讲授病理生理学理论和开展病理生理学的科学研究。从此，病理生理学学科不断发展，队伍不断壮大。1961 年召开了第一次全国病理生理学学术会议。1980 年成立了中国生理科学会病理生理学会。此后为了加强专业对口交流，并根据国内具体情况，先后成立了 15 个专业委员会。1985 年，中国科协批准正式成立了国家级一级学会——中国病理生理学会。1984 年创办了《病理生理学报》，1986 年改为《中国病理生理杂志》。专家们分别编写了各种专著，如《临床病理生理学》、《病理生理学进展》、《病理生理学》及《医学百科全书·病理生理学分册》等，这些著作对病理生理学的科研和教学都起了重要的作用。广大的病理生理学工作者通过数十年的辛苦劳动，不仅在教学、科研等方面取得了可喜的成就，而且也探索出一条病理生理学的发展之路。

（吴翠贞）

第二章

疾病概论

第一节　健康与疾病

医生的职责是维护健康和与疾病作斗争，如何判断健康与疾病十分重要。但健康和疾病又是生命活动现象的对立统一，两者之间缺乏明确的判断界限，它们在个体生活中可以相互转化，都没有完整的定义。

一、健康的概念

健康(health)是医学中的一个重要概念，要正确的认识健康，就必须从生物-心理-社会医学模式加以考虑。

可以认为，健康不仅是没有疾病或病痛，而且是一种躯体上、精神上以及社会适应上的良好状态；这种良好状态有赖于机体内部结构与功能的协调，有赖于诸多调节系统对内环境稳定的维持。一个健康的人必须具有在他本人所处的环境中进行有效活动和工作的能力，并且能够与环境保持协调的关系。由此可见，普遍使用的健康标准并不存在，不同的人群，不同的个人，或者个人在不同的年龄阶段，健康的标准都有所不同。随着社会的发展与进步，健康的标准也将不断变化。但无论怎样，健康至少包括健壮的身体素质与健全的精神状态。

精神状态与身体状况可以相互影响，良好的精神状态可促进身体健康，甚至可促进疾病的康复。而心理状态不佳可伤害身体，甚至可引起躯体的疾病。身体健康状况良好者常表现为精神饱满、乐观、勇于克服困难、助人为乐等心理上的良好状态。

卫生保健服务应以身心健全及其与环境和谐为目标，依靠群众和全社会的参与，以健康为主导，人群为中心，社会为基础，预防保健为重点。卫生工作者要增强健康意识，发动群众，主动积极参与到保障社会大众健康的工作中去。

二、疾病的概念

人类对疾病的认识过程，是从无知到知，从知之不多到知之较多，在认识的深度与广度上不断地发展。而正确的认识疾病本质，对医务工作者尤其重要。

目前认为，机体在一定病因的损害作用下，由于自稳调节紊乱而发生的异常生命活动过程，从而引起一系列功能、代谢和形态结构的变化，并表现为症状、体征和社会行为的异常，这种异常的生命活动过程称为疾病(disease)。

从此概念中应明确：① 疾病都具有原因，没有原因的疾病是不存在的，尽管某些疾病的原因尚未被人们认识。② 自稳调节紊乱是疾病发生的基础，这种调节包括各系统、器官、细胞、分子多层次的调节，以保持机体内环境的稳定或基本稳定。一旦调节不能抵御病因的损伤作用，就会发生紊乱，导致疾病发生。现代医学模式强调疾病不只是体内某种生物学变量的过程，而是生理、心理和精神活动与社会环境间的失调，导致整个人体内外生态平衡的异常状态。③ 所谓症状，是指疾病过程中机体出现功能、代谢和形态结构的病理改变所引起的病人主观能感受到的异常现象，如恶心、呕吐、头痛、心慌等。所谓体征，是指医生通过体格检查及其他物理和化学的方法，客观查得的患病机体异常变化所引起的现象，如心脏杂音、X 线或超声波检查出的占位性病变、血糖升高、尿蛋白等等。所谓社会行为异常，是指病人有目的的语言和行为异常，如烦躁不安、哭笑无常、活动不自如、失语、劳动能力丧失等。有些症状与体征无严格界限，如发热，既能主观感受，又能客观检查。④ 疾病是一个过程，有其发生、发展和转归的一般规律。

第二节 病因学

疾病的发生都是有原因的。病因学就是研究疾病发生的原因与条件的学问。所谓疾病的发生原因，是指在作用于机体众多因素中，能引起疾病并赋予该疾病以特征的必不可少的因素。而其他同时存在的与疾病发生有关的因素，则是疾病发生的条件。比如，引起结核病的原因是结核杆菌的感染，它是此病的发病原因，而诸如营养不良、过度疲劳、居住条件恶劣等其他一些相关因素均为此病的发病条件。

一、疾病发生的原因

疾病发生的原因简称病因，又可称致病因素。病因在一定条件下发挥致病作用。病因种类很多，一般可归纳为以下几类：

（一）生物性因素

这是一类常见的病因，主要包括各种病原微生物（如细菌、病毒、真菌、立克次体、衣原体、支原体等）和寄生虫（如原虫、线虫、蠕虫等）。此类病因能否引起疾病，与其侵入机体的数量、侵袭力与毒力的大小、逃避或抵抗宿主攻击的能力密切相关。

（二）理化因素

物理因素有机械力、高温、冷冻、电离辐射、噪声、气压变化等。大多数物理因素致病只引起疾病的发生，在疾病发展中不继续起作用。潜伏期较短，甚至无潜伏期。对于全身各组织器官来说，无明显的选择性。如刀割伤，刀仅在割裂伤发生时起作用，无潜伏期，对被割组织无选择性。

化学因素有强酸、强碱、化学毒物及其他一些可致病的化学物质等。许多化学因素对机体的组织器官有一定的选择性毒性作用，如 CCl_4 主要引起肝细胞中毒。化学因素致病作用除与毒物本身性质、剂量等有关外，还与作用部位和机体的功能状态有关。

（三）营养性因素

必需营养物质的缺乏或过多，会影响机体的代谢与功能，引起疾病，甚至死亡。这类物质包括氧气、水等维持生命活动的基本物质，糖、脂肪、蛋白质、维生素、无机盐等营养素，硒、锌、碘等微量元素以及纤维素等。

（四）遗传性因素

遗传性因素作为病因直接引起的疾病即遗传性疾病。它主要是通过遗传物质基因的突变（基因化学结构改变）或染色体畸变（染色体总数或结构改变）发生的。基因突变引起分子病，如血友病、白化病等。染色体畸变引起染色体病，如先天愚型、性染色体畸变导致的两性畸形等。

有些疾病如糖尿病、精神分裂症、高血压等往往好发于同一家族成员，这种现象称之为遗传易感性，这些人具有遗传素质，即具备易得这类疾病的遗传特征。

（五）先天性因素

先天性因素是指能够损害胎儿的有害因素，由先天性因素引起的疾病称先天性疾病。如妊娠早期感染风疹，胎儿易发生先天性心脏病或其他畸形，此风疹病毒感染就是先天性致病因素。有些先天性疾病与遗传有关，如先天愚型；而有些先天性疾病并不遗传，如先天性心脏病。

（六）免疫性因素

免疫性因素是指能引起机体免疫反应异常强烈或免疫功能低下甚至缺陷导致疾病发生的致病因素，由免疫性因素引起的疾病称免疫性疾病。

免疫性疾病包括两种情况：免疫反应异常强烈，发生变态反应或超敏反应，如由异体抗原反应强烈所引起的过敏性鼻炎、支气管哮喘、过敏性休克等；若对自身抗原发生免疫反应，就会引起自身组织的损害，发生自身免疫性疾病，如类风湿性关节炎、全身性红斑狼疮等。免疫功能低下甚至缺陷，可引起免疫缺陷病，如艾滋病。

（七）精神、心理和社会因素

精神、心理因素不仅在疾病的发生中起重要作用，还可能影响其发展与转归。人不仅是生物学的人，还是社会范畴里的生物。社会因素可以影响到人的许多方面，在疾病发生中也起着很大的作用。

随着生活方式的变化和生活节奏的加快，此类因素引起的疾病越来越多，随着生物医学模式向生物-心理-社会医学模式转换，此类因素越来越受到重视。人们发现应激性疾病、变态人格、身心疾病等逐渐增多。

每种疾病一般来说都有病因，没有病因就不可能发生相关疾病。疾病可以由一种病因引起，也可以由多种病因同时作用或先后参与，在疾病发生、发展过程中，病因也可能有所转化，故应对病因做具体分析，以利疾病的防治。

二、疾病发生的条件

疾病发生的条件是指那些能影响疾病发生的除病因以外的各种体内外因素。条件本身虽不能直接引起疾病，但可以左右病因对机体的影响或者直接作用于机体，促进疾病的发生。例如营养不良、过度疲劳、居住条件恶劣等均可降低机体抵抗力而易患疾病；反之，则抵抗力增强而不易患病，因此，在一些疾病的病因学预防中，应考虑条件的作用。

疾病发生发展过程中，原因与条件是相对的，只是针对某个疾病而言的。对不同的疾病，同一个因素可以是某疾病的病因，也可是另一疾病发生的条件，例如营养不良是营养不良性疾病的原因，但它也是结核病发生的条件。此外，一种疾病引起的机体的某些变化，可以成为另一些疾病发生的条件，如糖尿病引起的机体抵抗力降低，可成为感染性疾病疖、痈、结核病等病的发生条件。年龄与性别在某些疾病的发生发展中也起一定的作用，也可认为它是这些疾病发生的条件，如小儿易患呼吸道和消化道传染病，这可能与小儿的生理特点和防御功能不完善有关。妇女易患胆石症、癔症、甲状腺功能亢进等疾病，男性易患动脉粥样硬化、胃癌等疾病，至于性别是如何影响疾病发生的，目前尚未阐明。总之，要阐明某一疾病的原因与条件以及认识它们在疾病发生发展中的作用，必须进行具体的分析和研究。

第三节　发病学

发病学(pathogenesis)是研究疾病发生、发展及转归机制的学问。它主要研究疾病发生发展过程中的一般规律和共同机制。

一、疾病发生发展的一般规律

疾病发生发展的一般规律是指各种疾病过程中那些普遍存在的共同的基本规律。

（一）损伤与抗损伤

在疾病发展过程中，大致有两类变化：一类是原始病因以及疾病过程中引起的损伤性变化，另一类则是对抗这些损伤的各种反应，包括各种防御适应和代偿反应，统称为抗损伤反应。损伤与抗损伤变化贯穿于疾病始终，两者相互对立又相互联系，常常同时出现，且不断变化，构成了疾病的不同临床表现，推动了疾病的发展。当损伤性变化较轻时，可通过抗损伤反应和恰当的治疗，使机体康复；如损伤严重，抗损伤反应不足以对抗损伤性变化，又无适当治疗，则病情恶化甚至病人死亡。故损伤与抗损伤反应的力量对比常影响疾病的发展方向。如创伤可引起组织破坏、血管破裂、失血、组织缺氧等变化均属损伤性变化，而动脉血压下降和疼痛引起的反射性交感神经兴奋及由此而引起的血管收缩，可减少出血，在一定时间内有助于动脉压的维持并有利于心、脑的供血，同时发生的心率加快、心肌收缩力加强可以增加心排血量等均属抗损伤反应。然而损伤与抗损伤变化之间无严格界限，且有些变化本身就具有损伤与抗损伤的双重性，随着疾病发展而变化。如创伤失血使血管收缩有抗损伤意义，但血管收缩同时也有引起组织缺氧的损伤性作用，且持续缺氧又可能引起机体的进一步损伤。

正确识别损伤与抗损伤反应在疾病防治中十分重要，要尽可能支持与保护抗损伤反应，积极消除和减轻损伤性变化，当抗损伤反应向损伤性转变时，应设法消除或减轻这种变化。

（二）因果转化

疾病过程中原始病因引起的结果是机体某一部分的损害，而此损害可以在一定条件下转化为另一些变化的原因，这样原因与结果不断的交替转化，形成一个链式发展的疾病过程。有时即使原始病因消失，上述的因果转化仍可推动疾病过程继续发展。这种因果转化的过程通常是疾病发展的重要形式。现以创伤引起大出血为例来说明其发展过程中的因果转化：大出血使回心血量减少，以致心排血量与动脉血压下降→交感神经兴奋→微动脉、微静脉收缩→组织缺氧→微循环淤血→回心血量锐减→心排血量进一步减少，血压进一步下降，又使以上变化进一步加重，病情恶化。这种在疾病过程的因果转化链式发展中，某几种变化互为因果，周而复始，形成循环，而每一循环都使病情进一步恶化，这就称为恶性循环。

认识疾病过程中的因果转化规律，积极采取有效措施，及早打断或预防某一环节上的因果转化和恶性循环，就可以使疾病向有利于康复的方向发展。

（三）局部与整体

疾病可分局部的和全身的，但这仅是相对的。全身各部分在神经体液调控下保持着密切联系，可以认为，任何疾病基本上都是整体疾病，而各组织、器官和致病因素作用部位的病理变化均是全身性疾病的局部表现。局部病变可影响整体，整体功能状态也会影响到局部病变的经过。例如：局部疖肿引起该部位的炎症反应，严重时可通过神经体液途径影响全身，有白细胞升高、发热等全身表现。局部疖肿有时又是糖尿病的表现，这是因为糖尿病患者全身代谢障碍引起抵抗力低下的缘故。尽管局部与整体关系密切，但每一疾病过程中，局部与整体间的关系都有其特征，且在疾病过程中两者联系可不断发生变化，彼此间还可发生因果转化。在具体疾病的具体时期，究竟是全身性或是局部性占主导地位，应做具体分析，针对主导方向采取积极措施，才能有利于疾病康复。

二、疾病发生的基本机制

疾病发生的机制各不相同，致病原因与机体相互作用如何引起疾病是个极其复杂的问题。随着一般自然科学和医学基础科学的发展以及各种先进技术的广泛应用，对疾病发生机制的研究逐步深入。一般说来，致病原因引起疾病发生（造成损害）的机制可分以下四种模式。

（一）神经机制

神经系统在生命活动的调控中起重要作用，致病原因作用于神经系统就可引起器官或组织细胞的代谢、功能或结构的损伤。病因可以通过神经反射或直接损害神经系统以影响相应器官组织的代谢功能变化。如脊髓灰质炎病毒感染，造成脊髓灰质损害，病人患小儿麻痹症。病因也可以通过神经-内分泌-免疫网络或下丘脑-垂体-肾上腺皮质系统，以发挥作用。较为常见的是长期精神紧张、焦虑、烦恼引起大脑皮质功能紊乱、皮质与皮质下功能失调，导致内脏器官功能障碍。

（二）体液机制

体液在维持内环境稳定中起重要作用，致病原因进入机体后可以通过体液蔓延，直接或间接地引起各种体液因子数量或活性变化，导致体液调节障碍造成内环境紊乱，使组织细胞的代谢、功能或结构损伤。体液因子是由一些特殊的分泌细胞分泌的，大致可分全身性作用的体液因子（如组胺、前列腺素、激活的补体等）和局部作用的体液因子（如内皮素、某些神经肽等）。体液因子被分泌后，可以通过血液循环运送到身体其他部分作用于靶细胞发挥作用，即所谓的内分泌；也可只对邻近的靶细胞发挥作用，即旁分泌；还能对分泌细胞自身发挥作用，即自分泌。

疾病过程中，体液机制与神经机制关系密切，常同时发生共同参与，如过度应急反应就是通过神经及一系列体液因素引起机体稳态的破坏。

（三）细胞机制

细胞是机体的结构和功能的基本单位，致病原因可直接作用于组织、细胞，造成细胞的损伤，使细胞代谢、功能出现障碍，引起细胞的自稳调节紊乱。这种损伤可以是对细胞的直接破坏（如机械创伤、烧伤等），也可以表现为细胞膜功能障碍与细胞器功能障碍。当细胞膜上离子通道及泵功能异常时，胞内外离子失衡，细胞稳态失调，甚至死亡，这是导致有关器官功能障碍的基础。当细胞器功能障碍时，它们相应功能不能维持，如线粒体功能障碍主要表现为氧化还原电位下降，辅酶Ⅱ不能再生，各种酶系统受抑制，抑制葡萄糖等进入三羧酸循环，此时产能不足会引起严重的细胞功能障碍。同时 ATP 生成减少可以明显影响 cAMP 生成，使以 cAMP 为第二信使的激素不能发挥调节作用，引起更严重的自稳调节紊乱。

（四）分子机制

早在 19 世纪 70 年代，恩格斯就提出了“生命是蛋白体的存在形式”。现已证实，蛋白质与核酸是生命现象的主要分子基础，生命的信息储存于核酸，生命活动中的化学反应是由蛋白质调控。人们已从分子水平来研究生命现象。

致病原因引起的疾病会以各种形式表现出分子水平上的异常，分子水平的异常又必然不同程度地影响正常生命活动。近年来，人们已从分子水平研究疾病发生的机制，对疾病的本质有了更深刻的认识。分子病理学（molecular pathology）就是研究疾病的分子机制，特别是研究生物大分子（主要是核酸和蛋白质）在疾病中的作用。从分子病理学角度可以认为，疾病时形态、功能和代谢的异常，是某些特定蛋白质结构或功能变异的结果；而这些蛋白质又是细胞核中相应基因对细胞受体和受体后信号转导做出的应答反应的产物，故基因及其表达调控状况决定疾病是否发生。

由于遗传性变异，引起了生物大分子特别是核酸、蛋白质和酶异常所致的疾病，称为分子病，分子病主要包括：① 遗传性酶病，是由于 DNA 遗传变异引起酶蛋白异常，如白化病、Ⅰ型糖原沉积病等。② 遗传性蛋白质缺陷，如因血红蛋白缺陷，使其稳定性降低，易发生溶血的地中海贫血。③ 膜病：以膜脂或膜蛋白改变为主，引起功能和结构的异常，如胱氨酸尿症、遗传性球形红细胞增多症等。④ 受体病，由于基因突变使受体的数量、结构或功能异常，如家族性高胆固醇血症、重症肌无力等。

随着基因研究的深入，检测特异性致病基因已成为可能，如糖尿病、高血压等疾病的相关基因已找到。那些由于基因本身突变、缺失或其表达、调控障碍引起的疾病称基因病。由一个致病基因引起的基因病称单基因病，如多囊肾；由多个基因共同控制其表型性状的疾病称多基因病，此时多个基因的作用可以相加、协同或拮抗。高血压、糖尿病等属于此类。

总之，从分子水平上阐述疾病发生的机制是今后医学发展的一个重要方向。

第四节 疾病的经过与转归

疾病是一个过程，有其开始，必有其终结。一般可将疾病的经过分为四期，这在急性传染病中表现比较明显。有些疾病（如某些肿瘤）的分期不明显。

一、潜伏期

此期是指病因侵入机体到最初症状出现的一段时间。这一时期是机体本身的抗损伤反应与致病因子斗争的时期，患者没有症状。若抗损伤反应能抵御病因的损伤作用，疾病终止，否则会发展出现症状，进入前驱期。潜伏期长短随病因的特异性、疾病的种类以及机体本身特征而不同，传染病一般都有明显的潜伏期，而创伤、烧伤等疾病无潜伏期。正确认识与确定潜伏期，对一些疾病及早进行隔离（如烈性传染病）、预防治疗（如狂犬病）很有意义。

二、前驱期

此期是指潜伏期后到开始出现明显症状之前的一段时间。这一时期所表现的症状均为非特异性症状，即不是该病所特有的能用于鉴别诊断的症状。如不适、乏力、食欲不振、低热等。这些症状及早发现与重视，对疾病的早期诊断与治疗不无益处。

三、症状明显期

此期是指疾病出现特征性临床表现的时期，此期所出现的特殊症状与体征常为该病的诊断依据。此期的长短，取决于疾病的特异性与个体的反应性。

四、转归期

此期是指疾病走向终结的时期。疾病的转归或结局有康复与死亡两种形式。这取决于疾病过程中损伤与抗损伤反应间的力量对比以及是否及时采取有效的治疗。

（一）康复（rehabilitation）

1. 完全康复　是指患病时所发生的损伤性变化完全消失，机体的自稳调节与功能代谢恢复正常。但康复不等于复原，康复的机体是一新质的机体，如患麻疹康复后的机体可获得终生免疫。

2. 不完全康复　是指患病时的损伤性变化得到控制，基本病理变化尚未完全消失，经代偿后功能代谢恢复，主要症状消失，有时可留下后遗症。如心脏瓣膜病变引起的心力衰竭经有效治疗后，患者不完全康复。其瓣膜病变依然存在，机体靠代偿功能维持相对正常的生命活动，在某些诱因作用下可因代偿失调而重现心力衰竭。

（二）死亡

死亡(death)是生命活动不可逆转的终结。可因衰老致生命活动自然终止，称生理性死亡。也可因患病、灾害事故等而死亡，称病理性死亡，此为最常见的死亡类型。

长期以来，人们习惯于把呼吸、心跳的永久性停止作为死亡标志。传统观念认为，死亡是一个过程，经历三个阶段：① 濒死期，又称临终状态。此期中枢神经系统抑制，机体各系统功能发生严重障碍。② 临床死亡期，此期呼吸、心跳和反射活动均消失，但组织仍然进行着微弱的代谢。③ 生物学死亡期，此期从大脑到其他各器官系统相继发生不可逆变化，作为整个机体已不可能复活。但个别组织和器官(如皮肤、角膜、心、肾等)在一定时间内还可恢复其功能，可供移植用。随着复苏技术的普及与提高、器官移植的开展以及有关伦理与法律的需要，现已提出脑死亡的概念。所谓脑死亡，是指全脑(包括大脑和脑干)功能的不可逆性的永久性消失。一旦出现脑死亡，就意味着机体作为一个整体的功能永久性停止，而不能复活。整体死亡后，各器官组织不一定同时发生死亡，但不可避免地先后死亡。脑死亡就成了近年来判断死亡的一个重要标志。

判断脑死亡应符合以下标准：① 呼吸停止，进行 15 分钟人工呼吸后仍无自主呼吸。② 不可逆昏迷与大脑无反应性，对外界刺激毫无反应，但此时脊髓反射仍存在。③ 瞳孔散大或固定，颅神经反射消失(如瞳孔反射、角膜反射、咳嗽反射、吞咽反射等均消失)。④ 脑电波消失，脑电图呈零电位。⑤ 脑血液循环完全停止(经脑血管造影确定)。在没有人工呼吸机、脑电图与脑血管造影的条件下，一般可根据呼吸、心跳的永久性停止来诊断脑死亡，因为脑干是呼吸、心跳的中枢，呼吸、心跳永久性停止反映了脑干功能的丧失。此外，呼吸、心跳的停止，可导致全脑功能永久性消失。

尽管已发生脑死亡的病人在依赖人工呼吸的情况下仍可处于“生存状态”，只要有良好的医护条件，还可“生存”相当长时间。脑死亡一经确立，作为整体的生命已经不可逆转的永远停止，在伦理上与法律上具备了死亡的依据。能较精确地判断死亡时间，确定终止复苏抢救的界限，可以停止不必要的无效“抢救”，减少人力、物力的消耗。同时，也为提供移植器官创造了良好的条件和合法的根据。脑死亡者可提供“新鲜”的器官移植材料，移植效果较好。

脑死亡易与以下的几个概念混淆，如大脑死亡、不可逆昏迷、植物状态等。它们与脑死亡区别简述于后：大脑死亡是指两大脑半球的死亡，脑干并未死亡，故呼吸、心跳、吞咽反射等基本功能尚能维持，而高级神经活动、思维和语言能力即意识已完全丧失。不可逆昏迷是指不可康复的昏睡状态，但维持着呼吸、循环等基本生命功能。植物状态的病人在临床上还是活着的，它们的主要临床表现为：① 自己不能移动。② 自己不能进食。③ 大小便失禁。④ 可睁眼视物但不能识别。⑤ 对指令无正确反应。⑥ 能发音而无语言意义。具以上表现，经各种治疗无效，病程超过三个月以上者，可诊断为植物状态。

（三）复苏

复苏(resuscitation)一般是指对呼吸、心跳停止的抢救措施，使其恢复。机体进入临床死亡期，组织代谢已降到极低水平。经积极抢救，能否复苏成功，主要取决于死亡原因、死亡过程持续时间以及有效的复苏方法。故复苏的首要问题是争取时间，符合以下条件者有复苏成功的可能：① 急死患者，其重要生命器官尚未发生不可逆损害，代谢的物质基础也未耗竭，及时采取了有效抢救措施。② 在呼吸、心跳停止的数分钟内，如预先采用人工降温方法，使体温降低，则可延长临床死亡时间，为及时成功地抢救创造了条件。

复苏的目的是让病人康复，最终使其具有能参加社会活动与工作的能力。复苏的原则是：使脑实质不受损害、保护其功能；恢复自动心搏与呼吸；避免与克服合并症。复苏大致可分三阶段：首先是迅速以含氧血供应脑以保护脑功能。常用措施是进行有效的心脏挤压(也称按摩)和人工呼吸。实验证明，胸外心脏挤压时，脑血流约为正常的30%，而大脑持久的损伤只在脑血流量低于正常值的15%时才发生，所以只要血氧含量不过低，及时而不间断的胸外心脏挤压已能防止大脑永久性损伤。其次是尽早恢复心脏自动节律，可采用药物及起搏器。如发生心室纤颤可用除颤器等措施。再次是呼吸、心跳复苏后的护理与合并症的处理。复苏后的严重并发症是中枢神经、循环、呼吸、泌尿等一个或多个系统器官衰竭。复苏的最终成功取决于合理的护理和对并发症有效的治疗。

（卫开斌）

第三章

水、电解质代谢紊乱

水、电解质代谢紊乱在临床上很常见。这不仅是由于许多疾病可以引起，而且某些外界环境的变化（如干旱、水源断绝等）和一些医源性因素（如药物使用不当，输液成分、含量和速度不恰当等）也可造成水、电解质代谢紊乱。这种内环境紊乱的发生，如不能及时纠正，可导致机体一系列功能和代谢障碍，甚至可以致死。因此，水、电解质代谢紊乱是临床医学中一个常见而重要的课题。

第一节　水、钠代谢紊乱

在临床上，水和钠的代谢紊乱往往同时或相继发生，两者关系极为密切。水、钠代谢紊乱的分类方法较多，比较常用的是：① 以水代谢紊乱为主，包括脱水和水中毒；② 以钠代谢紊乱为主，包括低钠血症和高钠血症。

由于水和钠均是细胞外液（特别是血浆）中的主要成分，故在任何一种水、钠代谢紊乱中，不仅有血钠浓度的异常变化，而且血浆渗透压和细胞外容量（特别是血容量）也有不同程度的改变。

一、脱　水

脱水（dehydration）是指体液量明显减少，并出现一系列功能代谢变化的一种病理过程。临床上根据脱水时血浆渗透压的高低不同，可将其分为高渗性、低渗性和等渗性三种类型。

（一）高渗性脱水

高渗性脱水（hypertonic dehydration）的主要特征是：失水多于失钠，血钠浓度超过 150mmol/L，血浆渗透压在 310mmol/L 以上。

1. 原因和机制

(1) 失水过多或失水多于失钠，常见于经肾脏(尿崩症和渗透性利尿)或肾外(胃肠、皮肤和肺)丢失过多。

(2) 饮水不足，见于水源断绝、不能饮水或有渴觉障碍等。

在上述情况下，因机体还同时伴有皮肤和(或)呼吸不断蒸发水分，故易引起高渗性脱水。

2. 对机体的影响　由于细胞外液渗透压增高，细胞内液水分外移，以致细胞内液明显减少，临床上出现口渴、中枢神经系统功能障碍以及脱水热等症状和体征。一般病人因血容量减少不明显，可无外周循环障碍；但在严重脱水有血容量不足时，可引起低血压甚至休克。由于ADH代偿性分泌增多和醛固酮的变化，导致尿量减少，尿比重升高(尿崩症除外)，尿钠浓度增高(轻度脱水)或减低(重度脱水)。

3. 防治原则　除积极防治原发病和对症处理外，以补充水分为主。

(二) 低渗性脱水

低渗性脱水(hypotonic dehydration)的主要特征是：失钠多于失水，血钠浓度低于130mmol/L，血浆渗透压在280mmol/L以下。

1. 原因和机制　绝大多数是在体液大量丢失时，因处理不当(只补水未补盐)而发生低渗性脱水。体液经胃肠道、皮肤、反复抽放胸(腹)水和经肾(利尿剂、肾疾患、肾上腺皮质功能减退等)丢失。

2. 对机体的影响　因细胞外液低渗，水分向细胞内转移增多，以致原已减少的细胞外液量进一步降低，从而引起外周循环障碍(血容量减少)、脱水体征(组织间液严重不足)和中枢神经系统功能障碍(脑细胞水肿)等临床表现。低渗性脱水早期(或轻症)，因ADH分泌抑制，尿量可不减少或稍增多；晚期(或重症)，由于ADH分泌增加和肾小球滤过率下降，致使尿量减少。该型脱水时，因醛固酮分泌增多，尿钠含量降低甚至消失。

3. 防治原则　在去除病因和治疗原发病的基础上，适当补充钠盐和血容量。

(三) 等渗性脱水

等渗性脱水(isotonic dehydration)的主要特征是：钠与水成比例地丢失，血钠浓度和血浆渗透压均在正常范围内。

1. 原因和机制　任何等渗性体液(肠液、血浆等)在短期内大量丢失均可引起此类脱水。

2. 对机体的影响　该型脱水以细胞外液量减少为主，细胞内液量变化不明显或有轻度减少，故临床上可发生外周循环障碍、脱水体征等变化，也可引起口渴、中枢神经系统功能障碍。由于血容量减少，醛固酮和ADH分泌增多，以致尿量减少、尿钠含量降低和比重升高。

等渗性脱水时，如未及时处理或处理不当，可被转变为高渗性或低渗性脱水。因此，对于同一个病因(如腹泻)在不同的情况下，可发生不同类型的脱水，必须予以正确判断。

3. 防治原则 除积极防治原发病和其他对症处理外，应输注渗透压偏低的氯化钠溶液。

二、水中毒

水中毒(water intoxication)是指摄水过多且超过肾排水能力，以致水在体内大量潴留，引起细胞内、外液容量增多和渗透压降低，并出现一系列临床症状和体征者。

(一) 原因和机制

1. 肾排水功能障碍

(1) 抗利尿激素分泌异常综合征(SIADH)：常见于恶性肿瘤、中枢神经系统疾病、肺部感染及使用某些药物等情况时，机体在无体液渗透压升高和血容量降低情况下，出现ADH持续或间歇性的异常分泌增多，并发生水潴留。

(2) 肾功能衰竭。

2. 水摄入过多 在上述肾排水功能障碍时，如果水摄入过多，即可引起水中毒。在肾功能正常情况下，如短时间内大量饮水，超过肾排水最大能力(1200ml/h)时，也可发生水中毒。

(二) 对机体的影响

机体水分过多或轻度水中毒者，一般无明显影响。在严重水中毒(特别是急性水中毒)时，因低钠血症(特别是急性稀释性低钠血症)而引起脑水肿和颅内压增高，甚至死亡。但明显的皮下水肿少见。

(三) 防治原则

重在预防水中毒的发生。重症、急性水中毒者，除立即禁水外，应静脉输入高渗盐水，并使用强效利尿剂或透析疗法迅速排水。

三、低钠血症

低钠血症(hyponatremia)是指血清钠浓度低于130mmol/L，且往往合并有细胞外液渗透压降低的情况。因其可由多种原因引起而在临床上十分常见，并在许多严重疾病中，严重低钠血症又往往是预后恶劣的重要指标，故为临床医学所重视。

(一) 原因和机制

1. 有效循环血量减少 有效循环血量是指循环于血管内可以灌注到各个组织的动脉血容量。许多原因在引起有效循环血量减少时，可发生低钠血症。这种低钠血症的发生可能与下述因素有关：① 有效循环血量降低，对容量感受器和压力感受器的刺激作用减弱，促使 ADH 大量分泌，集合管重吸收水增多；② 有效循环血量不足，肾小球滤过分数增加，促使近端小管重吸收钠、水增多，以致到达肾小管稀释段的滤液(Na^+)量减少，尿液不能充分稀释，肾排水不足；③ 血容量过低可刺激渴觉中枢引起口渴，饮水过多；④ 有效循环血量过低时，因常合并有失钾，以致细胞内钾向细胞外转移，为保持离子平衡，细胞外液 Na^+和 H^+转移至细胞内，进一步促使低钠血症的形成。

有效循环血量降低的原因常见于：

(1) 胃肠液丢失(如呕吐、腹泻等)和大量出汗：这些情况不仅因体液丧失而有血容量减少，同时也有不同程度的 Na^+丢失，如在治疗时处理不当(只补水未补钠)，则易发生低钠血症(低渗性脱水)。

(2) 经肾失钠、失水过多：常见于应用利尿剂时使水和电解质从尿中丢失，其中特别是噻嗪类最易引起低钠血症。这主要是因为该类药抑制近端和远端小管 NaCl 重吸收，使 Na^+和水大量排出(尿钠浓度可高于 150mmol/L)。其结果不仅直接导致低钠血症；而且利尿所致的血容量减少(特别是作用初期)，可加重低钠血症的程度，出现低渗性脱水。

另外，在慢性间质性肾炎和肾小管性酸中毒时，因肾小管对 Na^+重吸收减少，以致尿钠排出过多并同时伴有一定的水丢失，引起低钠血症和血容量降低(低渗性脱水)。

(3) 水肿：一般认为水肿液是等渗的，但在临床上血钠浓度降低也很常见。在严重的心、肝、肾等疾病(特别是顽固性心力衰竭和肝硬化腹水晚期)时，由于含钠、水的体液积聚在组织间隙和胸(腹)腔，以致有效循环血量下降，肾排水障碍而引起低钠血症。如果因治疗水肿使用利尿剂(尤其是噻嗪类)和限制钠盐摄入，则更加重血钠浓度降低。

2. 抗利尿激素分泌异常综合征　SIADH 时，因肾小管对水重吸收过多引起水潴留。持续水潴留常产生两个主要后果：低钠血症和容量(细胞内、外液量)扩张。患者虽有水潴留、体液增加和低钠血症，但无水肿。这是因为尽管在低钠血症情况下，仍出现利钠反应。利钠反应是 SIADH 的特征性表现，其原因可能主要是由于：容量扩张使心房利钠多肽分泌增多。后者一方面增加肾小球滤过率，同时抑制肾小管重吸收 Na^+而增加尿钠排出。因而 SIADH 患者处于一种水潴留-体液增加，低钠血症-利钠的特殊平衡状态，以防止水肿的发生。

SIADH 时，当每天摄水量限制在 600～800ml 后，可出现一种特征性表现，即限水 2～3 天后血钠恢复正常，肾脏失盐停止，体重减少 2～3kg。相反，如果患者摄水过多(静脉输液过快、过多或大量饮水)，且超过肾排水能力，则可引起水过多或水中毒。摄水量正常的 SIADH 患者，血容量可无明显改变或仅有轻度增加，血钠浓度也只是轻度降低。

3. 内分泌异常

(1) 肾上腺皮质功能减退：艾迪生病(Addison disease)时常出现低钠血症。其发生机制主要与盐皮质激素（醛固酮）分泌不足有关：醛固酮减少，肾小管、肠黏膜等重吸收 Na^+ 障碍，尿（粪）Na^+ 排出增多，水和氯化物亦相继丢失；由于失钠、失水引起血容量减少，ADH 分泌增加，肾小管重吸收水增多，以致机体失钠多于失水，发生低钠血症和低渗性脱水。糖皮质激素缺乏也有类似作用。

（2）甲状腺功能减退：甲状腺功能减退伴有黏液性水肿时，可出现低钠血症。其发生主要是由于：心排血量降低，有效循环血量不足，以致 ADH 分泌增多，肾小管重吸收水增加；同时，因肾血流量减少，肾小球滤过率下降，肾排水功能受损，导致水潴留而发生低钠血症。

4. 肾功能衰竭　一般肾功能衰竭时，血钠浓度可正常。急性肾功能衰竭少尿期，因水潴留可发生稀释性低钠血症；急性肾功能衰竭多尿期，可因多尿而引起脱水和低钠血症。慢性肾功能衰竭时，由于肾排水能力下降、肾小管对钠重吸收减低以及钠摄入不足等原因，导致低钠血症（血容量增多或降低）。

5. 假性低钠血症　系指严重高脂血症或高蛋白血症时，在测定的单位容积内的血钠浓度相对过低，而血浆渗透压正常。这是一种因实验室误差而造成的假性低钠血症。但如应用离子选择性电极测定血清钠，这种误差可能很小。

低钠血症根据体液容量多少，常分为低容量性、正常（或轻度增加）容量性和高容量性三种类型（表 3-1）。

表 3-1　低钠血症的类型和常见原因

低容量性	正常容量性	高容量性
低渗性脱水	SIADH	水中毒
急性肾功能衰竭（多尿期）	甲状腺功能减退	水肿
慢性肾功能衰竭	假性低钠血症	急性肾功能衰竭（少尿期）
		慢性肾功能衰竭

（二）对机体的影响

低钠血症时，除了原有基本病因的影响外，其本身对机体的影响，主要是由于血钠浓度减低所造成的细胞外液渗透压下降，使水分从细胞外进入相对高渗的细胞内，导致细胞水肿，特别是脑细胞水肿。随着脑水肿的发生和颅内压增高，引起一系列临床症状和体征，甚至出现脑疝而危及生命。

脑水肿的形成与血钠浓度降低的速度和严重程度密切相关。动物实验表明，2 小时内使血钠浓度由正常降至 120mmol/L 以下，动物立即发生昏迷、抽搐；如果是在 2～3 天内逐渐下降到此浓度，则不会出现这些情况；但如果血钠低于 110mmol/L，则一定会出现神经系统症状。临床上低钠血症的表现与此相似。急性（稀释性）低钠血症时，常可出现明显的神经系统症状。血钠浓度低于 125mmol/L 时，常有恶心、不适；在 115～120mmol/L 时，则有头痛、乏力及感觉迟钝等；血钠浓度进一步下降可出现抽搐、昏迷以至死亡。急性水中毒如未予治疗，几乎全部死亡。但在慢性低钠血症时，由于脑细胞本身溶质（K^+、多种游离氨基酸等）亦出现丢失（特别是KCl丢失），使细胞内渗透压下降，极大地缓冲了因细胞外液渗透压减低所致的脑细胞水肿，因而即使在血钠浓度低于100mmol/L的情况下，亦很少出现中枢神经系统症状（极其严重的晚期除外）。

（三）防治原则

除治疗原发病外，主要目的是提高血钠浓度。提高的速率应根据病情发展的速度、症状严重程度等综合考虑。

急性低钠血症时，当血钠浓度低于120mmol/L，且伴有中枢神经系统症状者，需急诊治疗。在血容量不足的情况下，可在4～6小时内使血清钠浓度提高至120～125mmol/L。对于无容量减少的慢性低钠血症（如水肿、SIADH等），通常采用限制摄水，产生水的负平衡而使血钠浓度增高；严重者可使用利尿药（如呋塞米），同时静脉输入高渗盐水。

在纠正低钠血症时必须注意：如过快将血钠浓度提高到125mmol/L以上，可引起渗透性脱髓鞘病变（选择性髓磷脂丢失），其中以中心性桥脑髓鞘破坏最为常见。一旦发生，恢复很慢，甚至可残留后遗症。

慢性低钠血症时，血钠浓度高于125mmol/L常无临床表现，仅需治疗原发疾病。

四、高钠血症

高钠血症（hypernatremia）是指血清钠浓度超过150mmol/L，并伴有血浆渗透压升高而言。临床上比低钠血症少见。

（一）原因和机制

1. 高渗性脱水　这是引起高钠血症的主要原因。通常由于经肾或肾外丢失水过多（或失水多于失钠）以及摄水不足，致使体液量减少，血钠浓度和血浆渗透压升高。

2. 钠输入过多　常见于静脉内输入过多的$NaHCO_3$、高渗NaCl等，患者多伴有严重的血容量过多。

（二）对机体的影响

由于血钠浓度升高所致细胞外液高渗使细胞失水，特别是脑细胞失水，可引起一系列神经系统症状，如乏力、头痛、易激动、兴奋等，随后逐渐加重而出现震颤、抽搐和昏迷，甚至因脑组织不可逆性损害而死亡。严重的脑细胞脱水可使脑体积显著缩小（血钠浓度达200mmol/L时，脑容量减少约50%），导致颅骨与脑皮质之间的血管张力增大，引起静脉破裂，出现局部脑内出血和蛛网膜下腔出血，临床上表现有定位症状。

一般认为，高钠血症的严重程度与血钠浓度、升高的速度以及持续的时间有关。血钠浓度高于 158mmol/L 时，即出现急性高钠血症症状，超过 160mmol/L 时，有永久性神经损害而致死或残留后遗症(如偏瘫、感觉减退等)。而缓慢发生的高钠血症，由于脑细胞内积聚了一些特殊的渗透物质(如牛磺酸、谷氨酰胺、门冬氨酸及肌醇等)，从而避免细胞过度失水，故很少出现中枢神经系统症状。当脑细胞内已有较多的渗透物质时，如补充大量水分迅速纠正细胞外液高渗状态，可诱发脑水肿。

高渗性脱水时，还可出现细胞内失水的其他变化(如口渴、脱水热等)和外周循环不同程度的障碍等变化。钠输入过多者，因血容量过多，可引起高血压，甚至发生心力衰竭。

(三) 防治原则

防治原则主要是补充水分，并采取措施制止水分继续丢失，促使血液渗透压降低。补水方法尽量以口服为宜，必要时静脉内输入葡萄糖溶液。通常是在 48 小时内将血钠降至接近正常水平。如过快将血钠和渗透压降至正常，可引起脑水肿而损伤中枢神经系统。

补液种类和其他措施，还需根据基本病因而异。

第二节 钾代谢紊乱

钾代谢紊乱主要是指细胞外液中的钾离子浓度的异常变化，包括低钾血症和高钾血症。这是临床上常见的一种电解质紊乱。

一、低钾血症

低钾血症(hypokalemia)是指血清钾浓度低于 3.5mmol/L。血清钾浓度的降低，在多数情况下是反映机体总钾含量减少(即缺钾)。当 K^+ 从细胞外大量转移至细胞内时，血清钾下降而无机体缺钾。

(一) 原因和机制

1. 钾摄入不足　单纯因钾摄入不足，一般不易引起低钾血症，需在数周后才会发生。但消瘦患者，因钾贮备量少，则易出现低钾血症。

2. 钾丢失过多　常见于经消化道和肾脏失钾过多。

(1) 经消化道丢失：严重腹泻和剧烈呕吐等可随消化液丢失，直接导致大量失钾。剧烈呕吐时还可因代谢性碱中毒加重血钾浓度降低。

(2) 经肾丢失：① 利尿，包括使用排钾利尿剂和渗透性利尿；② 盐皮质激素过多；③ 肾小管性酸中毒(远端型和近端型)；④ 镁缺乏。

在上述原因失钾时，如未补钾或钾摄入不足，即可引起低钾血症。

3. 钾转移至细胞内过多　可见于碱中毒、胰岛素使用过量、血浆儿茶酚胺水平过高、低钾性周期性麻痹等。

（二）对机体的影响

其严重程度通常与血钾降低的速度和程度密切相关。

1. 肌肉无力、瘫痪　为低钾血症的突出表现，尤其是急性低钾血症更为显著。通常血清钾浓度为2.0～2.5mmol/L时，即可发生肌无力。

2. 心律失常　表现为早搏、心动过速甚至心室颤动。常见的心电图改变有：S—T段下移，T波低平，并出现明显的U波。

3. 酸碱平衡紊乱　低钾血症（肾小管性酸中毒和腹泻引起的除外）本身可引起代谢性碱中毒和反常性酸性尿。

4. 其他　低钾血症还可引起肾功能障碍、胃肠运动减弱、中枢神经系统功能障碍等变化。

（三）防治原则

除积极治疗原发病外，严重低钾血症或伴有显著症状者应及时补钾。补钾以口服为主，必要时需谨慎采用静脉输入。

二、高钾血症

高钾血症（hyperkalemia）是指血清钾浓度超过5.5mmol/L。

（一）原因和机制

1. 摄钾过多　主要见于肾功能降低时，可因摄钾过多而发生严重的高钾血症。肾功能正常时一般不易发生。

2. 肾排钾减少　这是引起高钾血症最主要的原因。常见于肾功能衰竭、保钾利尿剂使用不当及盐皮质激素缺乏等。

3. 细胞内K^+转移至细胞外过多　如超过肾排钾能力，即可引起高钾血症。常见于组织细胞大量崩解、酸中毒、胰岛素缺乏、细胞外液高渗、β受体阻滞剂及高钾性周期性麻痹等。

（二）对机体的影响

高钾血症对机体的影响与血钾增高的速度和严重程度密切相关。最主要是对心脏的影响。

1. 肌肉无力　一般不易被发现。

2. 心律失常　高血钾对心脏有明显的毒性作用，可出现心率减慢、心室颤动等心律失常，甚至心搏骤停。后者是重症高钾血症的主要危险。心电图上重要而明显的改变是T波高尖。

3. 代谢性酸中毒和反常性碱性尿。

(三) 防治原则

除积极防治原发病外，在急性严重高钾血症(＞7mmol/L)时，应采取紧急措施，降低血钾浓度，并保护心脏。

三、引起钾代谢紊乱的重要因素

(一) 激素

1. 胰岛素　胰岛素是影响细胞内外 K^+ 转移的主要因素。其作用与细胞摄取葡萄糖无关，而是通过激活 Na^+-K^+ 泵促进细胞摄钾。由于肌肉组织是体内贮钾的主要部位，且对胰岛素的反应敏感，因此，被认为是肾外钾调节的主要部位。

胰岛素的降血钾作用与剂量有关，肌肉或皮下注射胰岛素，其血浓度在 5μU/ml 时，并无血钾降低；但当血胰岛素浓度达 2000μU/ml 时，血钾浓度可降低 30%。故在严重糖尿病酮症酸中毒时，虽有消化道和肾脏失钾增多，由于酸中毒促使细胞内 K^+ 外移，以致血钾浓度可正常甚至增高；但在应用大剂量胰岛素和碱性药物治疗时，如不注意及时补钾，可造成极为严重的低钾血症。

在胰岛素缺乏时，一般可使血钾浓度上升约 0.5mmol/L。胰岛素依赖型糖尿病患者，在出现间质性肾损害并伴有低肾素低醛固酮血症时，血糖突然升高可引起高钾血症。其发生原因可能是由于高血糖造成细胞外液渗透压突然增高，促使细胞内水和 K^+ 外移；同时，胰岛素缺乏抑制细胞摄 K^+，醛固酮降低使肾脏排 K^+ 减少。应用胰岛素治疗可迅速纠正高钾血症。

2. 儿茶酚胺　对钾在细胞内外分布的影响比较复杂。刺激 α 肾上腺素能受体，K^+ 进入细胞减少，并可能改变靶细胞膜对离子的通透性，使细胞内 K^+ 逸至细胞外。兴奋 β 肾上腺素能受体(特别是 $β_2$ 受体)，经激活 Na^+-K^+ 泵，促使组织细胞(特别是骨骼肌细胞)摄入 K^+ 增多。肾上腺素具有激活 α 和 β 两种受体的作用，通常可先表现为短暂(1～3min)的高钾血症，随后出现较持续的血清钾浓度轻度下降。α 受体激动剂(如去氧肾上腺素)和非选择性 β 受体阻滞剂(如普萘洛尔)可使血清钾浓度增高；$β_2$ 受体激动剂(如特布他林)可引起低钾血症。

在机体过量钾负荷状态下，β 肾上腺素能系统对钾平衡的调节作用较大。某些疾病(如急性心肌梗死、外科手术等)或剧烈运动时，组织分解代谢和细胞破坏增加，细胞内钾释放至血液增多。但由于同时血清中肾上腺素浓度亦增高，使细胞摄钾也增加，以致血钾浓度可保持相对稳定。

3. 醛固酮　醛固酮是调节肾脏排 K^+ 的重要激素，能促进远曲小管和集合管对 Na^+ 重吸收及 K^+ 分泌。其排 K^+ 机制为：① 激活上皮细胞(主细胞)底侧膜 Na^+-K^+ 泵，使细胞内 K^+ 增多，增大与管腔液 K^+ 浓度差；② 管腔膜对 K^+ 通透性增加，以利 K^+ 排出细胞；③ Na^+-K^+ 泵激活，使细胞内 Na^+ 浓度降低，同时管腔膜对

Na^+通透性也增加，从而促进带正电荷的Na^+重吸收增多，以致管腔液的负电性增大，细胞内K^+易于泌出。

结肠上皮细胞向肠腔泌K^+的方式类似于肾小管上皮主细胞，并受醛固酮调控。

因此，任何原因所引起的醛固酮分泌过多或缺乏，均可能促进或减少肾脏排K^+，产生低钾血症或高钾血症。

（二）酸碱平衡影响

1．酸中毒　酸中毒（特别是代谢性酸中毒）时，常出现高钾血症（肾小管性酸中毒除外）。其发生原因是：① 细胞内K^+外移增多：酸中毒时，细胞外液H^+浓度增加，部分H^+进入细胞内与K^+交换，促使K^+外移，以致细胞外液K^+浓度升高；② 肾排K^+减少：酸中毒使远端小管上皮细胞内H^+增多和K^+减少，以致H^+-Na^+交换增加，排H^+增多而排K^+减少。

代谢性酸中毒伴有低钾血症常见于严重腹泻、远端型或近端型肾小管性酸中毒及糖尿病酮症酸中毒等三种情况。糖尿病酮症酸中毒时，由于高血糖引起的渗透性利尿作用，以及大量带阴电荷的酮体进入远端小管，促使尿钾排出，引起机体总钾量明显减少。但在酸中毒早期，由于细胞内K^+外移，低血钾可不明显。如果使用胰岛素及碱性药物治疗时，未补钾则可引起严重甚至致命的低钾血症。至于严重腹泻和肾小管性酸中毒所致的低血钾见后述。

2．碱中毒　碱中毒（特别是代谢性碱中毒）时常伴有低钾血症。其发生原因主要是：① 细胞外K^+向细胞内转移增加：碱中毒时，细胞外液H^+浓度减低，细胞内H^+释出，K^+由细胞外液转移进入细胞内，使细胞外液K^+浓度降低；② 肾排K^+增多：碱中毒时，远端小管上皮细胞内H^+减少，以致排H^+不足而泌K^+增多。

一般认为，血液pH每降低或升高0.1，可使血钾增高或减低0.6mmol/L。

（三）药物影响

除了与上述影响因素有关的药物外，能引起钾代谢紊乱的药物常见于：

1．利尿剂　按其对钾代谢的影响不同可分为：

（1）排钾利尿剂：长期大量应用噻嗪类（如氢氯噻嗪）或髓袢利尿药（如呋塞米）可引起低钾血症。其发生机制主要是由于：到达远端小管液流速和Na^+量增加，利尿后，血容量减少引起的继发性醛固酮分泌增多，促使远端小管泌K^+增多。不恰当地使用碳酸酐酶抑制剂（如乙酰唑胺），除上述原因外，主要由于抑制近曲小管重吸收HCO_3^-，以致到达远端小管液中的HCO_3^-含量增多，管腔负电性增大，促进泌K^+，也可发生低钾血症。

（2）保钾利尿剂：使用螺内酯、氨苯蝶啶等利尿药，在利尿排钠的同时引起高钾血症。螺内酯为醛固酮拮抗剂，可竞争性阻断醛固酮作用，抑制远端小管排K^+。氨苯蝶啶可能是通过阻断Na^+进入远端小管上皮细胞，减少跨膜电位差，以致影响

K^+的排泌。

2. 其他药物　一般认为，肾功能正常时，临床上除补钾过多或使用保钾利尿剂可引起高血钾外，其他药物极少会导致血钾升高。但在肾功能衰竭时，因肾调节钾的功能障碍，应用某些药物可产生或加重高钾血症。比较常见的有：

(1) 洋地黄类：在急性严重洋地黄类药物中毒时常伴有高钾血症。其发生机制是由于该药对 Na^+-K^+泵普遍抑制所致。

(2) 氯化琥珀胆碱：该药系骨骼肌松弛剂，注射后使肌细胞处于强烈的去极化状态，细胞膜对 K^+通透性增大，K^+外流增多，导致血钾升高。

(3) 前列腺素合成酶抑制剂（如吲哚美辛）和血管紧张素转换酶抑制剂（如卡托普利）：因分别抑制肾素与血管紧张素Ⅱ的产生，使醛固酮分泌减少，可加重艾迪生病和低肾素低醛固酮血症引起的高钾血症。

(4) 茶碱类药物：氨茶碱可增加体内儿茶酚胺水平，长期大量服用可刺激β受体致使血钾降低。

(5) 抗生素：羧苄西林和其他青霉素类抗生素，因可促进尿钠排泄和增大远端小管液负电性（未吸收的阴离子增多），故可增加尿钾排出。两性霉素B增加肾小管管腔侧膜对 K^+的通透性，从而促进 K^+分泌。

从上述可见，临床上有许多药物可引起钾代谢紊乱（表 3-2 和 3-3）。因此，特别是在已有引起钾代谢紊乱的情况下，长期大量使用这些药物时，应注意血钾变化。

表 3-2　可引起低钾血症的常用药及其作用环节

作用环节	药　物
钾向细胞内转移增多	胰岛素、肾上腺素、β_2受体激动剂（特布他林等）、氨茶碱、碳酸氢钠等
肾脏排钾增加	利尿剂（噻嗪类、髓袢利尿药等）、碳酸酐酶抑制剂（乙酰唑胺等）、盐皮质激素（脱氧皮质酮等）、糖皮质激素（可的松等）、青霉素类、两性霉素B等

表 3-3　可致高钾血症的常用药及其作用环节

作用环节	药　物
细胞内钾外流增多	α受体激动剂（去氧肾上腺素等）、非选择性β受体阻滞剂（普萘洛尔等）、骨骼肌松弛剂（氯化琥珀胆碱等）、洋地黄类药物中毒、葡萄糖、甘露醇、山梨醇、酸性药（盐酸精氨酸等）等
肾脏排钾减少	利尿剂（螺内酯、氨苯蝶啶等）、前列腺素合成酶抑制剂（吲哚美辛等）、血管紧张素转换酶抑制剂（卡托普利等）等

（四）肾脏疾病

1. 肾功能衰竭 急性或慢性肾功能衰竭（少尿或无尿）时，因 GFR 过低（<5ml/min）或（和）肾小管泌钾减少，使尿钾排出减少而引起高钾血症。一般急性无尿患者在不摄入钾的情况下，血清钾增高的速度每天不超过 0.5mmol/L。但如同时合并有分解代谢加强（如严重创伤、溶血、感染等）和代谢性酸中毒，血清钾浓度可急剧上升。急性肾功能衰竭多尿期，由于血浆尿素氮浓度升高（渗透性利尿作用）等原因，致使尿钾排出过多可引起低钾血症。

尿毒症患者除了肾脏排钾减少外，往往还有肾外钾调节功能障碍，特别是骨骼肌 Na^+-K^+泵活性降低、胰岛素水平相对不足及代谢性酸中毒等，均可促使血钾增高。

2. 肾小管间质疾病 某些肾小管间质疾病时，可因肾素和醛固酮水平降低（如糖尿病肾病、间质性肾炎等），或者由于肾小管损伤对醛固酮反应降低（如梗阻性肾病、狼疮性肾炎、移植肾等），致使肾排钾减少，引起高钾血症。

3. 肾小管性酸中毒（renal tubular acidosis, RTA） RTA 是由于某些疾病引起远端或近端小管泌 H^+或（和）重吸收 HCO_3^- 功能障碍所致的高氯血性代谢性酸中毒综合征。RTA 可由多种疾病引起，常见于各种肾脏疾病（如慢性肾小球肾炎、慢性肾盂肾炎）、其他系统疾病（如肝硬化、糖尿病）及药物中毒（如止痛剂、四环素、两性霉素 B）等，少见于先天性或原因不明的原发性 RTA。RTA 表现多种多样，多数慢性，代谢性酸中毒可严重（完全性 RTA）或不明显（不完全性 RTA）。目前一般常将 RTA 分为Ⅰ型（远端型，dRTA）、Ⅱ型（近端型，pRTA）和Ⅳ型（高钾血症型）三种类型。

（1）Ⅰ型 RTA：又称经典 dRTA，是临床上最常见的 RTA。其发生机制尚不完全清楚。目前认为它主要是由于远曲小管泌 H^+障碍所致。近年研究发现，远曲小管细胞 H^+-K^+-ATP 酶活性显著下降（可降低 75%），可能是该型 RTA 发病的主要原因，而 H^+-ATP 酶变化较少。由于远曲小管分泌 H^+减少而引起代谢性酸中毒，并使尿液不能酸化（pH>5.5）。因远曲小管 Na^+-H^+交换减少，以致 Na^+-K^+交换增强，尿钾排出增多，常引起低钾血症。

（2）Ⅱ型 RTA：较Ⅰ型 RTA 少见。其发病机制主要是由于近曲小管 HCO_3^- 重吸收障碍所致。近曲小管上皮细胞受损、Na^+-K^+-ATP 酶活性下降或碳酸酐酶缺乏，均可引起 HCO_3^- 重吸收显著减少，到达远端小管的 HCO_3^- 增加，管腔液负电性增大，以致排钾增多，可产生低钾血症。因 HCO_3^- 经肾脏大量丢失，使血浆 HCO_3^- 显著下降而形成代谢性酸中毒。该型 RTA 如同时伴有其他物质重吸收障碍，出现糖尿、磷酸盐尿、尿酸尿、氨基酸尿等异常，即称为范科尼综合征（Fanconi syndrome）。

（3）Ⅳ型 RTA：该型 RTA 较常见，发病率仅次于Ⅰ型 RTA。其发生主要是由于低醛固酮血症（肾素、血管紧张素Ⅱ缺乏或肾上腺皮质合成减少），或因远曲小管受损对醛固酮反应性减低(醛固酮受体或受体后障碍),致使远端小管排 H^+、泌 K^+ 减少,引起代谢性酸中毒和高钾血症。

上述各型 RTA 的主要特点见表 3-4。

表 3-4 各型 RTA 的主要特点

	Ⅰ型	Ⅱ型	Ⅳ型
血 HCO_3^-	低	低	低
血 Cl^-	高	高	高
血 K^+	低或正常	低或正常	高或正常
尿 pH	>5.5	>5.5(或<5.5)	>5.5(或<5.5)
尿 NH_4^+	低或正常	正常	低或正常
其他	可伴有尿路结石、骨病和继发性甲状旁腺功能亢进	可伴有低磷血症、低尿酸血症、氨基酸尿等	常伴有低肾素或(和)低醛固酮血症

(五)综合性因素作用

在某些疾病或病理过程中,机体内增高和降低血钾的因素可相继出现或同时存在,通过一系列复杂的代谢和功能变化,可引起不同的钾代谢紊乱。现以严重腹泻为例,分析患者钾代谢紊乱的情况。这类患者体内降低和增高血钾的因素可同时存在。

1. 降低血钾的因素　严重腹泻使 K^+ 随肠液大量丢失;另外,肠液丢失使血容量降低和继发性醛固酮增多,促使尿钾和结肠黏膜排钾增加;肠道炎症和肠蠕动增强等,均可促进肠液钾的排出。

2. 增高血钾的因素　严重腹泻时,可使血钾升高的因素有:① 肾排 K^+ 减少:由于血容量减低可引起低血压甚至休克,以致肾血流减少、肾小球滤过率降低,尿钾排出减少;② 代谢性酸中毒:因碱性肠液大量丢失,血液循环障碍所致的组织缺氧(酸性产物增多)和肾排酸不足,促使代谢性酸中毒发生,导致细胞内 K^+ 外移增加。

上述两种因素综合作用的结果,可引起低钾或高钾血症,或者血钾浓度基本正常。尽管血钾水平不一,但机体的钾总量减少而处于缺钾状态。

第三节　镁代谢紊乱

镁是人体内重要的阳离子之一。镁代谢异常可引起一系列代谢和功能变化,使病情恶化甚至致死。但在临床上,常因受到原有基础疾病表现的掩盖,或(和)同时合并有其他电解质(如钾、钙等)代谢障碍未引起注意,故往往被忽视。

一、镁的正常代谢

(一) 含量和分布

正常成人体内镁总量约为15mmol/kg体重,仅次于钙、钠、钾,占第4位。其中约50%以磷酸镁、碳酸镁的形式结合于骨骼中,其余大部分在骨骼肌和其他器官组织中。机体镁约99%分布在细胞内,其含量仅次于钾,约为13mmol/L,其中约2/3与ATP、核糖核酸、蛋白质等结合,1/3呈游离状态。细胞外液的镁仅占总量的1%左右。正常血清镁浓度为0.75~1.25mmol/L,其中约60%为游离的Mg^{2+},其余为复合物镁和蛋白结合镁。

(二) 吸收与排泄

镁广泛存在于天然食物中,含量以绿色蔬菜最多,其次为豆类、谷类、鱼、肉、蛋和乳制品。一般饮水中Mg^{2+}含量不多,但硬水中可高达120mg/L。正常成人每日从食物中摄入镁约10~20mmol,其中约1/3在小肠中被吸收,未被吸收的镁随粪便排出。食物中的钙、磷含量增多可抑制肠道对镁的吸收,而维生素D、甲状旁腺激素(PTH)等可促进肠道对镁的吸收。

肾脏是人体排Mg^{2+}的主要器官。经肾小球滤过的Mg^{2+},约80%~95%被肾小管重吸收,其中约25%在近端小管被重吸收,约50%~60%在髓袢升支粗段被重吸收,仅2%~5%为远端小管重吸收。因此,髓袢升支粗段是Mg^{2+}被重吸收的主要部位。正常成人每日随尿排出的Mg^{2+}约5mmol,即相当于摄入量的30%~60%。甲状腺素、降钙素、醛固酮及高血钙等可抑制肾小管对Mg^{2+}的重吸收,促使尿Mg^{2+}排出;PTH可增强肾小管对Mg^{2+}的重吸收,使肾排Mg^{2+}减少。

镁的正常代谢概括如图3-1。

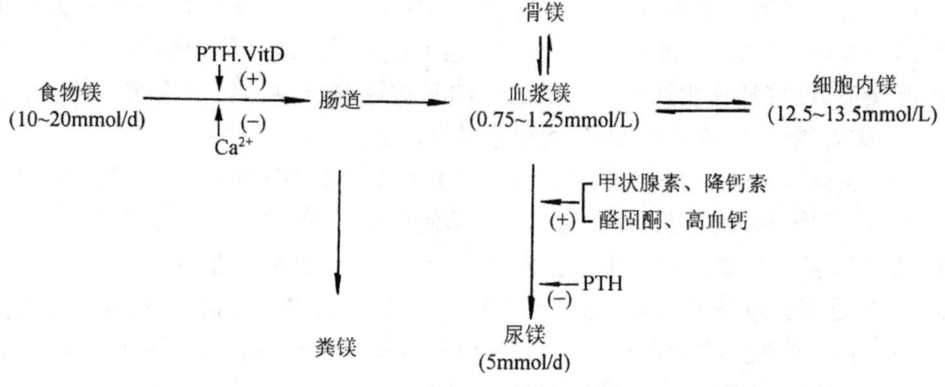

图3-1 镁的正常代谢

(三) 生理功能

游离的Mg^{2+}在体内具有多种生理功能,其中主要有:

1. 酶的激活剂　体内约有300种以上的酶需Mg^{2+}激活，其中包括一切由ATP参加和其他一些有磷酸基和硫酸基及羧基参加反应的酶（如磷酸转移酶、水解肽酶酶系等），从而对葡萄糖的利用，脂肪、蛋白质和核酸的合成，ATP代谢、肌肉收缩以及一些膜转运系统等起着重要的调节作用。

2. 调节神经肌肉的兴奋性　Mg^{2+}与Na^{+}、K^{+}、Ca^{2+}等离子共同维持神经、肌肉、心脏和血管的兴奋性。Mg^{2+}对中枢神经、周围神经、心肌、骨骼肌、胃肠道平滑肌以及血管等均有抑制作用。对神经末梢释放乙酰胆碱的作用，Mg^{2+}与Ca^{2+}相拮抗，即Ca^{2+}促进乙酰胆碱的释放，而Mg^{2+}抑制其释放。

3. 降低细胞膜的通透性　Mg^{2+}和Ca^{2+}都可与细胞膜上的磷脂较牢固地结合，使膜内磷脂分子的流动性减弱，从而降低膜的通透性。

4. 骨盐的组成成分。

二、低镁血症

血清镁浓度低于0.75mmol/L称为低镁血症（hypomagnesemia）。低镁血症比较常见，有人估计其发生率，约占大城市医院患者中的10%，在急救中心，低镁血症的发生可达65%。

（一）原因和机制

1. 摄入不足　正常进食一般不会缺镁。在长期禁食、厌食、营养不良或长期经静脉营养未注意补镁时，不仅镁摄入不足，同时还有尿镁不断排出，两个月后可丢失体镁总量的1/5（主要是肌肉失镁），引起缺镁和低镁血症。某些地区，因饮水中镁含量低也可致血镁减低。

2. 丢失过多

（1）消化道丢失过多：常见于严重腹泻、小肠切除或短路手术、各种原因所致的脂肪下痢症、胃肠或胆道造瘘长期引流、维生素D代谢障碍等。另外，在急性出血性胰腺炎时，因胰液逸出而消化大网膜中的脂肪组织，分解产生的脂肪酸与Mg^{2+}结合，形成脂酸镁，以致消耗Mg^{2+}而引起低镁血症。

（2）经肾排出过多：可见于多种情况：① 利尿药和渗透性利尿：长期大量使用利尿药，特别是髓袢利尿药（如呋塞米），可抑制髓袢升支粗段对Mg^{2+}的重吸收。血浆尿素氮浓度增高或反复应用甘露醇、葡萄糖等所致的渗透性利尿，亦可促使尿Mg^{2+}排出过多。② 肾脏疾病：急性肾小管坏死多尿期、慢性肾盂肾炎、肾小管性酸中毒及氨基苷类抗生素中毒等，均可因损伤肾小管而影响Mg^{2+}的重吸收。③ 高钙血症：Ca^{2+}与Mg^{2+}在肾小管中被重吸收时相互竞争，故在高钙血症时因原尿中Ca^{2+}浓度增高，竞争性抑制肾小管对Mg^{2+}的重吸收。④ 内分泌紊乱：甲状腺功能亢进、原发性醛固酮增多症等，因高水平的甲状腺素或醛固酮抑制肾小管对Mg^{2+}重吸收，促使尿Mg^{2+}排出增多。严重的甲状旁腺功能减退或甲状旁腺被切除者，由于 PTH 不足，以致肾小管重吸收 Mg^{2+} 减少。⑤ 糖尿病酮症酸中毒：由于酸中毒抑制肾小管重吸收 Mg^{2+}，以及高血糖所致的渗透性利尿作用，可使尿 Mg^{2+} 排出增多。⑥ 酒精中毒：可能与乙醇抑制肾小管重吸收 Mg^{2+} 有关。慢性酒精中毒者，往往还伴有营养不良、腹泻和肝硬化等，促使镁摄入、吸收减少。

3. 细胞外 Mg^{2+} 转移入细胞内过多　常见的原因有：① 甲状旁腺切除术后（特别是原有骨病者），可引起大量 Mg^{2+} 进入骨细胞内，使血镁明显降低。② 糖尿病酮症酸中毒治疗期：如前所述，这类患者已有尿 Mg^{2+} 排出过多，再经胰岛素纠正酮症后，因胰岛素促使糖原合成加强，以致细胞外液中的 Mg^{2+} 大量进入细胞内而引起低镁血症。

（二）对机体的影响

1. 对神经肌肉的影响　Mg^{2+} 可竞争性拮抗 Ca^{2+} 对运动神经末梢与肌肉接头处乙酰胆碱的释放。低镁血症时，因突触间隙中的 Mg^{2+} 减少，拮抗作用减弱，以致 Ca^{2+} 进入轴突末梢增多，使其释放乙酰胆碱增加；另外，低镁还可使 Mg^{2+} 抑制终板膜上乙酰胆碱受体敏感性的作用减弱，以致神经肌肉接头处兴奋传递加强，临床上常表现为手足搐搦（特别是在 PTH 分泌过少或低血钙时），单个或小块肌肉震挛，也可出现眼球震颤等。

低镁血症时，由于 Mg^{2+} 对中枢神经系统抑制作用减弱使其兴奋性增高，可出现反射亢进、对声或光反应过敏，亦可同时伴有焦虑、易激动，甚至幻觉、谵妄等。

由于 Mg^{2+} 减少，对胃肠道平滑肌抑制作用减弱，也可引起呕吐或腹泻。

2. 对心血管的影响

(1) 心律失常：Mg^{2+} 对心肌的生物电活动具有稳定作用。缺镁时，由于心肌细胞膜 Na^+-K^+-ATP 酶活性降低，以致细胞内 K^+ 浓度减低，K^+ 外流减少，静息电位负值显著变小，兴奋性增高。另外，由于 Mg^{2+} 有阻断浦肯野纤维等快反应自律细胞的 Na^+ 内流作用，因此，低镁血症时这种阻断作用减弱，以致 Na^+ 内流增快、增多，自动去极化加速，自律性增高。随着心肌兴奋性和自律性增高，易发生心律失常，出现心动过速、心室颤动，甚至心脏停搏等。但由于低镁血症常合并有低钾血症和低钙血症，因此，实际上这种心律失常的机制可能是数种离子障碍综合作用的结果。

(2) 心肌缺血和高血压：低镁血症时，由于血管平滑肌细胞内 Ca^{2+} 含量增高，血管对儿茶酚胺、血管紧张素等缩血管物质的反应增强，致使冠状动脉痉挛，引起心肌缺血甚至心肌梗死。严重缺镁时，可引起突然的心源性死亡。其发生可能是由于：① 严重的心律失常；② 心肌缺血、缺氧和心肌严重代谢障碍（ATP 生成、利用的酶活性降低）所致的心肌细胞损伤甚至坏死。

低镁血症致使外周血管收缩，阻力增大，有时也可引起血压升高。

3. 对钙、钾代谢的影响

(1) 低钙血症：在 PTH 分泌以及 PTH 对骨、肾和肠的作用中，Mg^{2+} 有重要作用。严重低镁血症时，由于甲状旁腺腺细胞膜腺苷酸环化酶活性下降，使其分泌

PTH 不足,动员骨骼释放 Ca^{2+} 减少;同时也因 PTH 靶器官的腺苷酸环化酶活性下降,以致骨细胞、肾小管及肠黏膜上皮细胞对 PTH 反应减低,使前者释放 Ca^{2+} 和后二者吸收 Ca^{2+} 均减少,结果引起低钙血症。

(2) 低钾血症:缺镁可增加尿钾排出而引起低钾血症。其发生机制可能是由于:① 肾小管重吸收钾减少:正常情况下,近端小管、髓袢升支粗段和髓质集合管均可重吸收 K^+。Mg^{2+} 缺乏时,因肾小管上皮细胞底侧膜 Na^+-K^+-ATP 酶和管腔膜 H^+-ATP 酶活化降低,引起髓袢升支粗段 Na^+-K^+-$2Cl^-$ 协同转运机制障碍(图 3-2),以及近端小管和集合管泌 H^+ 不足,从而使 K^+ 重吸收减少。② 肾小管上皮细胞膜通透性增加,促进 K^+ 排泌。

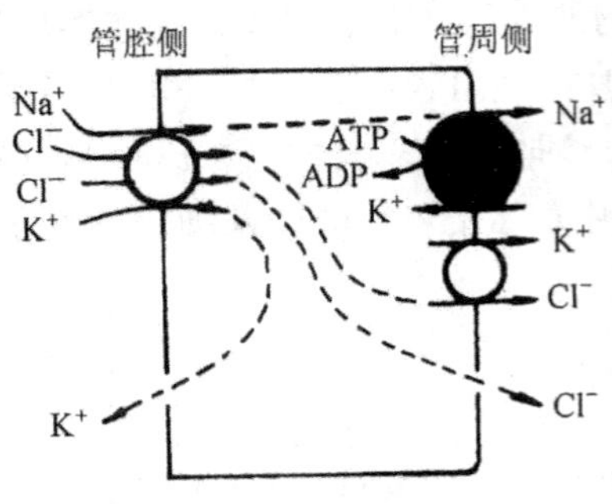

图 3-2 髓袢升支粗段的离子转运

○→ 载体参与的协同转运

●→主动泵转运 ---→弥散

(引自 Greger R 等,1984)

因此,在低钾血症或低钙血症时,如经补钾、补钙后仍不能纠正,则应考虑有缺镁的存在,并且也只有在同时给予补镁后才见疗效。

(三) 防治原则

积极防治原发病,尽快去除引起低镁血症的原因。

轻度低镁血症可不必治疗,较重者需口服氧化镁或肌肉注射硫酸镁。严重低镁血症(<0.5mmol/L)且有症状者,一般将硫酸镁加入葡萄糖溶液中缓慢滴注。静脉补镁时,应常测血镁浓度,密切心电监护,谨防补镁过多、过快而引起高镁血症。小儿静脉补镁时,还应特别注意防止低血压的发生。

因低镁血症时常伴有脱水、低钾血症、低钙血症及酸碱失衡等,故应针对性地及时纠正。

三、高镁血症

血清镁浓度超过 1.25mmol/L 称为高镁血症(hypermagnesemia)。

(一) 原因和机制

1. 肾排镁减少 这是引起高镁血症最常见的原因。常见于下列情况:

(1) 肾功能衰竭:在急性或慢性肾功能衰竭伴有少尿或无尿时,因肾小球滤过率严重降低,使肾排镁减少。如同时给病人应用含镁药物,则可促进或加重高镁血症的发生。

(2) 内分泌紊乱:① 甲状腺功能减退:由于甲状腺素分泌减少,抑制肾小管重吸收镁的能力降低,使尿镁排出减少,故黏液性水肿患者可发生高镁血症。② 肾上腺皮质功能减退:艾迪生病患者因醛固酮分泌不足,抑制肾小管重吸收镁的功能降低，尿镁排出减少，亦可发生高镁血症。

2. 镁摄入过多　可见于服用过多的含镁泻药及抗酸药，缺镁时补镁过多，用镁盐治疗子痫、新生儿手足搐搦症、心律失常及洋地黄中毒等。

3. 组织细胞释出镁过多　严重的糖尿病酮症酸中毒（分解代谢亢进）、烧伤和组织创伤、横纹肌溶解等，均可使细胞内 Mg^{2+} 释出而引起高镁血症。骨的破坏性肿瘤或恶性肿瘤骨转移时，亦可将骨内贮存的 Mg^{2+} 释放入血而致高镁血症。

（二）对机体的影响

血清镁浓度不超过 2mmol/L 对机体影响很小。当其浓度高达 3mmol/L 或以上时，才会出现镁过多的临床症状和体征。

1. 对神经肌肉的影响　Mg^{2+} 过多使神经肌肉连接处释放乙酰胆碱减少，抑制神经肌肉的兴奋传递，出现肌肉无力甚至麻痹瘫痪，严重时可累及呼吸肌。Mg^{2+} 同样也能抑制内脏平滑肌肌层神经元的突触间兴奋传递，可出现便秘和尿潴留等。

Mg^{2+} 能抑制中枢神经系统的突触传递，使中枢神经系统的功能活动受抑制。高镁血症时，中枢神经系统兴奋性降低，出现嗜睡甚至昏迷等。

2. 对心血管的影响　高镁血症时，心肌兴奋性降低，房室和心室内传导抑制，可表现为完全性房室传导阻滞、心动过缓甚至心搏骤停。

血镁浓度过高可使小动脉、微动脉扩张，外周阻力减低，出现动脉血压下降。其发生机制，可能主要与 Mg^{2+} 抑制交感神经末梢释放去甲肾上腺素，以及 Mg^{2+} 拮抗 Ca^{2+} 使血管平滑肌舒张有关。

（三）防治原则

积极防治原发病和改善肾功能。紧急治疗时，应立即静脉内注射葡萄糖酸钙，以 Ca^{2+} 拮抗 Mg^{2+} 的毒性作用。采取措施促使 Mg^{2+} 排出体外：如肾功能尚好，可用利尿剂排镁；如肾功能低下，惟一有效的疗法是腹膜透析或血液透析。

（杨绍忞）

病例及思考题

1. 病例：一名成年男性病人，因呕吐、腹泻伴发热 4 天而入院。病人自诉虽口渴严重但饮水即吐。检查发现：体温 38.2℃，呼吸、脉搏正常，血压 14.7/10.7kPa (110/80mmHg)，有烦躁不安，口唇干裂。血清钠 155mmol/L，尿钠 25mmol/L，尿量约 700ml/d。立即给予静脉滴注 5%葡萄糖溶液(3000ml/d)和抗生素等。2 天后情况不见好转，反而面容憔悴，软弱无力，嗜睡，浅表静脉萎陷，脉搏加快，尿量较前更少，血压 9.6/6.7kPa(72/50mmHg)，血清钠 122mmol/L，尿钠 8mmol/L。

(1) 该病人在治疗前发生哪种脱水？阐述其发生原因和机制。

(2) 为什么该病人在治疗后不见好转？说明其理由。应如何正确补液？

(3) 阐述该病人治疗前后临床表现与检查结果变化的发生机制。

2. 病例：一名46岁男性病人，因咳嗽、咳痰，发现左上肺阴影。支气管镜检查：左支气管有2.5cm块状物，活检诊断为未分化癌。实验室检查：血浆Na^+ 122mmol/L，Cl^- 85mmol/L；尿Na^+ 143mmol/L，Cl^- 128mmol/L。血浆渗透压250mmol/L，尿渗透压518mmol/L。手术切除标本组织学检查为小细胞癌，中间细胞型。手术后每隔5天测血浆Na^+、Cl^-和渗透压，均逐渐上升。

(1) 该病人为何会发生血浆和尿Na^+、Cl^-及渗透压变化？

(2) 给该病人补液时应注意什么问题？

3. 病例：一成年女性病人，因结核性腹膜炎和肠梗阻住院手术。手术后禁食，并连续做胃肠减压7天，共抽吸液体2200ml。平均每天静脉输注5%葡萄糖液2500ml，尿量2000ml。手术2周后，病人精神不振、面无表情，全身乏力，嗜睡，食欲减退，两下肢软瘫，两上肢活动不便。体检：脉搏86次/min，呼吸16次/min，血压12.0/8.26kPa(90/62mmHg)，四肢张力减退，两膝反射消失。实验室检查：血清钾1.7mmol/L，血浆HCO_3^- 28mmol/L，尿酸性。心电图显示窦性心率，各导联T波低平，V_3、V_5有U波。立即开始每日给氯化钾加入5%葡萄糖液滴注，4天后血钾升至4.6mmol/L，一般情况好转，食欲增进、面带笑容，四肢活动自如，膝反射恢复，心电图正常。

(1) 该病人为什么会出现上述明显的神经肌肉症状和心电图改变？试从发生原因和机制两方面分析。

(2) 该病人的血浆HCO_3^-升高，而尿却显示酸性，是否是检验结果不正确？简述其理由。

(3) 给病人补钾4天后病情有所好转，为什么需要这么久的时间？给病人直接静脉推注氯化钾溶液，血清钾浓度可以很快提高，能不能如此补钾？为什么？

第四章

酸碱平衡紊乱

人体的体液环境必须具有适宜的酸碱度，才能维持正常的代谢和生理功能。正常人体血浆的酸碱度变动范围很小，pH 值保持在 7.35～7.45 之间，平均为 7.4。虽然机体在代谢过程中不断生成酸性物质(如碳酸、乳酸、酮体、硫酸、磷酸等)和碱性物质(如氨、碳酸氢盐等)，同时也经常摄取一些酸性和碱性食物及药物。但是依靠体内的缓冲和调节功能，血浆 pH 仍然稳定在正常范围内。这种生理情况下，维持体液酸碱度的相对稳定性称为酸碱平衡(acid-base balance)。病理情况下可引起酸碱超负荷、严重不足或调节机制障碍，导致体液内环境酸碱稳定性的破坏，形成酸碱平衡紊乱(acid-base disturbance)。

酸碱平衡紊乱在临床上十分常见。一旦发生，会使原有疾病的病情更加复杂、严重，对病人的危害性极大。因此，酸碱平衡紊乱是临床各科共同的重要课题。

本章重点讨论细胞外液的酸碱平衡紊乱。

第一节　反映血液酸碱平衡状况常用的指标及其意义

一、动脉血 pH

pH 是间接反映溶液氢离子浓度($[H^+]$)的指标，是$[H^+]$的负对数值。因溶液的$[H^+]$取决于提供 H^+ 的酸量和缓冲 H^+ 的碱量，因此，实际上 pH 值取决于缓冲对中碱和酸的比值。由于血浆中占主导地位的缓冲系统是碳酸氢盐缓冲对，因此，动脉血 $pH=pK_a+\log([HCO_3^-]/[H_2CO_3])$。其中 pK_a 为 H_2CO_3 解离常数的负对数值，比较恒定。$[HCO_3^-]/[H_2CO_3]$的比值，正常为 20∶1。但血液的$[H^+]$范围相当狭窄，若用纳摩尔(nmol)表示，则血液$[H^+]$为 16～159 nmol/L。这种表示既直接又明确，故一些现代实验室已能报告$[H^+]$，但目前国际计量委员会尚未作出明确建议，所以两者并用，并列出对照表以供参考(表 4-1)。表中所列数值，$[H^+]$(nmol/L)是根据 Henderson 方程式计算而得，pH 是根据 Henderson-Hasselbalch 方程式计算而得。

表 4-1 动脉血 pH 和[H^+]的关系

pH	[H^+]nmol/L	pH	[H^+]nmol/L
7.80	16	7.25	56
7.75	18	7.20	63
7.70	20	7.15	71
7.65	22	7.10	80
7.60	26	7.05	89
7.55	28	7.00	100
7.50	32	6.95	112
7.45	35	6.90	125
7.40	40	6.85	141
7.35	45	6.80	160
7.30	50		

正常人动脉血 pH 为 7.35～7.45。如果血浆 HCO_3^- 减少或 H_2CO_3 增多，[HCO_3^-]/[H_2CO_3]的比值就小于 20∶1，pH 值低于 7.35，称为酸血症(失代偿性酸中毒)。如果血浆 HCO_3^- 增多或 H_2CO_3 减少，[HCO_3^-]/[H_2CO_3]的比值就大于 20∶1，pH 值超过 7.45，称为碱血症(失代偿性碱中毒)。但动脉血 pH 本身并不能区别酸碱平衡紊乱的性质，要确定是代谢性的还是呼吸性的，尚需根据血浆 HCO_3^- 和 H_2CO_3 浓度变化的绝对值来决定。此外，由于 pH 值取决于[HCO_3^-]/[H_2CO_3]的比值，而不是[HCO_3^-]和[H_2CO_3]的绝对值，所以当 pH 值在正常范围时，可能的情况有：① 机体的酸碱平衡是正常的。② 酸碱平衡虽已紊乱，但通过机体的调节，使[HCO_3^-]/[H_2CO_3]的比值仍保持 20∶1 的水平，即发生了代偿性酸中毒或碱中毒。③ 某些混合型酸碱平衡紊乱时，pH 的变化相反而被相互抵消。在后两种情况下，虽然有酸中毒或碱中毒，但不出现酸血症或碱血症。

二、动脉血二氧化碳分压

动脉血 CO_2 分压($PaCO_2$)是血浆中呈物理溶解状态的 CO_2 分子所产生的张力。$PaCO_2$ 的正常范围是 4.39～6.25 kPa(33～46mmHg)，平均值为 5.32 kPa(40mmHg)。$PaCO_2$ 是反映酸碱平衡呼吸性因素的重要指标。肺通气不良时，CO_2 潴留，$PaCO_2$ 原发性高于正常范围，产生呼吸性酸中毒；肺通气过度时，CO_2 呼出过多，$PaCO_2$ 原发性低于正常范围，出现呼吸性碱中毒。在代谢性酸中毒和碱中毒时，由于呼吸代偿，$PaCO_2$ 也可继发性低于和高于正常范围。

三、标准碳酸氢盐和实际碳酸氢盐

标准碳酸氢盐(SB)是全血在标准条件下(即在38℃,血红蛋白氧饱和度为100%,用 PCO_2 为5.32 kPa的气体平衡)所测得的血浆 HCO_3^- 含量。正常值为22～27mmol/L,平均为24 mmol/L。因为已排除了呼吸因素的影响,故SB是反映酸碱平衡代谢性因素的指标。代谢性酸中毒时SB降低,代谢性碱中毒时SB升高。

实际碳酸氢盐(AB)是指隔绝空气的血液标本,在实际 PCO_2 和血氧饱和度条件下,所测得的 HCO_3^- 含量。AB受呼吸和代谢两方面因素的影响,因此,AB与SB的差值反映了呼吸因素对酸碱平衡的影响。在正常情况下,AB与SB相等。当AB＞SB时,表明有 CO_2 蓄积,可见于呼吸性酸中毒或代偿后的代谢性碱中毒。这是因为呼吸性酸中毒时,AB升高,经肾脏的代偿作用,SB虽有升高,但仍AB＞SB。而在代谢性碱中毒时,AB和SB都有升高,由于呼吸的代偿,AB更高,所以也为AB＞SB。当AB＜SB时,表明有 CO_2 排出过多,见于呼吸性碱中毒或代偿后的代谢性酸中毒。这是因为呼吸性碱中毒时,AB降低,虽经肾脏代偿,SB仍较低,所以AB＜SB。在代谢性酸中毒时,AB和SB都降低,且由于呼吸的代偿,AB更低,所以也出现AB＜SB。

四、缓冲碱

缓冲碱(BB)是指血液中一切具有缓冲作用的负离子的总和,包括血浆和红细胞中的 HCO_3^-、Hb^-、Pr^- 和 HPO_4^{2-} 等负离子。通常以氧饱和的全血测定,正常值约为45～55mmol/L。虽然BB可受血红蛋白含量的影响,但很少受呼吸因素的影响,所以是反映代谢因素的一个指标。代谢性酸中毒时,BB值减少;代谢性碱中毒时,BB值增加。

五、碱剩余

碱剩余(BE)是指在标准条件下(38℃,PCO_2 为5.32 kPa,100%氧饱和度),将1L全血或血浆滴定pH至7.40时所需的酸或碱的量。如需用酸滴定,说明受测血样碱过剩,即血中BE含量增多,所得数值用正值表示,见于代谢性碱中毒;如需用碱滴定,说明受测血样碱缺失,即血中BE含量减少,所得数值用负值表示,见于代谢性酸中毒。在呼吸性酸中毒或碱中毒时,由于肾脏的代偿作用,BE也可增加或减少。BE正常值为0mmol/L±3 mmol/L。

六、阴离子间隙

Na⁺ (140)	Cl⁻ (104)
	HCO_3^- (24)
UC(11)	UA (23)

图 4-1 血浆阴离子间隙图解(单位 mmol/L)

血浆中阳离子和阴离子总量相等，以维持电荷平衡。主要阳离子为Na^+，占全部阳离子的90%，称为可测定阳离子。主要阴离子为HCO_3^-和Cl^-，占全部阴离子的85%，称为可测定阴离子。血浆中还有未测定阳离子(UC)和未测定阴离子(UA)。阴离子间隙(AG)是指血浆中未测定阴离子与未测定阳离子之间的差值，即 AG = UA − UC。由于细胞外液阴阳离子总当量数相等，AG可用血浆中的可测定阴离子与可测定阳离子的差算出，即 $AG = Na^+ - (HCO_3^- + Cl^-) = 140 - (24 + 104) = 12mmol/L$，波动范围是 12mmol/L ± 2mmol/L(图4-1)。

AG 的测定对区分不同类型的代谢性酸中毒和诊断某些混合型酸碱平衡紊乱有重要意义。

第二节 单纯型酸碱平衡紊乱

一、代谢性酸中毒

代谢性酸中毒(metabolic acidosis)是指血浆HCO_3^-浓度原发性减少而导致pH下降。

(一) 原因

1. HCO_3^-直接丢失过多 常见于严重腹泻、肠道瘘管或肠道引流等含HCO_3^-的碱性肠液大量丢失；肾小管性酸中毒(renal tubular acidosis，RTA)及大量使用碳酸酐酶抑制剂，可使肾小管对HCO_3^-回收减少，引起HCO_3^-从尿中丢失；大面积烧伤时大量血浆渗出，也伴有HCO_3^-丢失。

2. 固定酸产生过多

(1) 乳酸酸中毒(lactic acidosis)：发生于各种原因引起的缺氧。因为缺氧时，糖酵解增强，乳酸生成增多。临床上见于休克、严重贫血、肺水肿、心脏停搏、一氧化碳中毒及剧烈运动等。此外，由于各种原因引起的乳酸利用障碍，如严重肝功能障碍、酒精中毒、低灌注状态时，肝脏不能将乳酸通过糖异生再合成葡萄糖和糖原，使血中乳酸增多。乳酸分解后产生H^+和乳酸根阴离子。

(2) 酮症酸中毒(keto-acidosis)：见于糖尿病、严重肝病、饥饿和酒精中毒等情况。由于胰岛素绝对和相对不足，使葡萄糖的利用减少，以致脂肪被大量动员分解，酮体生成增加。当酮体生成过多，超过外周组织的氧化能力和肾排出能力时，即可产生酮症酸中毒。酮体中的乙酰乙酸和β-羟丁酸都是强酸性物质。

3. 外源性固定酸摄入过多

（1）摄入水杨酸过多：摄入大量阿司匹林（乙酰水杨酸），可在体内解离成 H^+ 和水杨酸阴离子，引起代谢性酸中毒，经缓冲 HCO_3^- 浓度下降，水杨酸根潴留。

（2）含氯的成酸性药物摄入过多：大量使用过多的含氯盐类药物，如氯化铵、盐酸精氨酸或盐酸赖氨酸，在体内易解离出 HCl。如氯化铵，经肝合成尿素，并放出 HCl。

$$2NH_4Cl + CO_2 \xrightarrow{\text{肝}} (NH_2)_2CO + 2HCl + H_2O$$

4. 固定酸排泄障碍　见于急性和慢性肾功能衰竭时，由于肾小球滤过率（GFR）降低（低于正常 20%以下），硫酸根（SO_4^{2-}）、磷酸根（HPO_4^{2-}）及有机酸等不能经肾排出，同时肾小管上皮细胞泌 H^+、排 NH_4^+ 能力下降，而 HCO_3^- 重吸收也减少。

5. 血液稀释，使 HCO_3^- 浓度下降　见于快速输入大量无 HCO_3^- 的液体，如葡萄糖或生理盐水，使血液中 HCO_3^- 稀释，造成稀释性代谢性酸中毒。

6. 高钾血症　各种原因引起细胞外液 K^+ 增多时，K^+ 与细胞内 H^+ 交换，引起细胞外液 H^+ 增多，导致代谢性酸中毒。这种酸中毒时体内 H^+ 总量并未增加，H^+ 从细胞内逸出，造成细胞内 H^+ 下降，故细胞内呈碱中毒，在远曲小管由于小管上皮泌 H^+ 减少，尿液呈碱性，引起反常性碱性尿。

（二）分类

根据 AG 是否增大，将代谢性酸中毒分为两类：AG 增高型代谢性酸中毒和 AG 正常型代谢性酸中毒。

1. AG 增高型　是指除了含氯以外的任何固定酸的血浆浓度增大时的代谢性酸中毒。如乳酸酸中毒、酮症酸中毒、磷酸和硫酸排泄障碍在体内蓄积和水杨酸中毒等。其固定酸的 H^+ 被 HCO_3^- 缓冲，其酸根（乳酸根、β-羟丁酸根、乙酰乙酸根、SO_4^{2-}、HPO_4^{2-}、水杨酸根）增高。这部分酸根均属未测定的阴离子，所以，AG 值增大，而血 Cl^- 正常，故又称正常血氯性代谢性酸中毒。

2. AG 正常型　当 HCO_3^- 浓度降低，而同时伴有 Cl^- 浓度代偿性升高时，则呈 AG 正常型或高血氯性代谢性酸中毒。常见于消化道直接丢失 HCO_3^-；轻度或中度

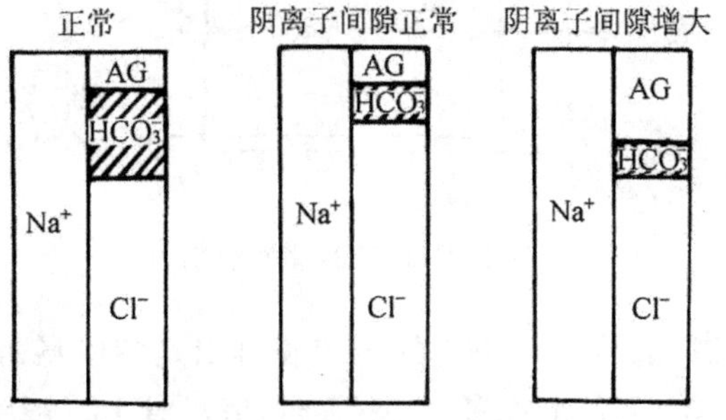

图 4-2　正常和代谢性酸中毒时的阴离子间隙变化

肾功能衰竭，泌 H^+ 减少；肾小管性酸中毒 HCO_3^- 重吸收减少或泌 H^+ 障碍，使用碳酸酐酶抑制剂以及含氯的酸性盐摄入过多的情况(见图 4-2)。

(三) 机体的代偿

1. 血液缓冲　代谢性酸中毒时，过多的 H^+ 可立即与血浆 HCO_3^- 和非碳酸氢盐缓冲碱(Buf^-)结合，反应式如下：

$$H^+ + HCO_3^- \rightarrow H_2CO_3 \rightarrow H_2O + CO_2$$

$$H^+ + Buf^- \rightarrow HBuf$$

缓冲的结果，HCO_3^- 和 Buf^- 都减少。生成的 CO_2 则经肺排出。

2. 肺代偿　血液中 H^+ 浓度升高，刺激外周化学感受器(颈动脉体和主动脉体)，反射性兴奋呼吸中枢，使呼吸加深加快，排出更多的 CO_2，降低 $PaCO_2$，以致 $[HCO_3^-]/[H_2CO_3]$ 趋于正常。一般在酸中毒发生后数分钟，即可出现充分的呼吸代偿。

3. 细胞内外离子交换缓冲　酸中毒时，约有 1/2 的 H^+ 通过离子交换方式进入细胞，被细胞内缓冲碱(HCO_3^-、Pr^-、HPO_4^{2-}、Hb^- 等)缓冲。H^+ 主要与细胞内 K^+ 进行离子交换，引起细胞外液 K^+ 增多，常可导致高钾血症。此种缓冲作用，一般在酸中毒发生后 2～4h 才能完成。

4. 肾脏代偿　代谢性酸中毒时(肾脏排酸减少引起的酸中毒除外)，肾脏排酸保碱功能增强是一种重要的代偿方式。

(1) $NaHCO_3$ 重吸收增加：酸中毒时，肾小管上皮细胞内碳酸酐酶(CA)活性增强，H_2CO_3 生成增多，并迅速解离成 H^+ 和 HCO_3^-，H^+ 与小管液中的 Na^+ 进行 H^+-Na^+ 交换，Na^+ 进入细胞，与其产生的 HCO_3^- 一起回至血循环(图 4-3)。$NaHCO_3$ 重吸收的主要部位是近曲小管(约占肾小球滤出 HCO_3^- 量的 90%)，余下的 HCO_3^- 则由髓袢升支粗段和远端小管重吸收。

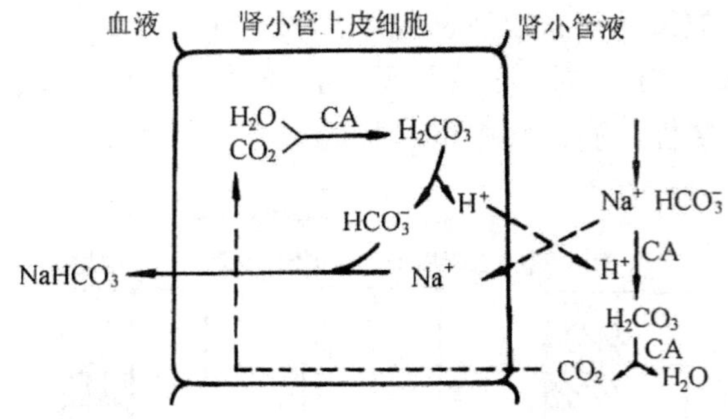

图 4-3　$NaHCO_3$ 重吸收机制

(2) 产 NH_3 排 NH_4^+ 增多：NH_4^+ 的生成和排出是酸中毒时排 H^+ 的主要方式，并且酸中毒愈严重，排 NH_4^+ 也愈多。酸中毒时，肾小管上皮细胞中的谷氨酰胺酶和谷氨酰脱氢酶活性增高。由谷氨酰胺和谷氨酸水解产生的 NH_3 增加，即：

$$谷氨酰胺 \xrightarrow[谷氨酰胺酶]{\nearrow NH_3} 谷氨酸 \xrightarrow[谷氨酸脱氢酶]{\nearrow NH_3} \alpha\text{-酮戊二酸}$$

α-酮戊二酸经三羧酸循环代谢产生 CO_2，进而形成 HCO_3^- 和 H^+。前者被转运进入血循环；后者与 NH_3 结合，形成 NH_4^+ 随尿排出（图 4-4）。一般认为，酸中毒时近端小管是产 NH_3 排 NH_4^+ 的主要场所。

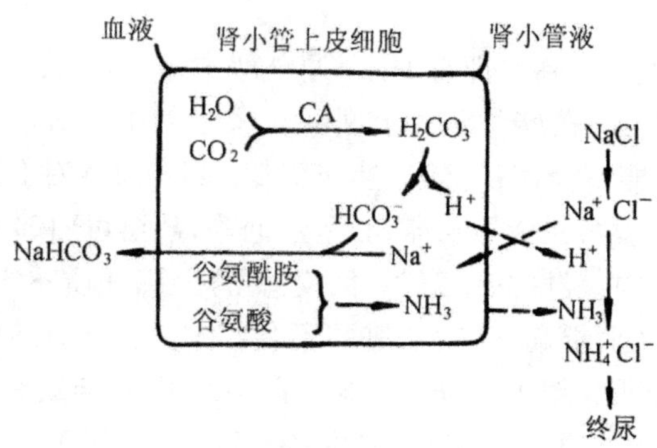

图 4-4　产 NH_3 排 NH_4^+ 机制

（3）酸性磷酸盐排出增多：代谢性酸中毒时，因肾小管上皮细胞内 CA 活性增强，故向管腔中排出的 H^+ 增多。当血浆碱性磷酸盐（HPO_4^{2-}）经肾小球滤过到达远端小管时，即与这些 H^+ 结合形成大量的酸性磷酸盐（$H_2PO_4^-$）随尿排出（图 4-5）。因血浆 HPO_4^{2-} 含量所限，故此种代偿方式的缓冲能力也受到限制。

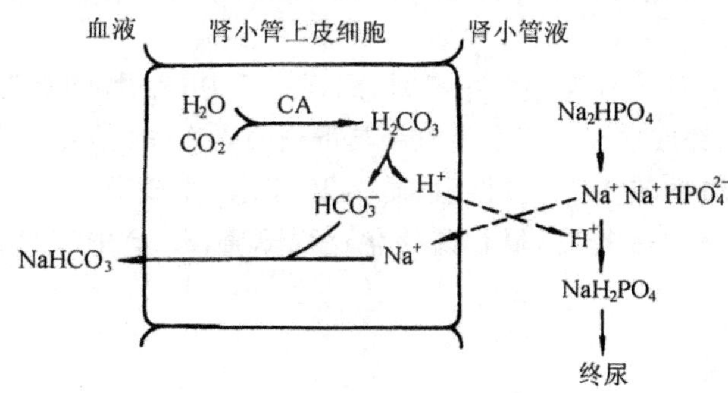

图 4-5　酸性磷酸盐生成机制

肾脏的代偿调节作用一般在酸中毒持续数小时后开始，3～5d 内可发挥最大效应。

通过上述代偿调节，如能使[HCO_3^-]/[H_2CO_3]比值维持 20：1，血浆 pH 仍在正常范围（下限），称为代偿性代谢性酸中毒；如代偿后[HCO_3^-]/[H_2CO_3]比值仍低于 20：1，血浆 pH 低于 7.35，称为失代偿性代谢性酸中毒。代偿性或失代偿性代谢性酸中毒时，反映酸碱平衡的指标均有不同程度的改变。因血浆[HCO_3^-]减低，所以 SB、AB、BB 都降低，BE 负值增大，由于呼吸代偿，$PaCO_2$ 下降，AB<SB，同时还常伴有血钾升高(肾小管性酸中毒除外)和血氯增高或正常。

(四) 对机体的影响

代谢性酸中毒时，除呼吸功能变化外，主要引起心血管和中枢神经系统的功能改变。

1. 心血管系统

(1) 心律失常：主要与高血钾有关。代谢性酸中毒时，血钾升高的机制是：① 细胞外 H^+ 进入细胞内，K^+ 被转移到细胞外；② 肾小管上皮细胞因排 H^+ 增多而排 K^+ 减少，或由于肾功能不全使肾排 K^+ 功能降低。高钾血症对心脏有明显的毒性作用，严重者常有心律失常，如传导阻滞、心室颤动等，甚至可引起心跳骤停。

(2) 心收缩力减弱：轻度酸中毒时，因交感-肾上腺髓质系统兴奋，使心率加快和心肌收缩力增强，从而抵消 H^+ 对心脏的不利影响。在严重酸中毒时，过多的 H^+ 可通过下述途径使心肌收缩力减弱：① 竞争性抑制 Ca^{2+} 与肌钙蛋白结合；② 减少 Ca^{2+} 内流；③ 使心肌肌浆网释放 Ca^{2+} 减少；④ 在 pH 值低于 7.20 时，还可阻断肾上腺素对心肌的正性肌力作用，最终可导致心肌兴奋-收缩偶联障碍。另外，酸中毒时，因心肌细胞生物氧化酶活性受抑和 ATP 酶活性降低，其能量产生和利用障碍，也影响心肌的收缩。

(3) 血管反应性降低：H^+ 可使血管，特别是毛细血管前括约肌因对儿茶酚胺的反应性降低而松弛扩张(小静脉变化不大，甚至收缩)，引起外周阻力降低，回心血量减少；加之酸中毒可引起心肌收缩减弱，心排血量减少，故在严重酸中毒时可发生血压明显下降。

2. 中枢神经系统　代谢性酸中毒时，病人有乏力、头晕、知觉迟钝等抑制性表现，严重时可有嗜睡或昏迷。其发生机制与下列因素有关：① 酸中毒时，脑组织谷氨酸脱羧酶活性增强，使抑制性神经递质 γ-氨基丁酸生成增多；② 酸中毒时，脑组织生物氧化酶类活性受抑制，氧化磷酸化过程障碍，ATP 生成减少，能量供应不足。

(五) 防治原则

预防和治疗原发病，去除引起代谢性酸中毒的发病原因。代谢性酸中毒发生后，针对原发性 HCO_3^- 减少，治疗的主要措施是补充碱性药物，首选的碱性药物是碳酸氢钠。补碱的剂量和方法，应根据酸中毒的严重程度区别对待，一般主张在血气监护下分次补碱，补碱量宜小不宜大。轻度代谢性酸中毒时，可以少补，甚至不补，因为肾有排酸保碱的能力，约有 50%的酸，要靠非碳酸氢盐缓冲系统来调节。其他碱性药物如乳酸钠等也是常用来治疗代谢性酸中毒的药物，通过肝脏可转化为 HCO_3^-，但肝功能不良或乳酸酸中毒时不能使用。

纠正酸中毒的同时，应注意同时纠正水、电解质紊乱，纠正低血钾和低血钙。如严重腹泻造成的酸中毒时，由于细胞内 K^+ 外流，往往掩盖了低血钾，补碱纠正酸中毒后，K^+ 又返回细胞内，可明显地出现低血钾。酸中毒时游离钙增多，酸中毒纠正后，游离钙明显减少，有时可出现手脚抽搐，因为 Ca^{2+} 与血浆蛋白在碱性条件下可生成结合钙，使游离钙减少，而在酸性条件下，结合钙又可解离为 Ca^{2+} 与血浆蛋白，使游离钙增多。

二、呼吸性酸中毒

呼吸性酸中毒(respiratory acidosis)是指血浆 H_2CO_3 浓度原发性增高而导致 pH 下降。

（一）原因

引起呼吸性酸中毒的原因不外乎是 CO_2 排出障碍或吸入过多，但多数情况下是由于肺通气功能不足而致 CO_2 排出受阻。常见原因如下：

1. 呼吸中枢抑制　颅脑损伤、脑炎、脑血管意外、麻醉药或镇静剂用量过大、中枢性睡眠无呼吸、吸入过量 CO_2 等，均可抑制呼吸中枢，导致肺通气功能不足，使 CO_2 在体内滞留而引起急性呼吸性酸中毒。

2. 呼吸肌麻痹　急性脊髓灰质炎、传染性多发性神经根炎、重症肌无力、有机磷中毒、重症低钾血症或家族性周期性麻痹等，因呼吸运动失去动力而发生呼吸性酸中毒。

3. 呼吸道阻塞　喉痉挛、喉头水肿、吸入异物或呕吐物堵塞等，由于上呼吸道狭窄，均可引起急性呼吸性酸中毒。而慢性阻塞性肺疾患、支气管哮喘等则是慢性呼吸性酸中毒的常见原因。

4. 胸廓病变　胸部创伤、严重气胸或大量胸膜腔积液和胸廓畸形等，均可严重影响肺通气功能，使 CO_2 排出受阻而引起急性呼吸性酸中毒。

5. 肺部疾患　广泛的肺组织病变，如急性呼吸窘迫综合征、急性心源性肺水肿、严重支气管哮喘和肺炎以及慢性阻塞性肺疾患(肺气肿、支气管炎)等，均可由于肺通气障碍而引起急性或慢性呼吸性酸中毒。

6. 呼吸机使用不当　乃通气量过小所致。

（二）分类

呼吸性酸中毒按病程可分为两类：

1. 急性呼吸性酸中毒　常见于急性呼吸道阻塞、急性心源性肺水肿、中枢或呼吸肌麻痹引起的呼吸骤停等。

2. 慢性呼吸性酸中毒　见于呼吸道及肺部慢性炎症引起的慢性阻塞性肺疾患及肺广泛性纤维化或肺不张时，一般指 $PaCO_2$ 高浓度潴留持续达 24h 以上者。

（三）代偿调节

呼吸性酸中毒主要是由于各种原因使CO_2经肺排出障碍所引起，因而呼吸系统往往不能发挥代偿调节作用。呼吸性酸中毒时，原发升高的是[H_2CO_3]，HCO_3^-不能缓冲，只能由Buf^-进行缓冲。由于血浆Buf^-的缓冲能力只占全血缓冲能力的12%，故细胞外液对呼吸性酸中毒的缓冲作用不大。

1. 细胞内外离子交换和细胞内缓冲　这是急性呼吸性酸中毒时的主要代偿方式。由于细胞外液H_2CO_3浓度升高，被解离为H^+和HCO_3^-，H^+与细胞内K^+交换，进入细胞的H^+可被蛋白质等缓冲，同时血K^+浓度升高，而HCO_3^-则留在细胞外液中。此外，血浆中蓄积的CO_2弥散进入红细胞，在碳酸酐酶催化下生成H_2CO_3。H_2CO_3解离成H^+和HCO_3^-，H^+被Hb缓冲，HCO_3^-则与血浆中Cl^-交换，结果使血Cl^-减低、血浆HCO_3^-增多（图4-6）。此种代偿方式有限，因为$PaCO_2$每升高1.3kPa（10mmHg），血浆HCO_3^-浓度仅增高1mmol/L，难以使血[HCO_3^-]/[H_2CO_3]比值恢复至正常，因此，急性呼吸性酸中毒往往是失代偿性的。

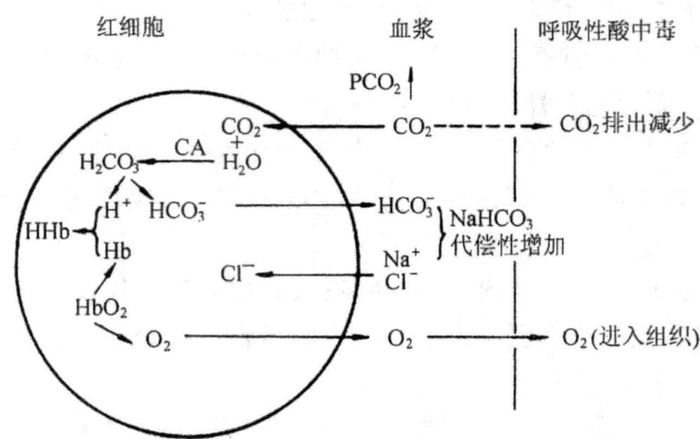

图4-6　呼吸性酸中毒时红细胞内外离子交换和血红蛋白的缓冲作用

2. 肾的代偿作用　这是慢性呼吸性酸中毒的主要代偿方式。$PaCO_2$和H^+浓度升高，可增强肾小管上皮细胞内碳酸酐酶和谷氨酰胺酶活性，促进肾小管泌H^+和排NH_4^+，同时增加HCO_3^-的重吸收。在呼吸性酸中毒发生3～5日后，这种代偿作用可逐渐达到最大。通常$PaCO_2$每升高1.3kPa（10mmHg），血浆HCO_3^-浓度约增高3.5mmol/L，[HCO_3^-]/[H_2CO_3]比值可恢复正常，故慢性呼吸性酸中毒常常为代偿性的。

综上所述，呼吸性酸中毒时，只有在肾脏充分发挥代偿作用后，[HCO_3^-]/[H_2CO_3]比值和pH值才有可能维持在正常范围，即为代偿性呼吸性酸中毒。如肾脏尚未充分发挥代偿作用或红细胞内外离子交换和血红蛋白的缓冲作用代偿不足时，血浆[HCO_3^-]/[H_2CO_3]比值低于20∶1，pH值下降（低于7.35），即为失代偿性呼吸性酸中毒。呼吸性酸中毒时，反映血液酸碱平衡的指标变化为：$PaCO_2$升高，SB

和AB均升高，且AB>SB，BB增高，BE正值增大，血清钾浓度增加，血氯含量降低。

（四）对机体的影响

1. 中枢神经系统功能变化　与代谢性酸中毒相比，急性呼吸性酸中毒时，因高碳酸血症，使中枢神经系统功能异常更为突出。早期症状有头痛、烦躁不安、焦虑等，进一步发展可出现震颤、精神错乱、嗜睡、抽搐和昏迷等。其发生是由于：① $PaCO_2$升高使脑脊液和脑间质中的PCO_2也急剧增高，pH值明显降低，影响脑细胞的代谢和功能；② CO_2可使脑血管扩张，脑血流量增加，颅内压和脑脊液压升高，可出现视乳头水肿，甚至发生脑水肿。慢性呼吸性酸中毒因肾脏能充分发挥代偿作用，血液及脑脊液pH可恢复正常，临床症状可不明显。

2. 心血管功能改变　呼吸性酸中毒常同时伴有缺氧，可使肺小动脉收缩，引起肺动脉高压。而$PaCO_2$升高和pH值降低，又可增强肺小动脉对缺氧的敏感性。其他改变同代谢性酸中毒。

（五）防治原则

急性呼吸性酸中毒时，应迅速去除引起通气障碍的原因，改善通气功能，使积蓄的CO_2尽快排出。对慢性阻塞性肺疾患病人，则应采取控制感染、祛痰等措施。如pH值过低或出现严重并发症（如高钾血症且有心室颤动），可根据具体情况静脉滴注一定量的碱性药。

$NaHCO_3$为常用碱性药物。$NaHCO_3$与H^+结合后生成的CO_2必须从肺排出体外，但在通气功能障碍时，CO_2不能被有效地排出，故在急性呼吸性酸中毒病人静注$NaHCO_3$后，血浆$PaCO_2$进一步增高，有使病情加重的可能。因此，对这类病人必须保证有足够的通气。

三、代谢性碱中毒

代谢性碱中毒（metabolic alkalosis）是指血浆HCO_3^-浓度原发性升高而导致pH升高。

（一）原因

1. H^+丢失过多

（1）经胃液丢失：常见于剧烈呕吐（如幽门梗阻、高位肠梗阻）及胃液吸引术等引起的酸性胃液大量丢失。正常情况下，胃液中盐酸的来源是：胃黏膜壁细胞中的碳酸酐酶催化CO_2和H_2O生成H_2CO_3，后者解离为H^+和HCO_3^-。H^+与来自血浆的Cl^-合成HCl并分泌至胃腔，而HCO_3^-则返回血液。当酸性胃液进入十二指肠后，刺激十二指肠上皮细胞和胰腺向肠腔分泌HCO_3^-，并与进入肠腔的H^+中和；十二指肠上皮细胞和胰腺在产生 HCO_3^- 的同时所生成的 H^+ 返回血液，中和来自胃黏膜壁细胞的 HCO_3^-。由于剧烈呕吐等原因使酸性胃液大量丢失时，血液中来自胃黏膜壁细胞的 HCO_3^- 得不到与来自十二指肠上皮细胞及胰腺的 H^+ 中和，结果血浆 HCO_3^- 浓度升高，发生代谢性碱中毒。此外，胃液大量丢失时，因伴有 Cl^-、K^+ 和细胞外液大量丢失，引起缺 Cl^-、缺 K^+ 和继发性醛固酮增多，均可导致代谢性碱中毒的发生。

(2) 经肾丢失：① 肾上腺皮质激素类物质过多：又有两种情况：一是盐皮质激素类物质过多：醛固酮是肾上腺盐皮质激素中作用最强的一种，它的主要作用是增加肾脏远曲小管和集合管对 Na^+ 的重吸收，并促进 K^+ 或 H^+ 的排出。因此，醛固酮过多能导致 H^+ 经肾的丢失和 $NaHCO_3$ 重吸收增加，引起代谢性碱中毒，同时还可发生低钾血症。临床上可见于：a. 原发性醛固酮增多症：这是由于肾上腺皮质增生或肿瘤引起醛固酮分泌过多，血浆中的含量明显升高，平均为 0.7767nmol/L (28ng/dl)（正常人卧位时醛固酮含量平均为 0.1387nmol/L ±0.0277nmol/L，即 5.0ng/dl±1.0ng/dl）。b. 继发性醛固酮增多症：常见于大量呕吐或应用利尿药引起的强烈利尿后。由于丧失大量细胞外液，有效循环血量降低，故可通过对肾素-血管紧张素-醛固酮系统的激活，促进醛固酮的分泌，从而使肾小管的 H^+、K^+ 排泌加强而导致代谢性碱中毒。细胞外液每丢失 1L（反映在体重上），血浆 HCO_3^- 浓度约增加 1.4 mmol/L。c. 甘草摄入过多：甘草的主要成分为甘草甜素(glycyrrhizin)，水解后生成甘草次酸(glycyrrhetinic acid)，有类似盐皮质激素的作用，故长期摄入大量甘草也能导致碱中毒。其二是糖皮质激素类物质过多：具代表性的是库欣综合征，系由分泌 ACTH 的垂体肿瘤、原发性肾上腺皮质增生或肿瘤所引起。病人皮质醇等激素生成和释放增多。皮质醇是活性最强的糖皮质激素，在 ACTH 控制下，由肾上腺皮质束状带合成和释放。皮质醇也具有盐皮质激素活性，但是其活性较弱。库欣综合征病人的代谢性碱中毒程度与皮质醇的分泌有关。② 应用利尿剂：常见于使用噻嗪类或髓袢利尿剂（如呋塞米）时，一方面因其抑制髓袢升支对 Cl^-、Na^+ 的重吸收，使到达远端小管的液量和流速增加，刺激致密斑；另一方面，因利尿使有效循环血量减少，故肾素-血管紧张素系统被激活，醛固酮分泌增多。因此，长期大量使用这类利尿剂后，肾小管排泌 H^+、K^+ 和 Cl^- 以及重吸收 HCO_3^- 增加，因而促进代谢性碱中毒的形成。

2. HCO_3^- 内生成或输入过多　许多有机酸盐（如乳酸盐、酮体、枸橼酸等）在体内易被代谢而产生 HCO_3^-，例如乳酸盐：$CH_3CHOHCOO^- + 3O_2 \rightarrow 2CO_2 + 2H_2O + HCO_3^-$。因此，在临床上不仅存在因纠正代谢性酸中毒而输入乳酸钠过多时产生代谢性碱中毒，而且在乳酸性酸中毒或酮症酸中毒时，由于大量乳酸或酮体被氧化后可产生大量 HCO_3^-，如果持续静脉输入 $NaHCO_3$，即可导致严重的代谢性碱中毒。在大量输入以枸橼酸钠为抗凝剂的库血时，因 1U(500ml)血液内含有 5.6mmol 枸橼酸盐，后者经代谢后生成 HCO_3^-。一般认为，输入 8U 以上的枸橼酸盐抗凝的血液，可使动脉血 pH 值明显上升而导致代谢性碱中毒。

3. 缺氯　因大量胃液丢失及利尿剂(如呋塞米、噻嗪类等)的应用,可使 Cl^- 丢失过多,引起血 Cl^- 减低,使原尿中的 Cl^- 也减少,从而可通过下列机制导致代谢性碱中毒:①近端小管重吸收 NaCl 减少,以致 $NaHCO_3$ 重吸收增加。②髓袢升支粗段小管液 Cl^- 缺乏,使该段管腔侧膜 Na^+-K^+-$2Cl^-$ 协同转运发生障碍。Na^+ 重吸收减少,进入致密斑的 Na^+ 增多,激活肾素-血管紧张素系统,使醛固酮分泌增多,促进远端小管排泌 H^+、K^+ 和重吸收 HCO_3^-。

4. 缺钾　各种原因引起的低钾血症常导致代谢性碱中毒。这是由于:① 细胞内、外 K^+-H^+ 交换加强,引起细胞内酸中毒和细胞外液碱中毒。② 缺钾时,H^+ 进入肾小管上皮细胞增多,因而排泌 H^+ 增加,使 HCO_3^- 的回收增多。③ 缺钾可刺激肾小管上皮细胞产 NH_3,促使排 NH_4^+ 增多。

(二) 分类

目前通常按给予盐水后代谢性碱中毒能否得到纠正而将其分为两类,即盐水反应性碱中毒(saline-responsive alkalosis)和盐水抵抗性碱中毒(saline-resistant alkalosis)。

1. 盐水反应性碱中毒　主要见于呕吐、胃液吸引及应用利尿剂时,由于伴随细胞外液减少,有效循环血量不足,也常有低钾和低氯存在,而影响肾排出 HCO_3^- 能力,使碱中毒得以维持,给予等张或半张的盐水来扩充细胞外液,补充 Cl^- 能促进过多的 HCO_3^- 经肾排出使碱中毒得以纠正。

2. 盐水抵抗性碱中毒　常见于全身性水肿、原发性醛固酮增多症,严重低血钾及库欣综合征等,维持因素是盐皮质激素的直接作用和低钾,这种碱中毒病人给予盐水没有治疗效果。

(三) 代偿调节

1. 血液缓冲　因原发增多的是 HCO_3^-,所以缓冲方式为:

$$HCO_3^- + HBuf \rightarrow Buf^- + H_2CO_3$$

缓冲后,H_2CO_3 虽有所增加,但 Buf^- 也等量增加,pH 亦很难保持正常。

2. 呼吸代偿　呼吸代偿可在 24h 达最大效应。由于细胞外液 H^+ 浓度降低,中枢和外周化学感受器兴奋性减低,呼吸中枢受到抑制。呼吸运动变浅变慢,使通气减少,$PaCO_2$ 与血浆 H_2CO_3 浓度回升,以致[HCO_3^-]/[H_2CO_3]比值和 pH 趋向正常。但是这种代偿作用是有限的,因为通气量减少时,$PaCO_2$ 升高而 PaO_2 降低。当 PaO_2 降低到一定程度($PaO_2 < 8.0kPa$)时,通过刺激外周化学感受器,引起呼吸中枢兴奋。

3. 细胞内外离子交换缓冲　代谢性碱中毒时,细胞外液 H^+ 浓度降低,细胞内 H^+ 逸出补充,而细胞外 K^+ 进入细胞,使细胞外液 K^+ 浓度降低,产生低钾血症。

4. 肾脏代偿　代谢性碱中毒时,肾小管上皮细胞碳酸酐酶和谷氨酰胺酶活性受抑制,故泌 H^+、排 NH_4^+ 及 HCO_3^- 重吸收均减少,使血浆 HCO_3^- 浓度有所下降。

因肾泌 H^+减少和 HCO_3^- 排出增多,尿呈碱性。但在缺钾性碱中毒时,因肾泌 H^+增多,尿常呈酸性(称反常性酸性尿)。通过上述代偿调节,如[HCO_3^-]/[H_2CO_3]比值和 pH 仍能保持在正常范围,称为代偿性代谢性碱中毒;如[HCO_3^-]/[H_2CO_3]比值＞20∶1,pH 值升高(＞7.45),称为失代偿性代谢性碱中毒。其他血液指标变化为:$PaCO_2$ 升高,AB、SB 和 BB 都升高,BE 正值增大,因 $PaCO_2$ 升高,AB＞SB。

(四)对机体的影响

1. 中枢神经系统　严重代谢性碱中毒病人常有烦躁不安、精神错乱、谵妄,甚至昏迷等表现。其发生机制可能是由于:① γ-氨基丁酸减少:血浆 pH 升高时,脑组织内谷氨酸脱羧酶活性降低,而 γ-氨基丁酸转氨酶活性增高(最适 pH 为 8.2),以致 γ-氨基丁酸生成减少而分解加强。γ-氨基丁酸减少,对中枢神经系统的抑制作用减弱,从而出现中枢神经系统兴奋症状。② 脑组织缺氧:碱中毒时,因血红蛋白氧离曲线左移,使脑组织缺氧,严重时可引起昏迷。

2. 神经肌肉　严重的急性碱中毒时,神经肌肉兴奋性增高,可出现面部和肢体肌肉的抽动、手足搐搦和惊厥等。其发生机制主要是由于 pH 值升高,使血浆游离钙(Ca^{2+})浓度降低所致。但在伴有严重低血钾的代谢性碱中毒时,可表现为肌无力或麻痹,掩盖了低 Ca^{2+}症状,此时如只纠正低血钾,即可引起抽搐。

3. 血红蛋白氧离曲线左移　血浆 H^+减少时,因氧离曲线左移,氧与血红蛋白的亲和力增强,氧合血红蛋白向组织释放氧减少,导致组织缺氧,特别是对缺氧最为敏感的脑组织影响更大。

4. 低钾血症　碱中毒时,细胞外液 H^+浓度降低,通过细胞内外离子交换,使细胞内 H^+逸出,K^+向细胞内移动;同时由于肾小管上皮细胞排 H^+减少,H^+-Na^+交换减少,而 K^+-Na^+交换增强,故肾排 K^+增多。其结果促使低钾血症发生。低钾血症可引起神经肌肉症状和心律失常。

(五)防治原则

纠正代谢性碱中毒的根本途径是促使血浆中过多的 HCO_3^- 从尿中排出。但是,即使肾功能正常的患者,也不易完全代偿。因此,代谢性碱中毒的治疗方针应该是在进行基础疾病治疗的同时去除代谢性碱中毒的维持因素。

1. 盐水反应性碱中毒　对盐水反应性碱中毒患者,只要口服或静注等张(0.9%)或半张(0.45%)的盐水即可恢复血浆 HCO_3^- 浓度。机制是:① 由于扩充了细胞外液容量,则消除了"浓缩性碱中毒"成分的作用;② 由于有效循环血量得以恢复,则增强肾小管重吸收 HCO_3^- 的因素已不存在,血浆中过多的 HCO_3^- 从尿中排出;③ 由于远端肾单位小管液中 Cl^-含量增加,则使皮质集合管分泌 HCO_3^- 增强。

检测尿 pH 和尿 Cl^-浓度可以用来判断治疗效果。反常性酸性尿患者治疗前,因肾排 H^+增加,使尿 pH 多在 5.5 以下;细胞外液容量和血 Cl^-恢复后,则开始排出过剩的HCO_3^-，故尿pH 可达7.0 以上，偶尔超过8.0。这类碱中毒除利尿剂能引起Cl^-缺乏外，多数情况下，Cl^-经尿排出不多，尿Cl^-浓度常在15mmol/L 以下。因此，治疗后尿pH 碱化及尿Cl^-浓度增高，则说明治疗有效。

虽然盐水可以恢复血浆HCO_3^-浓度，但并不能改善缺钾状态。因此，伴有重度缺钾患者，应补充K^+，补K^+只有补充KCl 才有效。其他阴离子如HCO_3^-、醋酸根、柠檬酸根替代Cl^-，均能促进H^+排出，使碱中毒得不到纠正。

严重代谢性碱中毒可直接给予酸进行治疗，例如用0.1mol/L HCl 溶液静脉缓注。其机制是HCl 在体内被缓冲后可生成NaCl：

$$HCl + NaHCO_3 \rightarrow NaCl + H_2CO_3$$

此外，临床上也可使用NaCl、KCl、盐酸精氨酸和盐酸赖氨酸治疗。对游离钙减少的患者也可补充$CaCl_2$，总之补Cl^-即可排出HCO_3^-。

2. 盐水抵抗性碱中毒　对全身性水肿患者，应尽量少用髓袢或噻嗪类利尿剂，以预防发生碱中毒。碳酸酐酶抑制剂乙酰唑胺可抑制肾小管细胞内的碳酸酐酶活性，因而排泌H^+和重吸收HCO_3^-减少，增强Na^+和HCO_3^-的排出，结果既达到治疗碱中毒的目的又减轻了水肿。盐水抵抗性碱中毒同盐水反应性碱中毒一样，也可以用尿pH 变化判断治疗效果。

肾上腺皮质激素过多引起的碱中毒，需用抗醛固酮药物和补K^+去除代谢性碱中毒的维持因素。

四、呼吸性碱中毒

呼吸性碱中毒(respiratory alkalosis)是指血浆H_2CO_3浓度原发性减少而导致pH 升高。

(一) 原因

任何使肺泡通气过度、CO_2排出增多的因素都能引起呼吸性碱中毒。

1. 低张性缺氧　在各种原因所引起的低张性缺氧时，均可因PaO_2降低而刺激外周化学感受器，反射性引起通气过度。

2. 肺疾病　如肺炎、肺水肿、间质性肺疾病及肺梗死等，一方面引起缺氧，产生反射性通气过度；另一方面，因刺激肺牵张感受器和肺毛细血管旁感受器反射性引起呼吸增强。

3. 直接刺激呼吸中枢　许多因素可直接引起呼吸中枢兴奋，使通气过度。例如，癔病发作时产生的精神性通气过度；中枢神经系统疾病(如脑膜炎、脑炎、脑肿瘤、脑血管意外、脑外伤等)、水杨酸中毒和其他原因引起的代谢性酸中毒；氨中毒、高热及革兰阴性杆菌败血症等，均可直接刺激呼吸中枢，使通气增强。

4. 人工呼吸机使用不当　在使用人工呼吸机时，常因通气量过大而引起严重的呼吸性碱中毒。

（二）分类

呼吸性碱中毒也可按发病时间分为急性呼吸性碱中毒和慢性呼吸性碱中毒两类。

1. 急性呼吸性碱中毒　常见于人工呼吸机过度通气、高热和低氧血症时，一般指 $PaCO_2$ 在 24h 内急剧下降而导致 pH 升高。

2. 慢性呼吸性碱中毒　常见于慢性颅脑疾病、肺部疾患、肝脏疾患、缺氧和氨兴奋呼吸中枢引起持久的 $PaCO_2$ 下降而导致 pH 升高。

（三）代偿调节

1. 急性呼吸性碱中毒　血浆 H_2CO_3 浓度迅速降低，故 HCO_3^- 浓度相对增高。此时，迅速发生细胞内外离子交换和细胞内缓冲作用：H^+ 从细胞内移出至细胞外，细胞外液中的 K^+ 进入细胞。移至细胞外液的 H^+ 与 HCO_3^- 结合，形成 H_2CO_3，可使血浆 H_2CO_3 浓度回升，而血浆 HCO_3^- 下降。

2. 慢性呼吸性碱中毒　慢性呼吸性碱中毒时，肾小管上皮细胞代偿性排泌 H^+ 和 NH_4^+ 减少，HCO_3^- 重吸收减少而随尿排出增加，血浆 HCO_3^- 浓度减低。由于肾脏的代偿调节和细胞内缓冲，$PaCO_2$ 平均每降低 1.3kPa（10mmHg），可使血浆 HCO_3^- 浓度下降 5mmol/L，故细胞外液 pH 升高不明显。

通过上述代偿，如能使[HCO_3^-]/[H_2CO_3]比值、pH 保持在正常范围，则为代偿性呼吸性碱中毒，常见于慢性呼吸性碱中毒；但在肾充分发挥代偿前或代偿不足时，由于 $PaCO_2$ 降低的速度超过 HCO_3^- 浓度的代偿性降低，因而[HCO_3^-]/[H_2CO_3]比值增大，pH 上升（超过 7.45），即为失代偿性呼吸性碱中毒，常见于急性呼吸性碱中毒。血液的其他指标为：$PaCO_2$ 降低，AB 和 SB 均减低，且 AB＜SB，BB 下降，BE 负值增大。

（四）对机体的影响

慢性呼吸性碱中毒时，因代偿使血浆 pH 在正常范围或接近正常，故往往无明显症状。急性呼吸性碱中毒比代谢性碱中毒更易出现症状，包括窒息感、气促、眩晕、易激动、四肢和口周感觉异常、意识改变及抽搐等。如 $PaCO_2$ 下降过于迅速，这些表现更趋严重。抽搐与血浆游离 Ca^{2+} 浓度降低有关。神经系统功能障碍除与碱中毒对脑功能的损伤有关外，还与因严重的低碳酸血症使脑血管收缩，引起脑血流量减少有关。一般认为 $PaCO_2$ 下降 2.6kPa（20mmHg）时，脑血流量可减少 35%～40%。此外，碱中毒还可影响血红蛋白释放氧（即氧离曲线左移），造成组织缺氧，加重上述神经系统的功能变化。

（五）防治原则

防治原则为积极防治原发疾病和去除引起通气过度的原因，对有精神性通气过度的癔病病人应使用镇静剂。有严重 $PaCO_2$ 下降者，可将塑料袋或纸袋罩于病人的口鼻，使其呼出的气体（含 CO_2）被再度吸入，或者吸入含 5%CO_2 的混合气体。

第三节 混合型酸碱平衡紊乱

混合型酸碱平衡紊乱(mixed acid-base disturbance)是指同一病人有两种或两种以上的单纯型酸碱平衡紊乱同时存在。如果代谢性和呼吸性异常同为酸中毒或碱中毒，则称之为相加性混合型酸碱平衡紊乱；如果代谢性和呼吸性异常呈相反方向变化，则称之为相消性混合型酸碱平衡紊乱。但是，因为在同一病人不可能同时发生 CO_2 过多又过少，因此，呼吸性酸中毒和呼吸性碱中毒不会同时存在。三重性混合型酸碱平衡紊乱只见于代谢性酸中毒和代谢性碱中毒伴有呼吸性酸中毒或呼吸性碱中毒。

一、相加性混合型酸碱平衡紊乱

（一）呼吸性酸中毒合并代谢性酸中毒

1. 原因　可见于：① 心搏及呼吸骤停；② 慢性阻塞性肺疾患严重缺氧，进食量很少或并发心力衰竭、休克等；③ 急性肺水肿；④ 严重低血钾；⑤ 药物及一氧化碳中毒。以上情况均可因 CO_2 蓄积引起呼吸性酸中毒，同时伴有有机酸产生增多而发生代谢性酸中毒。

2. 特点　由于呼吸性和代谢性因素均朝向酸性方面变化，因此，① $PaCO_2$ 升高，血浆 HCO_3^- 浓度减少，两者间看不到相互代偿关系；② pH 明显降低，AB>SB，血浆 K^+浓度增高，AG 增大。

（二）呼吸性碱中毒合并代谢性碱中毒

1. 原因　可见于：① 慢性肝功能衰竭、败血症和严重创伤的病人可以分别因血氨增高，细菌毒素和疼痛等刺激呼吸中枢而发生通气过度，加上利尿剂应用不当或呕吐而发生代谢性碱中毒；② 慢性呼吸性酸中毒病人体内有代偿性 HCO_3^- 增多，如果人工呼吸机使用不当则可致 CO_2 排出过多，故发生代谢性碱中毒合并呼吸性碱中毒。

2. 特点　因呼吸性和代谢性因素均朝向碱性方面变化，故 ① $PaCO_2$ 降低，血浆 HCO_3^- 浓度升高，两者间看不到相互代偿的关系；② pH 明显升高，血浆 K^+浓度降低。此型临床常见且预后不佳。

二、相消性混合型酸碱平衡紊乱

(一)呼吸性酸中毒合并代谢性碱中毒

1. 原因　可见于:① 慢性肺源性心脏病病人,因长时间限制 NaCl 的摄入和使用髓袢或噻嗪类利尿剂,而在呼吸性酸中毒的基础上又发生代谢性碱中毒;② 慢性肺源性心脏病病人发生严重呕吐,则因失 H^+、K^+和 Cl^-以及失液而致呼吸性酸中毒与代谢性碱中毒并存。

2. 特点　① $PaCO_2$ 和血浆 HCO_3^- 浓度均升高,而且升高程度均已超过彼此的正常代偿范围。② 由于呼吸性和代谢性因素分别使血 pH 朝彼此相反方面移动,血液 pH 基本不变;酸化和碱化相互抵消而处于正常范围,或略偏高、偏低。

(二)代谢性酸中毒合并呼吸性碱中毒

1. 原因　可见于:① 糖尿病、肾功能衰竭和感染性休克等病人伴有发热,则在原有代谢性酸中毒的基础上因通气过度而并发呼吸性碱中毒;② 慢性肝功能衰竭并发肾功能衰竭时,可在呼吸性碱中毒的基础上又发生代谢性酸中毒。

2. 特点　① $PaCO_2$ 和血浆 HCO_3^- 浓度均降低,而且两者降低程度均已超出彼此代偿所能达到的范围;② 呼吸性和代谢性因素分别使血 pH 朝相反方向移动,血液 pH 不定:由于两种变化在程度上有所不同,pH 除可在正常范围外,呼吸性碱中毒偏重 pH 可大于 7.45,代谢性酸中毒偏重 pH 可小于 7.35。

(三)代谢性酸中毒合并代谢性碱中毒

1. 原因　可见于:① 肾功能衰竭或糖尿病病人因剧烈呕吐使胃液大量丢失;② 剧烈呕吐伴有严重腹泻。

2. 特点　由于导致血浆 HCO_3^- 浓度升高和降低的原因同时存在或相继发生,彼此相互抵消,常使血浆 HCO_3^- 浓度及血液 pH 在正常范围内,或偏高、偏低。

测量 AG 值对判断是否存在代谢性酸中毒合并代谢性碱中毒有一定帮助。单纯性 AG 增高型代谢性酸中毒时,AG 增大部分(ΔAG)与 HCO_3^- 减少部分(ΔHCO_3^-)应该相等,但 AG 增高型代谢性酸中毒合并代谢性碱中毒时,则 ΔAG 大于 ΔHCO_3^-。因此,AG 扩大部分超过 HCO_3^- 变化的程度应考虑到这种类型酸碱紊乱的存在。AG 正常型代谢性酸中毒合并代谢性碱中毒时,诊断有一定困难,需结合病史全面分析。

三、三重性混合型酸碱平衡紊乱

如前所述,由于同一病人不可能有呼吸性酸中毒和呼吸性碱中毒同时存在,三重性混合型酸碱平衡紊乱只能有两种类型:① 呼吸性酸中毒合并代谢性酸中毒和碱中毒；② 呼吸性碱中毒合并代谢性酸中毒和碱中毒。此时，由于两种代谢性紊乱各自程度不同，血浆 HCO_3^- 浓度可以增加、减少或处于正常范围。血液 pH 和 $PaCO_2$ 也同样因升高和下降的因素同时存在而无固定结果。

三重性混合型酸碱平衡紊乱比较复杂，必须在充分了解原发病及病情变化的基础上结合实验室检查，进行综合分析，才能得出正确结论。

由于酸碱平衡紊乱的情况比较复杂，有些学者从临床实践中归纳出不同的酸碱平衡紊乱的列线图，以帮助医师的诊治。这些都是根据 Henderson-Hasselbalch 方程式中的 pH、HCO_3^- 和 H_2CO_3 三个变数的关系绘制成的坐标图。如应用微量血气分析仪直接测定血浆 pH 和 $PaCO_2$，就可从有关的图解中查得 HCO_3^- 浓度的数值。在这基础上又进一步设计了一些酸碱平衡紊乱列线图，其中以 Sigyard-Andersen 设计的酸碱平衡紊乱列线图比较全面（图 4-7），对临床诊断有一定帮助。如为单纯型酸碱平衡紊乱，将测得的数据标在图上，其“点”会落在各单纯型酸碱平衡紊乱

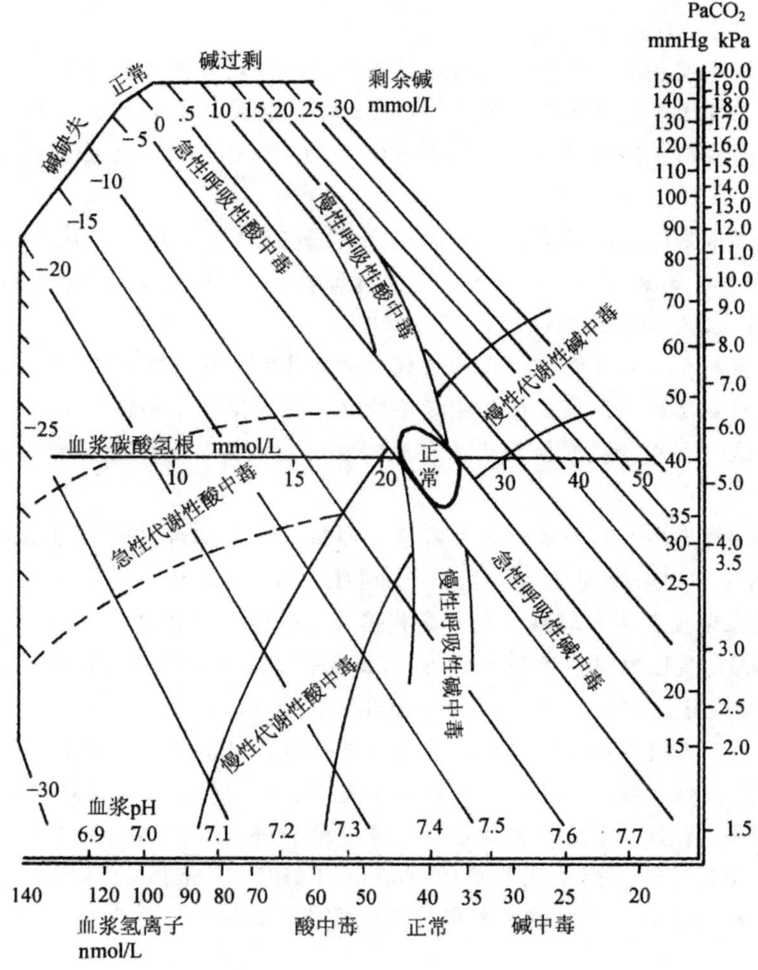

图 4-7　各种类型酸碱平衡紊乱时血浆 pH、$PaCO_2$、HCO_3^- 变化

范围内；若为混合型酸碱平衡紊乱时，则其“点”将落在单纯型的范围之外。

需要指出的是，无论是单纯型或混合型酸碱平衡紊乱，都不是一成不变的，随着病情的发展和治疗措施的影响，原有的酸碱平衡紊乱可被纠正，也可能发生转化或合并其他类型的酸碱平衡紊乱。因此，在诊断和处理酸碱平衡紊乱时，一定要密切联系病史，定期做血浆 pH、$PaCO_2$ 等指标测定，动态分析病情，及时和准确地做出判断，才能进行合理的治疗，取得满意疗效。

（孙沛毅）

病例及思考题

1. 病例：某男性患者被诊断为慢性肾功能衰竭、尿毒症。血液检查的部分结果为：pH 7.23，$PaCO_2$ 3.2kPa（24mmHg），BB 36.1mmol/L，BE －13.9mmol/L，SB 13.6mmol/L，AB 9.7mmol/L。

（1）该病人发生了何种形式的酸碱平衡紊乱？处于什么代偿阶段？为什么？

（2）原发性和继发性变化的指标是什么？这些变化是如何发生的？

（3）这种形式酸碱平衡紊乱主要有哪些功能代谢变化？这些变化是怎样发生的？

2. 病例：某病人既往有十二指肠球部溃疡史，近1个月经常呕吐；钡餐检查发现幽门梗阻。血液检查的部分结果为：pH 7.52，$PaCO_2$ 6.7kPa（50mmHg），BB 63mmol/L，BE ＋13mmol/L，SB 36mmol/L。

（1）该病人发生了何种形式的酸碱平衡紊乱？处于什么代偿阶段？为什么？

（2）原发性和继发性变化的指标是什么？这些变化是如何发生的？

（3）这种形式酸碱平衡紊乱主要有哪些功能代谢变化？这些变化是怎样发生的？

3. 病例：某病人在手术麻醉时因呼吸抑制而出现：血 pH 7.20，$PaCO_2$ 10.6kPa（80mmHg），SB 24mmol/L，AB 28.5mmol/L，BB 46mmol/L，BE ＋2.5mmol/L。

该病人发生了何种酸碱失衡？其代偿程度如何？为什么？

4. 病例：某慢性阻塞性肺气肿病人，血 pH 7.36，$PaCO_2$ 9.6kPa（72mmHg），SB 31mmol/L，AB 39.5mmol/L，BB 59mmol/L，BE ＋8mmol/L。

（1）该病人发生的是何种酸碱失衡？其代偿情况如何？为什么？

（2）原发性和继发性变化的指标分别是哪些？为什么会发生这些变化？

5. 病例：某病人于癔病发作时因呼吸加深加快而出现：血 pH 7.55，$PaCO_2$ 2.7 kPa（20mmHg），SB 22mmol/L，AB 17mmol/L，BB 46.5mmol/L，BE －2mmol/L。

该病人发生的是何种酸碱失衡？其代偿情况如何？为什么？

第五章

水　肿

过多的液体在组织间隙或体腔中积聚，称为水肿(edema)。过多的液体积聚在体腔，称为积水，如胸腔积水(胸水)、心包积水、腹腔积水(腹水)等；水肿可按照分布范围分为全身性水肿和局部水肿；也可按照发生部位命名，如脑水肿、肺水肿、皮下水肿等，水肿也可按其发生的原因命名，如肾性水肿、肝性水肿、心性水肿、淋巴水肿、炎性水肿等。可见水肿并非是独立疾病，而是许多疾病时的一种常见的病理过程。

第一节　水肿的发病机制

在正常生理情况下，人体组织间液的质和量都保持相对的恒定。这主要是依赖于两大调节因素，即血管内外液体交换的平衡和体内外液体交换的平衡。当这两种平衡失调时，就可能导致水肿。

一、血管内外液体交换失平衡

在生理情况下，组织间隙内液体与血管内液体交换，保持动态平衡。这种动态平衡由两个作用相反的力量所决定，一种是促使液体滤出毛细血管的力量，称为毛细血管有效流体静压。即：

毛细血管有效流体静压＝毛细血管流体静压(2.26kPa)－组织间液流体静压(－0.86kPa)

另一种是促使液体从毛细血管静脉端回吸收的力量，称为有效胶体渗透压。即：

有效胶体渗透压＝血浆胶体渗透压(3.72kPa)－组织间液胶体渗透压(0.67kPa)

这两种力量之差称为有效滤过压，其关系式如下：

有效滤过压＝毛细血管有效流体静压(3.12kPa)－有效胶体渗透压(3.05kPa)

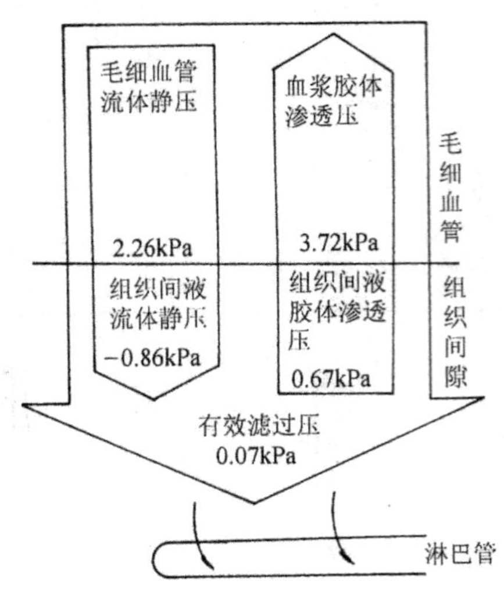

图 5-1 正常血管内外液体交换示意图

因此，有效滤过压为 0.07kPa (0.5mmHg)。由有效滤过压所形成的极少量组织间液随即被毛细淋巴管运走，进入体循环。淋巴管不仅于此，而且在组织间液生成增多时，淋巴回流可代偿性增加 10～50 倍，把增多的液体排流出去，以防液体在组织间隙中积聚过多。另外，淋巴管壁的通透性较高，蛋白质易通过。因此，毛细淋巴管回流不仅可把生成略多的组织间液送回体循环，而且可把毛细血管漏出的蛋白质、细胞代谢产生的大分子物质吸收入体循环，维持血管内外液体交换的平衡(图5-1)。在病理情况下，当上述一个或两个以上因素同时或相继失调时，都可能成为水肿发生的重要原因。

现将引起血管内外液体交换失平衡，造成组织间液生成过多或(和)回吸收减少，从而引起水肿的主要原因分述如下：

1. 毛细血管有效流体静压增高　毛细血管流体静压增高，使毛细血管有效流体静压增高，导致有效滤过压增高，而使组织间液生成增加。若组织间液的增多超过了淋巴回流的代偿限度，就会发生水肿。毛细血管流体静压升高主要是由于局部或全身静脉压升高引起的，局部静脉压增高常见原因是血栓阻塞静脉腔、肿瘤或瘢痕压迫静脉壁等。全身体循环静脉压增高的常见原因是右心衰竭。

2. 血浆有效胶体渗透压降低　血浆有效胶体渗透压主要取决于血浆白蛋白的含量。血浆白蛋白分子量小，颗粒数目多，对维持血浆胶体渗透压起着重要作用。当血浆白蛋白含量降低时，可引起血浆胶体渗透压相应下降，有效胶体渗透压也随之下降，此时，有效滤过压增大，组织间液生成增加。超过淋巴代偿能力时，可发生水肿。引起水肿的血浆白蛋白的临界浓度大约是 20g/L。血浆白蛋白浓度下降的主要原因是：① 蛋白质的丢失：肾病综合征时，大量蛋白质从尿中丢失；蛋白质丢失性肠病时，蛋白质丢失于肠腔中而随粪便排出；② 蛋白质合成障碍：见于肝实质严重损害(如肝硬化)或营养不良；③ 蛋白质分解代谢增强：见于慢性消耗性疾病，如慢性感染、恶性肿瘤等。

3. 微血管壁通透性增加　正常时，毛细血管壁允许微量蛋白质滤出，平均不超过 5%，其他微血管壁则完全不允许蛋白质滤过，因而毛细血管内外胶体渗透压梯度很大。当微血管壁通透性增高时，血浆蛋白质不仅可随液体从毛细血管壁滤出，也可以从微静脉壁滤出，使组织间液胶体渗透压上升，出现水肿。引起微血管壁通透性增高的原因很多，大部分与炎症有关，如感染、创伤、烧伤、冻伤、放射损伤、化学损伤或昆虫咬伤以及某些变态反应等。缺氧和酸中毒也能使血管壁通透性增高。

4. 淋巴回流受阻 当淋巴干道有了阻塞，使淋巴回流受阻，此时含蛋白质的水肿液在组织间隙中过多积聚，形成淋巴性水肿。水肿液的特点是蛋白质含量高，可达 40～50g/L。这是由于非蛋白液体可由毛细血管静脉端回收到血管内，蛋白质被浓缩所致。

一般认为，上述因素的变化需要超过一定限度才能引起水肿，这是由于机体内存在着抗水肿因素之故。机体抗水肿因素主要包括：正常组织间液流体静压的负压对组织间液增多的缓冲作用和淋巴回流对组织间液增多的代偿性加强。因此，只有当组织间液生成过多，超过机体抗水肿代偿能力时，才可发生水肿。

二、体内外液体交换失平衡——钠、水潴留

正常生理情况下，由于机体内各种调节因素的作用，保证了机体的球-管平衡。如果肾小球滤过率下降而不伴有相应的重吸收减少，肾排钠、水就要减少；如果肾小球滤过率正常，而肾小管重吸收增多，则肾排钠、水也减少；如果肾小球滤过率下降，肾小管重吸收增多，则肾排钠、水更加减少。这三种情况都可引起球-管失平衡（图 5-2），导致钠、水潴留，成为水肿发生的重要原因。所以，球-管失平衡是钠、水潴留的基本机制。钠、水潴留常见于下列情况。

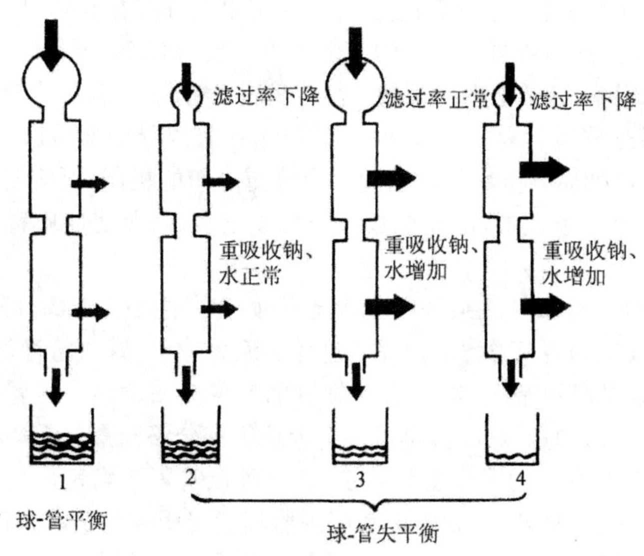

图 5-2 球-管失平衡基本形式示意图

（一）肾小球滤过率降低

肾原发性疾病使肾小球滤过总量下降，而肾小管的重吸收没有相应地减少，故可引起肾排钠、水量减少，引起钠、水在体内潴留。引起肾小球滤过率下降的常见原因有：① 广泛的肾小球病变，如急性肾小球肾炎时，由于炎性渗出物的堆积和内皮细胞的肿胀或慢性肾小球肾炎肾单位严重破坏，可阻碍滤过，使肾小球滤过面积明

显减少；② 有效循环血量明显减少，如充血性心力衰竭、肾病综合征等使有效循环血量减少，肾血流量下降，继而使肾素-血管紧张素系统被激活，血管紧张素Ⅱ增加，肾血管收缩致肾血流量进一步减少，肾小球滤过率下降。

（二）肾小管重吸收钠、水增多

肾小球滤过率不论有无减少，只要肾小管对钠、水重吸收增多，均能引起球-管平衡失调，这是全身性水肿时钠、水潴留的重要发病环节。引起肾小管对钠、水重吸收增强的原因有：

1. 肾小球滤过分数(filtration fraction，FF)增加　GFR与每分钟肾血浆流量之比称滤过分数，正常值约为20%。在正常情况下，肾小管周围毛细血管内胶体渗透压和流体静压的高低决定了近曲小管的重吸收功能。在心力衰竭、肾病综合征时，有效循环血量减少，肾血管收缩，此时由于出球小动脉收缩比入球小动脉收缩更为明显，使肾小球滤过压升高，滤过率相对增加，故肾小球滤过分数增加(可达32.3%)。由于此时被滤出的无蛋白滤液相对增多，使经肾小球滤过并流入肾小管周围毛细血管中的血浆蛋白浓度也就相对增高，加之肾小管周围毛细血管的血流量减少，使流体静压下降。这二者都能促进肾近曲小管对钠、水重吸收增加，引起钠、水潴留。

2. 肾血流的重分布　正常肾脏血流约90%以上分布在皮质，其余不足10%的血流分布在髓质。皮质外层肾单位约占肾单位总数的85%，但其髓袢较短，不能进入髓质高渗区，对钠、水重吸收功能弱。在某些病理情况下(如心力衰竭)，使有效循环血量下降，通过皮质肾单位的血流明显减少，而较大量的血流转入近髓肾单位，使钠、水重吸收增加而导致水肿。引起肾血流重分布的机制，可能与皮质肾单位交感神经丰富，肾素含量较高，形成血管紧张素Ⅱ较多，因而使皮质肾单位血管收缩较为强烈有关。

3. 醛固酮分泌增多　在某些病理情况下(如充血性心力衰竭、肝硬化腹水和肾病综合征等)，使有效循环血量减少，引起肾血流量减少，肾血管灌注压下降，可刺激入球小动脉壁的牵张感受器，使近球细胞的肾素分泌增多。当肾小球滤过率降低，使流经致密斑的钠量减少时，也可兴奋近球细胞分泌肾素。肾素分泌增多时，血液中血管紧张素Ⅱ及Ⅲ的形成也就增多，这两种血管紧张素都能促进肾上腺皮质球状带分泌醛固酮。另外，肝硬化患者肝细胞灭活醛固酮的功能减退，也是血中醛固酮含量增高的原因。醛固酮的增加使远曲小管重吸收钠增加，而引起钠、水潴留。

4. 抗利尿激素分泌增加　抗利尿激素(antidiuretic hormone，ADH)分泌增加是引起钠、水潴留的重要原因之一。引起ADH分泌增加的原因有：① 有效循环血量的减少：当充血性心力衰竭等时，有效循环血量减少使左心房壁和胸腔大血管的容量感受器所受刺激减弱，反射性地引起ADH分泌增加。同时，有效循环血量的减少使肾素-血管紧张素-醛固酮系统兴奋，血管紧张素Ⅱ生成增多，可致下丘脑-神经垂体分泌和释放ADH增加。② 血浆渗透压增高：由于醛固酮分泌增加可使肾小管对钠的重吸收增多，血浆渗透压增高，刺激下丘脑渗透压感受器，使ADH的分泌与释放增加。

5. 心钠素作用减弱　心钠素(ANP)在水肿发病机制中的作用比较复杂。根据目前研究发现,在心性、肝性和肾性水肿时,由于血容量增多,心房压力升高使其分泌 ANP 增加,血浆 ANP 水平增高。在这些病理情况下,虽然 ANP 增多,但不能发挥正常的利钠、利尿作用,详细机制尚不清楚,可能主要是由于:① ANP 受体下调:在血浆 ANP 水平增高时,肾小管和肾上腺皮质球状带的 ANP 受体数量减少以及对 ANP 的亲和力降低,致使抑制肾小管重吸收 Na^+和肾上腺皮质分泌醛固酮的作用减弱;② ANP 组成变化:人类 ANP 有 α、β 和 γ 三种分子形式,其中以 α-ANP 生物活性最强。在心力衰竭时,生物活性弱的 β-ANP 和 γ-ANP 血浆水平升高,而 α-ANP 并未相应增多;③ 拮抗钠、水潴留作用减弱:在上述病理情况下,由于常合并 ADH 及醛固酮增多,致使潴留钠、水的效应过强,超过 ANP 的利钠利尿作用;④ 肾脏疾病:肾小管严重损伤,对 ANP 的反应能力降低。

然而,在心脏严重受损(如遗传性疾病、长期严重心力衰竭等)时,直接使 ANP 的合成和分泌减少;肝硬化和肾病综合征时,由于有效循环血量减少,以致回心血量不足,心房压力降低,使 ANP 合成、分泌减少,使得钠、水潴留。

以上分析了水肿发病机制中的基本因素。由单一因素引起的水肿并不多见,常是数个因素综合作用的结果,在不同类型水肿或同一类型水肿的不同阶段,同一因素所占的比重也不尽相同。血管内外液体交换失衡导致组织间液增多的一些因素是引起水肿的基本因素,而且这些因素只会引起局部水肿。全身性水肿除血管内外液体交换失衡而导致组织间液增多的因素外,还必须同时有体内钠、水潴留的参与才能形成,这是由于钠、水潴留使毛细血管平均血压升高而引起毛细血管有效流体静压增高,同时,也造成了稀释性低蛋白血症使得血浆有效胶体渗透压降低,这样,组织间液生成增多,当超过淋巴回流代偿能力时,使得水肿形成。

第二节　水肿的特征

一、水肿液的性状

水肿液来自血浆液体成分,含有蛋白质、无机盐、葡萄糖、肌酐、尿素、氨基酸及其他可溶性物质。根据蛋白质含量的不同分为漏出液和渗出液。

(1) 漏出液(transudate)的特点是:水肿液的比重低于 1.015,蛋白质含量低于 25g/L,细胞数少于 5000 个/L。

(2) 渗出液(exudate)的特点是:水肿液的比重高于 1.018,蛋白质含量可达 30～50g/L,可见较多的白细胞。后者由于毛细血管通透性增高所致,见于炎性水肿。

二、皮下水肿的皮肤特点

皮下水肿是全身和躯体局部水肿的重要体征。当皮下组织有过多体液积聚时，皮肤肿胀，皱纹变浅，平滑而松软。如手指按压后留下凹陷，表明有显性水肿(frank edema)，也称凹陷性水肿。实际上，在显性水肿出现之前，早已有隐性水肿存在。因此，临床上定期测定病人体重，对判断水肿的消长很有价值。一般说来，体重增加达正常体重的5%左右，可察觉到病人颜面、下肢有轻度水肿；如体重增加10%，颜面、四肢、躯干均可显示水肿；如体重增加10%～15%以上，除颜面、四肢、躯干出现明显水肿外，还可发生腹水、胸水、阴囊及阴唇部的水肿。

三、全身性水肿的分布特点

全身性水肿由于发病的原因和发病机制的不同，其水肿液分布的部位、出现的早晚、显露的程度也各有特点。如肾性水肿首先出现在面部，尤其以眼睑最为明显；右心衰竭所致全身性水肿，则先发生于踝部；肝性水肿则以腹水最为显著。这些分布特点与下列因素有关：① 组织结构特点：组织结构的致密度和伸展性，影响着水肿液的积聚和水肿出现的早晚。如眼睑、皮下组织较为疏松，皮肤伸展性大，容易受纳水肿液，出现较早，如肾性水肿。而组织致密度大、伸展性小的手指和足趾掌侧不易受纳水肿液，故水肿也不易显露和被发现。② 重力效应：毛细血管流体静压受重力影响，距心脏水平面向下垂直距离越远的部位，外周静脉压和毛细血管流体静压越高。因此，右心衰竭时体静脉回流障碍，首先表现为下垂部位的静脉压增高与水肿。③ 局部血流动力因素：当某一特定的原因，造成某一局部(或器官)的毛细血管流体静压明显增高，超越了重力效应的作用，水肿液即可在该部位(或该器官)积聚，出现水肿可比低垂部位更早且显著。如肝性腹水的形成就是这个原因。

第三节　常见水肿类型与特点

一、心性水肿

心性水肿是指充血性心力衰竭引起的水肿。心力衰竭有左心衰竭及右心衰竭之分。左心衰竭引起肺水肿(详见肺水肿一节)，右心衰竭主要引起全身水肿，习惯上称为心性水肿(cardiac edema)。

(一) 临床特点

右心衰竭时，水肿的典型表现是皮下水肿，常出现于低垂部位，这是受重力效应的影响，在立、坐位时，一般以踝和胫前区较明显；若卧床较久，则以骶部最明显，严重时波及全身。

（二）发病机制

1．体静脉压和毛细血管流体静压增高　右心衰竭时，心收缩力减弱，心排血量减少，血液瘀滞在静脉系统，使静脉压和毛细血管流体静压增高，组织间液生成增加。由于心排血量下降，有效循环血量减少，交感-肾上腺髓质系统兴奋，使静脉壁的紧张度增加，小静脉收缩也成为毛细血管流体静压增高的原因。由于体静脉压和毛细血管流体静压的增高，而致右心衰竭较早出现水肿。

2．钠、水潴留　右心衰竭时，钠、水潴留的基本原因是肾排出钠、水减少，主要成因是肾小球滤过率减少和肾小管重吸收钠、水增多。其发生机制如下：

（1）肾小球滤过率下降：右心衰竭时，心排血量减少，肾血流量减少。同时由于交感-肾上腺髓质系统和肾素-血管紧张素系统被激活，肾血管收缩，使肾血流量进一步减少，肾小球滤过率下降。

（2）肾小管重吸收钠、水增加：① 醛固酮增多：由于肾血流量减少，激活了肾素-血管紧张素系统，使肾上腺皮质球状带分泌醛固酮增多。此外，肝淤血导致肝代谢减弱，以致对醛固酮的灭活减慢，也使醛固酮增加。醛固酮的增加使肾小管重吸收钠增加。② ADH 分泌增多：由于有效循环血量减少和血管紧张素Ⅱ增多，ADH 分泌亦增多，使肾小管对水的重吸收增强，加重水在体内潴留。③ 滤过分数增高：肾血流减少时，往往是肾小球的出球小动脉比入球小动脉收缩得更为明显，从而使肾小球滤过分数增加，流入肾小管周围毛细血管的血浆胶体渗透压增高，于是肾小管对钠、水重吸收增加。

3．其他原因

（1）血浆胶体渗透压下降：因长期消化道及肝脏淤血，对蛋白质消化、吸收及合成功能降低，使血浆白蛋白减少。钠、水潴留后，血浆白蛋白又被稀释，加重了血浆胶体渗透压下降，促进水肿发生发展。

（2）淋巴回流受阻：由于体静脉压增高，可使淋巴液排入静脉系统遇到阻力，这在一定程度上限制了淋巴回流的代偿作用。

总之，心性水肿的发病机制是综合的，钠、水潴留和静脉压增高是基本因素。

二、肾性水肿

由肾脏原发性功能障碍引起的全身性水肿，称为肾性水肿（renal edema）。

（一）临床特点

肾性水肿往往是晨起见眼睑或面部浮肿，随后才扩展到其他部位。这是因为体静脉压及外周毛细血管流体静压无明显增高，因此，大量积液首先分布于组织间隙压力较低和皮下组织疏松的眼睑和面部。

（二）发病机制

肾性水肿可分为两类，即以蛋白尿导致低蛋白血症为主的肾病性水肿和以肾小球滤过率明显下降为主的肾炎性水肿。

1. 肾病性水肿　肾病性水肿是肾病综合征的四大特点之一。肾病综合征除全身性水肿外，还有蛋白尿、低蛋白血症和高脂血症。本病常见于脂性肾病、膜性肾小球肾病、肾小球硬化等。

肾病性水肿发病机制的中心环节是低蛋白血症所致血浆胶体渗透压下降。它是造成组织间液积聚的原发因素。低蛋白血症的原因是血浆蛋白（主要是白蛋白）大量随尿丢失，丢失量每天可达10～20g，大大超过机体合成蛋白质的能力。继发性钠、水潴留也是重要因素，它是球-管失衡的结果。由于低蛋白血症和血浆胶体渗透压下降，全身毛细血管的滤出增加，在引起组织间液增多的同时，也造成血浆容量的减少和有效循环血量的下降，激活了肾素-血管紧张素-醛固酮系统和下丘脑-神经垂体系统，使醛固酮分泌增加和ADH释放增多，从而导致钠、水潴留。

2. 肾炎性水肿　肾炎性水肿主要见于急性肾小球肾炎病人。本病多由循环血中的免疫复合物所引起。其临床表现为尿的变化（血尿、蛋白尿、红细胞管型和少尿等）、高血压和水肿。急性期过后，水肿可消退。

目前认为，肾炎性水肿是由于肾小球滤过率明显下降而不伴有肾小管重吸收相应减少，即球-管失衡。其原因：① 肾小球滤过率下降：由于肾小球血管内皮细胞和间质细胞肿胀、增生、炎细胞渗出、纤维蛋白堆积和充塞肾小球囊腔，以致通过肾小球的血流量明显减少，加之肾小球严重损伤，肾小球滤过面积减少，这样就导致肾小球滤过率下降。② 肾小管重吸收钠、水功能增强：肾小管重吸收钠、水功能不仅无下降，而且因肾血流减少，继发性地引起肾素-血管紧张素-醛固酮系统的兴奋，使肾小管重吸收钠、水功能加强。

三、肝性水肿

原发于肝脏疾病的体液异常积聚，称为肝性水肿（hepatic edema）。

（一）临床特点

腹水为肝性水肿的主要表现。腹水最常见的原因是肝硬化。腹水病人因腹腔积液的牵张作用，加上肠道积气，可使腹部，尤其是两侧显著鼓肠、脐部外翻、腹腔内压过高，易致肠疝。

（二）发病机制

肝硬化时腹水的发生与下列因素有关：

1. 肝静脉回流受阻　肝硬化时，肝组织结构紊乱，致肝内静脉扭曲、受挤压，可使肝静脉回流受阻，肝窦内压增高。因肝窦壁的通透性比一般毛细血管高，故大量含有较多蛋白质的液体从血管内滤出到肝组织间隙，当超过淋巴回流代偿能力时，便经过肝表面和肝门进入腹腔而形成腹水。

2. 门静脉高压和肠淋巴液生成增多　当门静脉高压时，肠静脉区毛细血管流体静压增高，液体由毛细血管滤出明显增多。同时，肠淋巴生成增多，当超过了淋巴回流的代偿能力时，就会导致肠壁水肿，并流入腹腔，参与腹水形成。

3. 钠、水潴留　上述两原发因素造成腹水后，引起有效循环血量减少，这样一方面使醛固酮分泌增多，加之肝灭活醛固酮的功能障碍，使血中的醛固酮水平升高，同时，ADH 释放亦增加，结果促进肾小管对钠、水重吸收；另一方面肾血流量减少，肾小球滤过率下降。由于这两方面的作用，使球-管失衡，导致钠、水潴留，加速了水肿的形成。

4. 有效胶体渗透压的作用　肝硬化时因肝合成蛋白减少，同时，由于门脉系统淤血，胃肠道对蛋白质的消化和吸收功能降低，这样可导致低蛋白血症。肝淋巴带走大量白蛋白丢失于腹腔，以及钠、水潴留的稀释作用，也使低蛋白血症进一步加重。低蛋白血症导致血浆胶体渗透压下降，一直被认为是腹水基本成因之一。但近来有人提出相反主张，认为消化道毛细血管壁，尤其是肝窦壁对血浆蛋白有较大的通透性，因而，在正常时该区组织间液中的蛋白质含量相当高，但在肝硬化时，则可随着低蛋白血症的发展，组织间液的蛋白质含量下降，组织间液胶体渗透压也随之下降。实际上，有效胶体渗透压相对增高了，而不是下降了，对腹水形成并无促进作用。

总之，肝性腹水发生机制是复杂的，是多种因素共同作用的结果。

四、肺 水 肿

过多的液体在肺组织间隙与肺泡积聚的现象，称为肺水肿（pulmonary edema）。一般情况下，水肿液先在间质中积聚，称为间质性肺水肿（interstitial edema）。然后，发展为肺泡水肿（alveolar edema）。

（一）临床特点

急性肺水肿常突然发生，甚至呈暴发性，表现为严重呼吸困难、端坐呼吸、响亮吸气和呼气性喘鸣。听诊有水泡音，咳嗽时痰多，严重时分泌物可从鼻腔或口腔流出。咳泡沫样痰，无色或粉红色，痰中含大量蛋白质。慢性肺水肿时，水肿液主要在肺间质，故症状和体征不明显。

（二）发病机制

1. 肺毛细血管流体静压升高　在某些情况下，肺毛细血管流体静压增高，使组织间液生成过多，当超过淋巴回流代偿能力时便可发生肺水肿。常见于下列情况：① 左心衰竭：急性左心衰竭时，左心室不能将血液充分排出，左心室舒张末期压和左心房压升高，使肺静脉回流受阻，肺静脉淤血，故肺毛细血管流体静压升高；② 肺血容量增多：过多过快地给病人输血、补液，可使肺部血容量增多，肺毛细血管流体静压升高；③ 激肽、组胺增多：在严重休克时，局部组织产生的激肽和组胺等可引起肺静脉明显收缩，引起肺毛细血管流体静压升高；④ 肺静脉、左心房受压或心腔内阻塞：如肿瘤压迫或血栓形成也可使肺毛细血管流体静压升高。

2. 肺毛细血管通透性增高　生物因子(细菌等)、理化因子(光气、氯气)和氧中毒等，均可直接导致肺毛细血管通透性增高。另外，继发产生的炎症介质如组胺、激肽与蛋白水解酶等都可能是肺泡毛细血管通透性增高的原因。肺毛细血管通透性升高后，蛋白滤出增多，组织间液蛋白质增多，组织间液胶体渗透压增高，导致体液在肺间质积聚过多，进而溢入肺泡，引起肺水肿。

3. 血浆胶体渗透压下降　肾病、门脉性肝硬化等引起血浆蛋白(尤其是白蛋白)含量明显减少，可致血浆胶体渗透压下降；另外，休克病人输入大量晶体溶液后，除可使肺血容量增加外，还可降低血浆胶体渗透压，液体易于从肺毛细血管滤出，从而有助于肺水肿的发生。

4. 肺淋巴回流障碍　肺组织有丰富的淋巴网和淋巴循环，在维持肺组织间液的平衡中起着重要作用。当各种原因引起肺淋巴回流障碍时，均可促进肺水肿的发生，如硅沉着病引起的慢性阻塞性淋巴管炎、肺移植和肺癌等。

5. 肺泡上皮细胞水肿变性　肺泡上皮细胞位于肺泡间质与肺泡腔之间。一般在肺间质发生水肿时，肺泡上皮细胞可发生水肿、变性，导致其通透性增高，这样可使肺间质水肿液进入肺泡腔而引起肺泡水肿。

五、脑 水 肿

脑组织的液体含量增多所引起的脑容积增大，称为脑水肿(brain edema)。以往曾经有人把脑细胞外液增多称为脑水肿，而将细胞内液增多称为脑肿胀。但是，现已不加区分，两种情况统称为脑水肿。

(一) 临床特点

脑水肿可由多种疾病引起，因此，临床上除原发性疾病的临床表现外，脑水肿病人还可有颅内压增高综合征的表现，表现为剧烈头痛、呕吐、血压升高、视神经乳头水肿以及躁动等，可出现半身轻瘫与锥体性体征；严重者可发生脑疝，以致病人死亡。

(二) 分类、原因和发病机制

脑水肿可分为三类，即血管源性脑水肿、细胞中毒性脑水肿以及间质性脑水肿。将其按发病原因和机制分述如下：

1. 血管源性脑水肿(vasogenic brain edema)　血管源性脑水肿是脑水肿中最常见的一种类型，其主要发病机制是脑毛细血管通透性增高(图 5-3B)。毛细血管通透性增高的机制尚不清楚。正常的血-脑屏障只容许一些小分子溶质通过。因脑毛细血管通透性很低，其外周几乎被星形胶质细胞终足所包围，后者被认为是第二道屏障。因此，脑组织间液几乎不含蛋白质。血管源性脑水肿时组织间液中含蛋白质较多,表明毛细血管壁通透性增加。由于脑白质中细胞间隙比灰质的细胞间隙大,所以脑水肿主要发生在白质。此类脑水肿多见于脑外伤、脑肿瘤、脑梗死、脑出血等脑部疾患。

2. 细胞中毒性脑水肿(cytotoxic brain edema) 目前认为,脑细胞内水分增多而致肿胀,称为细胞中毒性脑水肿。此类脑水肿常见原因:① 急性脑缺氧:见于心脏停搏、窒息等所引起的脑细胞缺血、缺氧,自由基对线粒体膜的结构和功能的损伤,或在某些毒性物质的作用下,脑组织 ATP 生成减少,细胞膜 Na^{+}-K^{+}泵功能障碍,不能将 Na^{+}从细胞内泵出,因而细胞内渗透压急速升高,细胞外液进入细胞内,引起脑细胞水肿。② 急性稀释性低钠血症:如 ADH 分泌过多、急性低渗性脱水、输液不当所致的水中毒,引起了急性稀释性低钠血症,使细胞外水分转入细胞内,造成脑细胞中毒性脑水肿。

细胞中毒性脑水肿的特点是:所有脑细胞成分(神经细胞、神经胶质细胞)以及脑毛细血管内皮细胞内液体增多(图 5-3C),而细胞外液量减少,水肿部位的毛细血

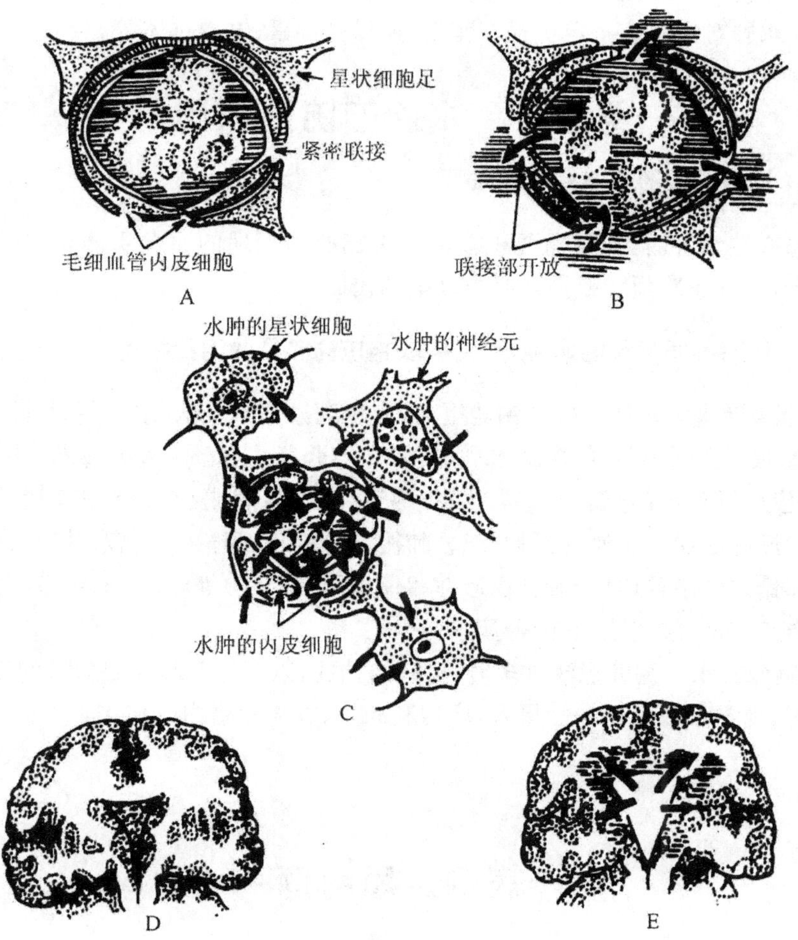

图 5-3 各类脑水肿发生机制示意图

A. 正常脑毛细血管; B. 血管源性脑水肿; C. 细胞中毒性脑水肿; D. 正常脑矢状面; E. 间质性脑水肿

管壁通透性也不增高。这种脑水肿可波及脑灰质和白质。

3. 间质性脑水肿(interstitial brain edema) 脑脊液在脑室中积聚并经脑室壁溢入周围白质，引起间质性脑水肿。因此，间质性脑水肿液来自脑脊液。当脑脊液生成和回流的通路受阻(如导水管被肿瘤或炎症增生所堵塞)时，它就在脑室中积聚，使室内压升高，以致脑室管膜通透性增高甚至破裂，而溢入附近间质，引起间质性脑水肿。间质性脑水肿的特点是脑室内积液及脑室周围白质中的液体量增多(图 5-3E)。

第四节 水肿对机体的影响

水肿对器官组织功能活动的影响视水肿发生部位、发展的速度及程度而定。水肿发生在四肢和体表时，则影响较小，可以引起局部组织受压，血液循环和淋巴循环障碍，而造成局部组织细胞营养不良，使组织抵抗力降低，易发生感染和伤口不易愈合等。发生在重要部位的水肿则影响较大，后果严重，如喉头水肿可引起窒息；肺水肿可引起严重缺氧；脑水肿可引起颅内压增高和脑功能障碍，甚至呼吸、心跳骤停。

炎症水肿对机体有一定抗损伤作用，如稀释毒素、输送抗体等。

第五节 水肿的防治原则

(一) 积极防治形成水肿的原发病

例如心性水肿时，不仅需要积极治疗引起心力衰竭的原发疾病和控制心力衰竭的发作，而且还应预防或消除心力衰竭的诱因。

(二) 针对不同类型的水肿，需要采取相应的必要的治疗措施

1. 全身性水肿 适当限制钠盐摄入，应用利尿剂减轻钠、水潴留，消除水肿。

2. 重要脏器水肿 急性肺水肿时，除采取强效利尿剂(如呋塞米、甘露醇等)外，尚需应用氧疗(湿化器内放置 75%～95%乙醇溶液或 10%硅酮有利于消除呼吸道水肿液的泡沫)、扩血管药物(减轻肺循环血流量)等治疗。脑水肿时，常用强效利尿剂和糖皮质激素(降低血管通透性和保护脑细胞膜)等治疗。有脑室积液者，必要时需作脑积液(颅内或颅外)分流术。

3. 胸(腹)水 胸腔积液过多时，可适当抽放，以减轻对肺和心血管的压迫。腹水过多时，尚需采取限制钠盐摄入，应用利尿剂，补充白蛋白等措施。

(吴翠贞)

病例及思考题

病例：参考“第十一章心力衰竭”、“第十二章呼吸衰竭”、“第十三章肝功能衰竭”、“第十四章肾功能衰竭”病例。

第六章

缺 氧

组织细胞的氧供应不足或组织细胞利用氧的能力障碍，导致机体的功能代谢和形态结构发生异常变化，这种病理过程称为缺氧(hypoxia)。氧是正常生命活动不可缺少的物质。成人在静息状态下需氧量约为250ml/min，而体内贮存的氧仅有1.5L，如果呼吸、心跳停止，数分钟内就可能死于缺氧。缺氧是临床上极常见的病理过程，也是导致病人死亡的重要原因之一。此外，缺氧在航天飞行、宇宙医学中也是一个重要的研究课题。

第一节 缺氧的类型、原因和主要特点

氧的供给和利用是个复杂的过程，包括外呼吸、气体的运输和内呼吸。外界氧被吸入肺泡，弥散入血液，再与血红蛋白结合，由血液循环输送到全身，最后被组织细胞摄取利用。其中任何一个环节发生障碍均能引起缺氧。根据缺氧的原因和血氧的变化，可将缺氧分为四种类型。

一、低张性缺氧

低张性缺氧(hypoxic hypoxia)是指由于肺泡氧分压降低或静脉血分流入动脉，以致动脉血氧含量(CaO_2)减少，氧分压(PaO_2)降低，供给组织的氧不足而引起的缺氧，又称为乏氧性缺氧。

(一) 原因

1. 吸入气氧分压过低 多发生于海拔3000m以上的高原或高空，通风不良的矿井、坑道以及吸入被惰性气体或麻醉药过度稀释的空气。由于吸入空气中氧分压低，肺泡气中氧分压也随之降低，以致 PaO_2 过低，组织细胞供氧减少。

2. 外呼吸功能障碍 肺的通气功能障碍或换气功能障碍，使血液通过肺摄取

的氧减少，CaO_2 和 PaO_2 降低，随之组织缺氧。由于外呼吸功能障碍而引起的缺氧，又称为呼吸性缺氧(respiratory hypoxia)。

3. 静脉血分流入动脉　多见于先天性心脏病，如房间隔或室间隔缺损，同时伴有肺动脉狭窄或肺动脉高压时，由于右心的压力高于左心，出现右向左分流，部分静脉血直接掺入左心的动脉血中，以致 PaO_2 降低。

（二）主要特点

1. 动脉血的氧分压、氧含量和血红蛋白的氧饱和度均降低　吸入低氧气体、肺通气、换气障碍或静脉血分流入动脉时，血氧分压降低。由于氧解离曲线的特性，PaO_2 降低到 8kPa 以下时才会使动脉血氧饱和度和氧含量显著减少，引起组织缺氧。

2. 动-静脉血氧含量差减少　血液中的氧弥散入细胞的速度取决于血液与细胞线粒体部位的氧分压差。低张性缺氧时，过低的 PaO_2 使氧弥散速度减慢，由同量血液弥散到组织细胞利用的氧量减少，故动-静脉血氧含量差一般是减少的。如果慢性缺氧使组织利用氧的能力代偿性增强，则动-静脉血氧含量差变化不显著。

3. 动脉血和静脉血氧容量正常　因为没有血红蛋白的量和质的改变，故血氧容量正常。由于慢性缺氧使单位容积血液内红细胞数和血红蛋白增多，氧容量可增加。

低张性缺氧时，病人的皮肤与黏膜可呈青紫色，称为发绀(cyanosis)。发绀的原因是由于低张性缺氧病人 PaO_2、血氧含量降低，动脉血与静脉血的氧合血红蛋白浓度降低，脱氧血红蛋白浓度则增加。如毛细血管中脱氧血红蛋白含量平均浓度增加至 50g/L 以上，可使皮肤、黏膜呈青紫色。

二、血液性缺氧

血液性缺氧(hemic hypoxia)是由于血红蛋白数量减少或性质改变、以致血氧含量降低或血红蛋白结合的氧不易释出所引起的组织缺氧。这种类型缺氧，血氧含量大多降低而血氧分压正常，故又称为等张性低氧血症(isotonic hypoxemia)。

（一）原因

1. 严重贫血　各种原因引起的严重贫血，单位容积血液内红细胞数和血红蛋白量减少，虽然 PaO_2 和氧饱和度正常，但氧容量降低，氧含量也随之减少。当贫血使血细胞压积低于 20%时，可引起组织细胞氧供给不足。

2. 一氧化碳中毒　一氧化碳(CO)中毒时，Hb 与 CO 结合形成碳氧血红蛋白(carboxyhemoglobin，HbCO)，从而失去运氧功能。CO 与 Hb 结合的速率虽仅为 O_2 与 Hb 结合速率的 1/10，但 HbCO 的解离速度却为 HbO_2 解离速度的 1/2100，因此，CO 与 Hb 的亲和力比 O_2 大 210 倍。此外，CO 还能抑制红细胞内糖酵解，使其

2,3-DPG 生成减少,氧离曲线左移,HbO_2 不易释出,从而加重组织缺氧。

3. 高铁血红蛋白血症 血红蛋白中的二价铁(Fe^{2+})在氧化剂的作用下可氧化成三价铁(Fe^{3+}),形成高铁血红蛋白(methemoglobin,$HbFe^{3+}OH$)。高铁血红蛋白中的 Fe^{3+} 因与羟基牢固结合而丧失携带氧的能力。此外,血红蛋白分子的四个 Fe^{2+} 中有一部分氧化为 Fe^{3+} 后还能使剩余的 Fe^{2+} 与氧的亲和力增高,导致氧离曲线左移,使组织缺氧。正常血液中含有少量的高铁血红蛋白。当高铁血红蛋白含量超过血红蛋白总量的 10%,就可有缺氧表现;达到 30%～50%,则发生严重缺氧,出现全身青紫、精神恍惚、意识不清,以至昏迷。

高铁血红蛋白血症可见于苯胺、硝基苯、亚硝酸盐等中毒,以及磺胺类、高锰酸钾、非那西汀、硝酸甘油等药物的不良反应。较常见的是食用大量含硝酸盐的腌菜或变质剩菜后,肠道细菌将硝酸盐还原为亚硝酸盐;也可见于直接误服掺入大量亚硝酸盐的食物后,亚硝酸盐被吸收而导致高铁血红蛋白血症,出现发绀,称为肠源性发绀(enterogenous cyanosis)。

4. 血红蛋白与氧的亲和力异常增强 输入大量碱性液体或碱中毒使血液 pH 值升高,输入大量库存血液(2,3-DPG 含量低),均可使氧合血红蛋白解离曲线左移,导致血红蛋白与氧的亲和力异常增强,引起组织缺氧。某些血红蛋白病是由于血红蛋白肽链中存在氨基酸替代(如 α 链第 92 位精氨酸被亮氨酸取代),以致血红蛋白与氧的亲和力比正常高几倍,从而使组织缺氧。

(二) 主要特点

1. 动脉血氧分压正常、血氧容量、血氧含量降低 血液性缺氧时,由于外呼吸功能正常,故动脉血氧分压及血氧饱和度正常,但因 Hb 数量减少或性质改变,使血氧容量、血氧含量降低。组织获得的氧量取决于毛细血管中的平均氧分压与组织细胞的氧分压差。贫血病人血液流经毛细血管时,血氧分压降低较快,氧向组织弥散的速度也很快减慢,导致组织缺氧。例如,正常人 100ml 血液释出 1ml 的氧气后,血氧饱和度由 95%降至 90%,PO_2 由 13.3kPa(100mmHg)降至 8.40 kPa(63mmHg)。如果一贫血病人 Hb 为正常值的一半,则其血氧容量为 10ml/dl,100ml 血液流入毛细血管床释出 1ml 氧气后,血氧饱和度由 95%降至 85%,PO_2 由 13.3kPa(100mmHg)降至 7.07 kPa(53mmHg)。可见,贫血病人虽然 PaO_2 正常,但其毛细血管床中平均血氧分压却低于正常,故致组织缺氧。

一氧化碳中毒病人血液中存在大量的 HbCO,高铁血红蛋白血症病人由于血液中存在大量的高铁血红蛋白而降低了携氧的能力,故血氧容量均降低,因而血氧含量也减少。Hb 与 O_2 亲和力增强引起的血液性缺氧较特殊,其动脉血氧容量和氧含量不降低,但由于 Hb 与氧的亲和力较大,结合的氧不易释出,使组织缺氧。

2. 动-静脉血氧含量差减小 由于动脉血氧含量降低,故动-静脉血氧含量差可减小。

3. 血红蛋白氧饱和度 血红蛋白量减少的血液性缺氧血氧饱和度正常,变性血红蛋白氧饱和度降低。

皮肤、黏膜的颜色随病因不同而异。严重贫血的病人面色苍白；一氧化碳中毒者血液中 HbCO 增多，故皮肤、黏膜呈樱桃红色，但严重缺氧时由于皮肤血管收缩，皮肤、黏膜呈苍白色；高铁血红蛋白呈棕褐色或青石板色，故病人的皮肤、黏膜呈咖啡色或类似于发绀的颜色；单纯由 Hb 与 O_2 亲和力增高引起的缺氧，毛细血管中脱氧血红蛋白量少于正常，因此无发绀。

三、循环性缺氧

循环性缺氧(circulatory hypoxia)是指由于血液循环障碍，供给组织的血液减少而引起的缺氧，又称低动力性缺氧(hypokinetic hypoxia)。它可因动脉血流入组织不足，发生缺血性缺氧；亦可由静脉血回流障碍而产生淤血性缺氧。

(一) 原因

血流量减少可为全身性的，也可为局部性的。

1. 全身性血液循环障碍　见于休克和心力衰竭，病人可因心、脑、肾等重要器官严重缺氧而发生功能衰竭。

2. 局部性血液循环障碍　见于栓塞和血管病变，如动脉粥样硬化、脉管炎等。局部血液循环障碍的后果主要取决于发生部位，心肌梗死和脑血管意外是常见的致死原因。

(二) 主要特点

1. 动脉血氧分压、血氧容量、血氧饱和度和血氧含量均为正常　循环性缺氧时，由于血流缓慢，血液流经毛细血管的时间延长，组织细胞能从血液中摄取较多的氧，故静脉血氧含量明显降低，动-静脉氧含量差增大，但是单位时间内流过毛细血管的血量减少，弥散到组织的氧量减少，导致组织缺氧。在某些类型的休克如低阻力性休克时，由于微循环动-静脉吻合支开放，或细胞利用氧的能力降低，动-静脉血氧含量差也可以变小。

2. 由于静脉血的氧分压和氧含量较低，毛细血管中脱氧血红蛋白增多(超过 50g/L)，因而可出现发绀。

四、组织性缺氧

组织性缺氧(histotoxic hypoxia)是由于组织细胞利用氧异常所引起的缺氧。

(一) 原因

1. 组织中毒　氰化物、硫化物、砷化物等均可引起组织中毒而发生组织中毒性缺氧(histogenous hypoxia)。各种氰化物(HCN、KCN、NaCN 等)可由消化道、呼吸道或皮肤进入体内。CN^-主要与氧化型细胞色素氧化酶的Fe^{3+}结合，形成氰化高铁细胞色素氧化酶，使之不能还原成还原型细胞色素氧化酶，以至呼吸链中断，组织不能利用氧。0.06g HCN即可使人死亡。硫化物、砷化物等中毒主要也是由于抑制细胞色素氧化酶而影响了细胞的氧化过程，导致组织中毒。

2. 呼吸酶合成障碍　某些维生素的严重缺乏可导致组织对氧的利用障碍。如硫胺素为丙酮酸脱氢酶的辅酶成分，烟酰胺组成的NAD^+、$NADP^+$和核黄素为黄素辅酶。这些维生素的严重缺乏，可使呼吸酶合成减少，生物氧化将发生障碍。

3. 线粒体损伤　生物氧化过程主要在线粒体内进行。许多因素，如大量放射性照射、过热、细菌毒素作用等可损伤线粒体，影响生物氧化过程的正常进行。

（二）主要特点

1. 动脉血氧分压、血氧容量、血氧饱和度和血氧含量一般均正常　组织性缺氧时，由于组织用氧障碍，故静脉血氧含量高于正常，动-静脉血氧含量差减小。

2. 毛细血管中氧合血红蛋白高于正常，故皮肤、黏膜多呈玫瑰红色。

以上分别阐述了各种类型的缺氧原因和主要特点，而临床上所见的缺氧常为混合性的。例如，失血性休克，既有血红蛋白减少所致的血液性缺氧，又有因微循环障碍所致的循环性缺氧；又如心力衰竭，既有循环障碍所致的循环性缺氧，又可继发肺淤血、水肿而引起呼吸性缺氧。因此，对具体病人要做具体分析。

第二节　缺氧时机体的功能代谢变化

缺氧对机体的影响，取决于缺氧发生的速度、程度、持续时间和机体的功能、代谢状态。缺氧时机体的功能、代谢变化包括机体对缺氧的代偿性反应和由缺氧引起的代谢与功能障碍。各种类型缺氧所引起的变化既有相似之处，又各具特点。以下主要以低张性缺氧为例说明缺氧对机体的影响。

一、代偿性反应

缺氧时，PaO_2一般要降至8kPa(60mmHg)以下，才会使组织缺氧和引起机体的代偿反应，包括增强呼吸和血液循环，增加血液运送氧和组织利用氧的功能等。

（一）呼吸系统

呼吸系统的代偿反应因缺氧的类型和持续的时间不同而异。低张性缺氧时，PaO_2降低(低于8kPa)可刺激颈动脉体和主动脉体化学感受器，反射性地引起呼吸加深加快，使肺泡通气量增加，肺泡气氧分压升高，PaO_2也随之升高。胸廓呼吸运动的增强使胸内负压增大，促进静脉血回流，增加心排血量和肺血流量，有利于氧的摄取和运输。肺通气量增加是对急性低张性缺氧的最重要代偿反应，此反应的强弱存在显著的个体差异。

低张性缺氧所致的肺通气量变化与缺氧持续的时间有关。如人到达4000m高原后，肺通气量立即增加，但仅比在海平面高65%；数日后，肺通气量可高达在海平面的5～7倍。但久居高原后，肺通气量逐渐回降至仅比海平面高15%左右。急性缺氧早期肺通气量增加较少，可能是由于过度通气形成的低碳酸血症和呼吸性碱中毒对呼吸中枢的抑制作用，使肺通气的增加受阻。2～3d后，通过肾代偿性排出HCO_3^-，脑脊液内的HCO_3^-也逐渐通过血-脑屏障进入血液，使脑组织中pH值逐渐恢复正常，此时方能充分显示缺氧兴奋呼吸的作用。久居高原使肺通气量回降，可能与外周化学感受器对缺氧的敏感性降低有关。长期缺氧使肺通气反应减弱，也是一种慢性适应性反应，因为肺通气每增加1L，呼吸肌耗氧即增加0.5ml，从而可加剧机体氧的供求矛盾，故长期呼吸运动增强显然对机体不利。

血液性缺氧和组织性缺氧，由于动脉血氧分压正常，一般没有呼吸加强反应。循环性缺氧由于心排血量减少或腔静脉、右心房淤血，通过压力感受器可反射性地引起呼吸加强。

（二）循环系统

低张性缺氧引起的代偿性心血管反应主要表现为心排血量增加、血流重分布、肺血管收缩与毛细血管增生。

1. 心排血量增加　急性轻度或中度缺氧时，心率加快，心肌收缩性增强，静脉回流量增加，因而心排血量增加。急性缺氧时，由于交感-肾上腺髓质系统兴奋，血中儿茶酚胺增加，使心率加快、心肌收缩力增强；同时胸廓呼吸运动和心脏活动增强，导致静脉回流量增加，从而使心排血量增加。有人报道，进入高原(6100m)30d的人，心排血量比平原居民高2～3倍。心排血量增加可提高全身组织的供氧量，故对急性缺氧有一定的代偿意义。

2. 血流量分布　器官血流量取决于血液灌注的压力和器官血流的阻力。后者主要取决于开放的血管数量与内径大小。交感神经兴奋可引起血管收缩，局部组织的代谢产物，如乳酸、腺苷、PGI_2等可使血管扩张。这两种作用的平衡关系决定该器官的血管舒缩和血流量的增减。急性缺氧时，皮肤、腹腔器官因交感神经兴奋，缩血管作用占优势，使血管收缩，而心、脑血管因主要受局部组织代谢产物的扩血管作用使血流增加。这种血流分布的改变对于保证生命重要器官供氧是有利的。

3. 肺血管收缩　缺氧可使肺血管收缩。实验表明，无论是肺泡氧分压降低还是混合静脉血的氧分压降低都可引起局部的肺小动脉收缩。缺氧所致的肺血管收缩反应的代偿意义在于维持肺泡通气与血流的适当比例，使通气良好的肺泡局部有更多的血流；，从而维持较高的PaO_2。

急性缺氧引起肺血管收缩的机制尚未完全阐明。一般认为，可能是通过以下途径而起作用：① 缺氧对血管平滑肌的直接作用：实验证明，缺氧时大鼠和猪肺血管平滑肌细胞膜对Ca^{2+}的通透性增加；解除缺氧，肌浆中Ca^{2+}浓度降低，肺血管松弛；用钙拮抗剂维拉帕米灌注离体大鼠肺能抑制缺氧所致的肺血管收缩反应。故认为缺氧使平滑肌细胞膜对 Ca^{2+} 的通透性增高，促使 Ca^{2+} 内流，导致肌细胞收缩性增强。② 体液因素作用：缺氧可促使肺组织释放血管活性物质，包括缩血管物质，如白三烯、血栓素 A_2、内皮素等和舒血管物质，如前列环素、内皮源性舒张因子(NO)、组胺等。两者力量的对比决定了肺血管收缩反应的强度。③ 交感神经作用：缺氧所致交感神经兴奋可作用于肺血管 α 受体，引起血管收缩反应。综上所述，缺氧性肺血管收缩反应是多因素综合作用的结果。

4. 毛细血管增生　慢性缺氧可促使毛细血管增生。久居高原者横纹肌毛细血管密度增加。大鼠慢性缺氧时，蛛网膜、视网膜、骨骼肌及心肌中毛细血管密度增加。毛细血管密度增加可提高组织细胞的血液灌流量，缩短氧的弥散距离，扩大氧的弥散面积，增加对细胞的供氧量。

（三）血液系统

缺氧可使血液红细胞增多及血红蛋白与氧亲和力降低，增加氧的运输和血红蛋白释放氧的能力。

1. 红细胞增多　慢性缺氧所致红细胞增多主要是骨髓造血功能增强的结果。低氧血流经肾近球小体，刺激近球细胞生成并释放促红细胞生成素(erythropoietin)，后者促使干细胞分化为原红细胞，并促进其分化、增生和成熟，加速 Hb 的合成，促使骨髓内的网织红细胞和红细胞释放入血液。红细胞增多可增加血液的氧容量和氧含量，从而增加组织的供氧量。

2. 血红蛋白与氧亲和力降低　缺氧时(除组织中毒性缺氧)，红细胞内糖酵解增强，其中间代谢产物 2,3-DPG 增多(图 6-1)。2,3-DPG 增多使氧离曲线右移，其原因：①2,3-DPG 与脱氧血红蛋白结合，可稳定后者的空间构型：氧合血红蛋白中央孔穴小，不能结合 2,3-DPG；脱氧血红蛋白中央孔穴较大，可结合 2,3-DPG，使之不易与氧结合(图 6-2)；②2,3-DPG 是一种不能透出红细胞的有机酸，增多时可降低红细胞内 pH 值，而 pH 值下降通过 Bohr 效应使血红蛋白与氧的亲和力降低。当 PaO_2＞8kPa 时，由于氧离曲线处于平坦部分，氧离曲线右移，易于将结合的氧释出，供组织利用，具有代偿意义。

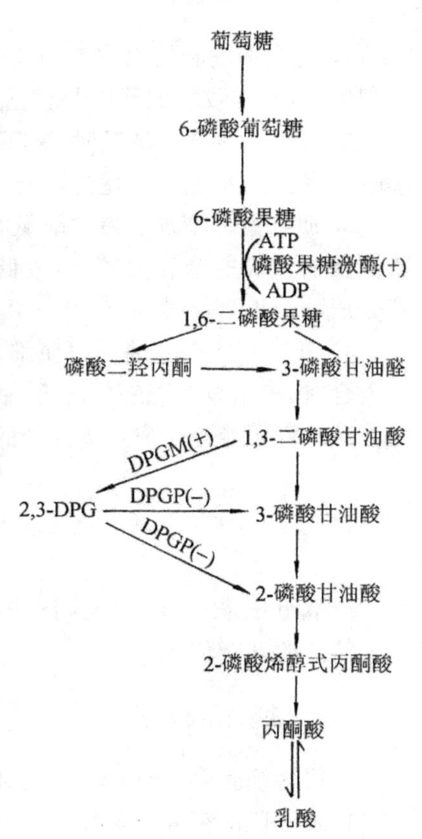

图 6-1　2,3-DPG 的生成与分解

DPGM：二磷酸甘油酸变位酶；DPGP：二磷酸甘油酸磷酸酶；(＋)：pH 增高时促进反应；(－)：pH 增高时抑制反应

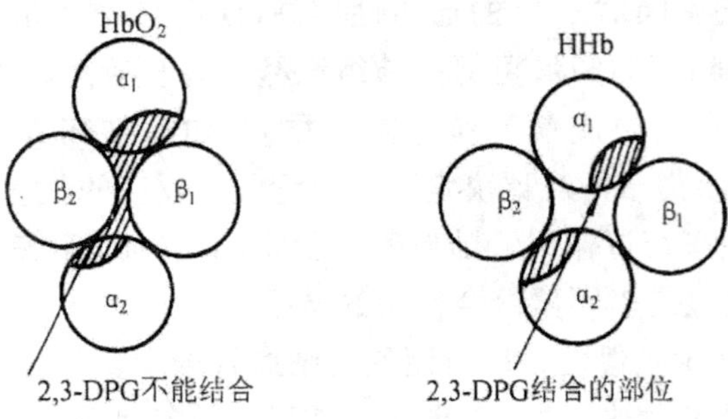

图 6-2 2,3-DPG 结合于 HHb 分子的中央孔穴示意图

（四）组织细胞的适应

1. 组织细胞利用氧的能力增强　慢性缺氧时，细胞内线粒体的数目和内膜表面积均增加；呼吸酶如琥珀酸脱氢酶、细胞色素氧化酶可增加，使组织用氧增多。

2. 糖酵解加强　缺氧时，ATP 减少，ATP/ADP 比值下降，使磷酸果糖激酶、丙酮酸激酶活性加强，因而糖酵解增多。糖酵解加强，在一定程度上可补偿能量的不足。

3. 肌红蛋白增加　慢性缺氧时，肌红蛋白增加，有利于氧的贮备和释放。因为肌红蛋白和氧的亲和力较大，较低氧分压时，比 Hb 有较高的血氧饱和度，因而当氧分压进一步降低时，肌红蛋白可释出大量的氧供细胞利用。

4. 低代谢状态　缺氧可使细胞和耗能过程减弱，如蛋白质合成、葡萄糖合成、尿素合成、离子泵功能等均降低，使细胞处于低代谢状态，有利于在缺氧下生存，细胞内酸中毒可能是合成代谢降低的原因之一。

二、功能和代谢障碍

当氧分压进一步降低小于 4kPa(30mmHg)时，缺氧对机体的影响主要是导致严重的代谢功能障碍。

（一）缺氧性细胞损伤

主要为细胞膜、线粒体及溶酶体的变化。

1. 细胞膜的变化　在细胞内 ATP 含量减少前，细胞膜电位已开始下降，其原因为细胞膜对离子的通透性增高，导致离子顺浓度差通过细胞膜。

(1) 钠离子内流：Na^+ 内流导致细胞内钠离子浓度增加，可激活 Na^+-K^+ 泵以泵出 Na^+，从而消耗 ATP，ATP 消耗增多可促使线粒体氧化磷酸化过程增强。严重缺氧时，ATP 生成减少，以致 Na^+-K^+ 泵不能充分运转，使细胞内 Na^+ 增多。细胞内的 Na^+ 增多促进水进入细胞，导致细胞水肿。血管内皮细胞水肿可堵塞微血管，加重细胞缺氧。

(2) 钾离子外流：细胞内钾为蛋白质包括酶等合成代谢所必需。当 K^+ 外流时细胞内缺钾，将导致糖原、蛋白质（包括酶）等合成代谢障碍，酶的生成减少，进一步影响 ATP 的生成和离子泵的功能。

(3) 钙离子内流：严重缺氧使细胞膜对 Ca^{2+} 的通透性增高，Ca^{2+} 内流增多。Ca^{2+} 增多可引起线粒体 ATP 生成减少；激活磷脂酶，促进膜磷脂水解，造成细胞膜及细胞器膜进一步受损；促使自由基生成增加(黄嘌呤脱氢酶大量转变为黄嘌呤氧化酶)。

2. 线粒体的变化　轻度缺氧或缺氧早期线粒体呼吸功能是增强的。严重缺氧首先影响线粒体外的氧利用，可使神经介质的生成和生物转化过程降低，ATP 生成减少。呼吸功能降低主要是因脱氢酶活性下降所致。严重时线粒体可出现肿胀、嵴崩解、外膜破碎和基质外溢等病变。

3. 溶酶体的变化　缺氧时，因糖酵解增强使乳酸生成增多和脂肪氧化不全使其中间代谢产物增多，导致酸中毒。pH 值降低和胞浆内游离钙增加可引起磷脂酶活性增高，使溶酶体膜通透性增高，结果使溶酶体膜磷脂分解、肿胀、破裂、溶酶体酶释出，进而导致细胞及其周围组织的溶解、坏死。

(二) 中枢神经系统功能障碍

急性缺氧主要出现头痛、情绪激动、记忆力、判断力降低以及运动不协调等。而慢性缺氧则以易疲劳、嗜睡、注意力不集中以及精神抑郁等症状为主。严重者可导致烦躁不安、惊厥、昏迷、甚至死亡。缺氧引起中枢神经系统功能障碍的机制较复杂。神经细胞膜电位的降低、神经介质的合成减少、ATP 的生成不足、酸中毒、细胞内游离钙增多、溶酶体酶的释放以及细胞水肿等，均可导致神经系统的功能障碍，甚而神经细胞结构的破坏。PaO_2 低于 6.6kPa(50mmHg)可使脑血管扩张，缺氧与酸中毒还使脑微血管通透性增高，从而导致脑间质水肿。脑血管扩张、脑细胞及脑间质水肿可使颅内压增高，由此引起头痛、呕吐等症状。

(三) 外呼吸功能障碍

急性低张性缺氧，如快速登上 4000m 以上的高原时，可在 1～4d 内发生高原性肺水肿，症状为起病急骤、呼吸急促，咳白色或血性泡沫痰，皮肤、黏膜发绀，两肺有湿性啰音。其发病机制不清，可能与肺动脉高压及肺微血管壁通透性增高导致急性肺水肿有关。肺水肿影响肺的换气功能，使 PaO_2 进一步下降。

各种类型的严重缺氧，均可抑制呼吸中枢，导致中枢性呼吸衰竭。

(四) 循环系统功能障碍

严重的全身性缺氧时，心脏可受累，如高原性心脏病、肺源性心脏病、贫血性心脏病等，甚而发生心力衰竭。现以高原性心脏病为例说明缺氧引起循环障碍的机制。

1. 肺动脉高压　长期慢性缺氧可引起明显肺动脉高压，可能机制如下：① 缺氧可使肺血管收缩；② 慢性缺氧使肺血管壁中层增厚；③ 红细胞增多使血液黏度增高。肺动脉高压可导致右心室肥大，甚至心力衰竭。

2. 心排血量减少　可能由以下因素引起：① 缺氧导致ATP生成减少、pH值降低、心律失常等使心肌舒缩功能紊乱；② 肺动脉高压等引起心脏负荷过重；③ 严重缺氧时，呼吸中枢抑制使胸部运动减弱，静脉血回流减少；④ 乳酸、腺苷等代谢产物增多引起外周血管扩张，回心血量减少。上述均可导致心排血量减少，发生心力衰竭。

此外，肝、肾、消化、内分泌等其他器官功能代谢亦可受损害。

第三节　影响机体对缺氧耐受性的因素

主要通过代谢耗氧率和机体代偿能力的改变起作用。

一、代谢耗氧率

精神过度紧张、甲状腺功能亢进、发热、寒冷等时，基础代谢率高，耗氧多，则机体对缺氧的耐受性差。反之，当中枢抑制、低温麻醉等对缺氧的耐受性增加。故低温麻醉可用于心脏外科手术，以延长手术所必需的阻断血流的时间。

二、机体的代偿能力

机体通过呼吸、循环和血液系统的代偿性反应能增加组织的供氧；通过组织细胞的代偿性反应能提高利用氧的能力。但各人对缺氧的耐受性很不相同。有心、肺疾病及血液病者对缺氧耐受性低，老年人因为肺和心的贮备功能降低、骨髓的造血干细胞减少以及细胞某些呼吸酶活性降低等原因，均可导致对缺氧的耐受性降低。另外，代偿能力是可以通过锻炼提高的。轻度的缺氧刺激可调动机体的代偿能力，如登高山者若采取缓慢的阶梯式的登高要比快速登高者能更好的适应；慢性贫血的病人血红蛋白即使很低仍能维持正常生命活动，而急性失血使血红蛋白减少至同等程度就可能引起严重的代谢功能障碍。

第四节　氧疗与氧中毒

一、氧　疗

氧疗能提高动脉血氧分压，增加动脉血氧含量。对各类型缺氧均有一定效果。对低张性缺氧的效果最好。严重的一氧化碳中毒患者，吸氧特别是吸入纯氧具有十分重要的作用。因为吸入纯氧可使血氧分压升高，氧可与一氧化碳竞争和血红蛋白结合，加速碳氧血红蛋白的解离和一氧化碳的排出，有治疗作用。其他血液性缺氧、循环性缺氧，吸氧虽然使动脉血氧饱和度的增加有限，但通过增加血浆内溶解的氧，仍有一定的效果。组织性缺氧者组织利用氧的能力发生障碍，因而一般情况下吸氧作用不大。

二、氧 中 毒

吸入的气体氧分压过高而出现的临床综合征称为氧中毒(oxygen intoxication)。一般来说，0.5 个大气压以上的氧对细胞都有毒性作用，可引起氧中毒。氧中毒的发生取决于氧分压而不是氧浓度。细胞受损的机制与活性氧(包括氧自由基和过氧化氢)的毒性作用有关。吸入气体的氧分压(PiO_2)与氧浓度(FiO_2)的关系如下式，$PiO_2=(PB-6.27)\times FiO_2$。式中 PB 为吸入气体的压力(kPa)，6.27 为水蒸气压力。可见吸入气体的氧分压是由吸入气体的压力和氧的浓度两个因素决定的。吸入气体氧的浓度不高但压力高也可出现氧中毒，如潜水员在 50m 深水下作业(PB 为 607.8kPa)，吸入空气(氧浓度正常，FiO_2 为 21%)，可计算出吸入气体的氧分压为 126.3kPa，远远超过常压纯氧；相反，宇航员升空后在 1/3 大气压的环境中工作时，即使吸入纯氧也不会出现氧中毒。吸入气体中氧分压愈高，吸入时间愈长，氧中毒发病愈早，氧中毒的病变愈严重。人类氧中毒主要表现有两型即肺型和脑型。

1. 肺型氧中毒　吸入 100kPa 左右的纯氧 8h 后，可出现胸骨后疼痛、咳嗽、呼吸困难、肺活量减小、PaO_2 下降。肺部的病理改变主要表现为炎症、充血、出血、肺不张及透明膜形成。

2. 脑型氧中毒　吸入 200～300kPa 的纯氧，有的病人可引起脑型氧中毒(吸入 400kPa 的纯氧数十分钟，600kPa 的纯氧数分钟)。主要表现为视、听觉障碍，恶心，抽搐等症状，严重者可昏迷、死亡。高压氧疗时，病人如出现上述症状，应区分是脑型氧中毒，还是缺氧性脑病。前者病人先抽搐以后才昏迷，抽搐时病人是清醒的；后者则先昏迷后抽搐，有助于鉴别。

(庞庆丰)

病例及思考题

患者，男，35 岁，农民，因于当日清晨 4 时在蔬菜温室内为火炉添煤时，昏倒在温室台阶上，4h 后被发现，急诊入院。患者既往健康。体检：体温 37.5℃，呼吸 24 次/min，脉搏 110 次/min，血压 13.3/9.33kPa(100/70mmHg)。神志不清，口唇呈樱桃红色，其他无异常。实验室检查：PaO_2 12.7 kPa(95mmHg)，HbCO30%，血浆 HCO_3^- 13.5mmol/L。入院后立即吸氧，不久渐醒，给予纠酸补液等处理后，病情迅速好转。

(1) 引起昏倒和神志不清的原因，简述其发生的机制。

(2) 该病人为什么会有血浆 HCO_3^- 降低？为什么会引起患者呼吸和心率加快？

第七章

发　热

第一节　概　述

正常体温是相对恒定的，人体深部体温昼夜间上下波动不超过1℃。传统上常把体温向上波动超过0.5℃统称为发热(fever)，并且认为发热是体温调节功能紊乱的结果，这一概念不够确切。根据调定点的概念，发热是指在致热原的作用下，体温调节中枢的调定点上移而引起的调节性体温升高(超过正常值的0.5℃)。发热时，体温调节功能是正常的，是一种主动性的体温升高。非调节性体温升高是调定点并未上移，而是由于体温调节障碍(如体温调节中枢受损)，或散热障碍(如皮肤鱼鳞病、先天性汗腺缺乏和环境高温等)及产热器官功能异常(如甲状腺功能亢进)等引起。在这些情况下，体温调节中枢不能将体温控制在与调定点相适应的水平，体温升高是被动性的，超出了体温调定点的水平，故应称为过热(hyperthermia)。除上述病理性体温升高以外，某些生理情况下也能出现体温升高，如剧烈运动、月经前期以及妊娠期等，但这些不属于发热，而属于生理性反应。为了区分不同本质的体温升高，根据如上所述，归纳出体温升高的分类(图7-1)。

发热不是独立的疾病，而是发热性疾病的一种重要病理过程。发热常出现于许多疾病的早期，首先被病人感觉到，因而可把发热看做是疾病的信号和重要的临

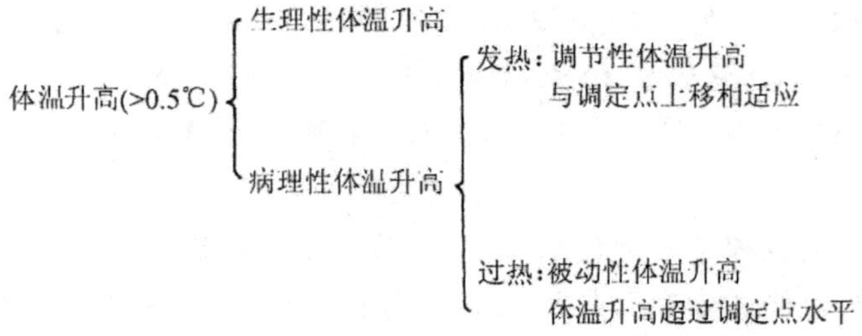

图7-1　体温升高的分类

床表现。

第二节 发热的原因

一、致热原和发热激活物的概念

传统上把能引起人体和动物发热的物质称为致热原(pyrogen)。来自体外的叫做外致热原(如细菌及其产物),来自体内的叫做内致热原(如组织分解产物)。顾名思义,致热原这个术语应当是指具有致热性(或含有致热成分)的物质。但事实上,传统上被称为致热原的物质,多数未经查证是否含有致热成分。而且,据目前所知,并非含有致热成分的物质才能引起发热;而含有致热成分的物质能引起发热,也不一定是该成分直接作用于体温调节中枢的结果。因此,传统沿用的致热原概念是不够严密的。

大量的实验资料表明,许多传统概念上的致热原,不论是否确定含有致热成分,它们的作用主要是通过激活体内产内生致热原 (endogenous pyrogen,EP)的细胞(如单核细胞等),使后者产生和释放EP,然后EP再以某种方式作用于体温调节中枢而引起发热。因此,EP是多种发热的共同信息物质或共同通道,而许多传统上的内、外致热原实际上是产生EP的激活物,即凡是能激活产内生致热原细胞,并使其产生和释放EP的物质称为发热激活物(或称EP诱导物)。无论外来的激活物或体内产生的激活物,一般并不直接作用于体温调节中枢,而引起发热的EP,才是真正的致热原。当然也不排除有些激活物或其成分,如能通过血-脑屏障,也可能以一定方式作用于体温调节中枢,从而发挥双重作用。

二、发热激活物的种类与性质

(一)感染性因素

临床上因病原微生物感染引起的感染性发热最为常见,约占所有发热的50%～60%。其中因细菌感染引起者约占43%,病毒感染引起者约占6%。

1. 细菌及其毒素

(1) 革兰阴性细菌与内毒素:大肠杆菌等革兰阴性细菌进入体内引起发热,主要是内毒素(endotoxin,ET)的作用。内毒素是革兰阴性细菌菌壁成分,是一种有代表性的细菌致热原。其活性成分是脂多糖(lipopolysaccharide,LPS)。临床上输液或输血过程中所产生的发热反应,多数就是由于污染ET所致。因其耐热性很高,需干热160℃、2h才能灭活,一般灭菌方法不能清除。由于内毒素在体内、体外与产EP细胞一起培养,均可刺激EP的产生和释放,这可能是其主要致热方式。

(2) 革兰阳性细菌与外毒素:此类细菌感染是常见的发热原因,包括肺炎双球菌、葡萄球菌、溶血性链球菌和白喉杆菌等。实验证明这些细菌引起发热的同时,血中EP水平增高。给家兔静脉内注射活的或加热杀死的葡萄球菌,均能引起发热,因而其效应可能是细菌颗粒本身引起的。这类细菌除了全菌体致热外，其代谢产物（如外毒素）也是重要的发热激活物，如从葡萄球菌分离出的肠毒素、A族链球菌产生的致热外毒素以及白喉杆菌释放的白喉毒素等均为很强的发热激活物。

2. 病毒和其他微生物　给家兔静脉内注射流感病毒、麻疹病毒或柯萨奇病毒能引起发热，同时动物循环血中EP水平增高。目前认为，病毒的致热性是因激活产内生致热原细胞，促使EP产生和释放。这种激活作用可能与其所含的血细胞凝集素有关，破坏后者的化学构型，可失去致热性。螺旋体与真菌等也可以引起发热。

（二）非感染性因素

1. 抗原抗体复合物　许多实验证明，抗原抗体复合物对产内生致热原细胞有激活作用。有人用牛血清白蛋白使家兔致敏，然后把致敏动物血清转移给正常家兔，再用特异性抗原攻击后者，可使其发热。但牛血清白蛋白对正常家兔无致热作用，这表明抗原抗体复合物是产生内生致热原细胞的激活物。临床上变态反应性疾病（如系统性红斑狼疮、类风湿性关节炎、急性风湿热、药物热等）时的发热与此因素有关。

2. 类固醇　体内某些类固醇(steroid)产物对人体有致热作用，睾酮的中间代谢产物本胆烷醇酮(etiocholanolone)是一典型的代表。但在给犬、猫、大鼠、豚鼠、家兔和猴肌肉注射本胆烷醇酮时不引起发热，只有当给人体肌肉注射时，才引起明显发热，表明本胆烷醇酮的致热作用有很强的种系特异性。体外实验表明，将其与人的白细胞共同培养数小时后，便可使之激活并产生和释放内生致热原。

某些周期性发热病人，常找不到发热的原因，而血浆中的本胆烷醇酮的浓度增高。另一种类固醇，如糖皮质激素和雌激素，则能抑制白细胞致热原的产生和释放。因此，有人认为类固醇代谢失调是某些周期性发热的原因，如肝癌、肝硬化、肾上腺癌等的周期性发热。

3. 致炎物　一些实验资料表明，尿酸盐结晶和硅酸盐结晶等在体内不仅可以引起炎症反应，其本身即可激活产内生致热原细胞产生和释放内生致热原。其激活作用不取决于吞噬，用细胞松弛素或秋水仙素制止吞噬，不影响EP的产生。

4. 组织损伤和坏死　见于大面积烧伤、严重创伤、大手术、梗死、物理及化学因子作用所致的组织细胞坏死，由组织蛋白分解产物作为发热激活物引起发热。

第三节　发热的发病机制

如前所述，伴有发热的疾病和病理过程可以很不相同，如传染病、外伤、炎症、肿瘤等，但导致体温升高的机制却是相同的，即均由内生致热原所引起。

一、内生致热原的产生和释放

内生致热原是指产EP细胞在发热激活物的作用下产生和释放的致热物质。

（一）产生内生致热原的细胞

所有能够产生和释放 EP 的细胞都称产 EP 细胞，主要有三类：① 单核-巨噬细胞：包括血单核细胞和各种组织巨噬细胞（如肺巨噬细胞、肝星状细胞、脾巨噬细胞、腹腔巨噬细胞、骨髓巨噬细胞等）；② 肿瘤细胞：包括骨髓单核细胞性肿瘤细胞、白血病细胞、霍奇金病瘤细胞、肾细胞癌细胞；③ 其他细胞：包括内皮细胞、淋巴细胞、朗汉斯细胞、神经胶质细胞、肾小球系膜细胞等。其中单核-巨噬细胞是主要产 EP 的细胞。

（二）内生致热原的种类

1．白细胞介素-1　白细胞介素-1(interleukin-1，IL-1)是由单核细胞、巨噬细胞、内皮细胞、肿瘤细胞等多种细胞合成和释放的。IL-1 的分子量为 17 000，目前已发现其有两种亚型：IL-1_α(酸性)、IL-1_β(中性)。其受体广泛分布于脑内，近视前区-下丘脑前部(preoptic anterion hypothalamus，POAH)密度最大。IL-1 注射后呈双峰热。在 ET 引起发热的动物，循环血内也有大量 IL-1 出现。IL-1 不耐热，70℃、30min 即失活。多次注射不发生耐受。

2．肿瘤坏死因子　肿瘤坏死因子(tumor necrosis factor，TNF)是由淋巴细胞、巨噬细胞等细胞分泌的小分子蛋白。小剂量[50～70ng/(kg·W)]致单峰热。大剂量[10μg/(kg·W)]致双峰热(第一峰是 TNF 对 POAH 的直接作用)。TNF 也有两种亚型：TNFα 和 TNFβ。人工重组为 rTNFα、rTNFβ。TNF 也不耐热，70℃、30min 即失活。多次注射不发生耐受。在体内、体外都能刺激 IL-1 的产生。

3．干扰素　干扰素(interferon，IFN)是一种有抗病毒、抗肿瘤作用的蛋白质，主要由白细胞产生。有多种亚型，与发热有关的是 IFNα、IFNγ。提纯的和人工重组的 IFN 在人和动物都具有一定的致热效应，同时还可引起脑内或组织切片中前列腺素 E(PGE)升高。其发热反应可被前列腺素合成抑制剂阻断。IFN 反复注射可发生耐受。

4．巨噬细胞炎症蛋白-1　巨噬细胞炎症蛋白-1(macrophage inflammatory protein-1，MIP-1)是一种单核细胞因子，是肝素-结合蛋白质。皮下注射此因子能引起炎症反应，故称为 MIP。动物静脉注射，引起单相热。

近年研究发现，白细胞介素-6(interleukin-6，IL-6)、睫状神经营养因子(ciliary neurotrophic factor，CNTF)、白细胞介素-8(interleukin-8，IL-8)以及内皮素(endothelin，ET)等可能也是一种内生致热原。

（三）内生致热原的产生和释放

内生致热原的产生和释放是一个复杂的细胞信息传递和基因表达的调控过程。这一过程包括产 EP 细胞的激活、EP 的产生释放。当产致热原细胞与发热激活物如脂多糖结合后，即被激活，从而启动 EP 的合成。EP 在细胞内合成后即可释放入血。

二、发热时的体温调节机制

（一）体温调节中枢

目前，一般认为体温调节中枢位于视前区-下丘脑前部（POAH），该区含有温敏神经元，对来自外周和深部温度信息起整合作用。损伤该区可导致体温调节障碍。将致热原或发热介质微量注射于POAH可引起明显的发热反应，在发热时，该部位可测到显著升高的发热介质。而另外一些部位，如中杏仁核（medial amydaloid nucleus，MAN）、腹中膈（ventral septal area，VSA）和弓状核则对发热时的体温产生负向影响。因此，目前认为发热时的体温调节涉及到中枢神经系统的多个部位，可能有两部分组成，一个是正调节中枢，主要包括POAH等；另一个是负调节中枢，主要包括VSA、MAN等。正、负调节的相互作用决定调定点上移的水平及发热的幅度和病程。因此，发热体温调节中枢可能是由正、负调节中枢构成的复杂的功能系统。

（二）致热信号传入中枢的可能途径

EP在血液中产生后如何进入脑内，目前认为可能有以下几种途径：

1. EP通过血-脑屏障转运入脑内　这是一种较直接的信号传递方式。研究发现，在血-脑屏障的血管床部位有IL-1、IL-6、TNF的可饱和转运机制，推测其可将相应的EP特异性地转运入脑。另外，EP也可能从脉络丛部位渗入或者易化扩散入脑，通过脑脊液循环分布到POAH。

2. EP通过终板血管器作用于体温调节中枢　终板血管器（organum vasculosum laminae terminalis，OVLT）位于视上隐窝上方，紧靠POAH，是血-脑屏障的薄

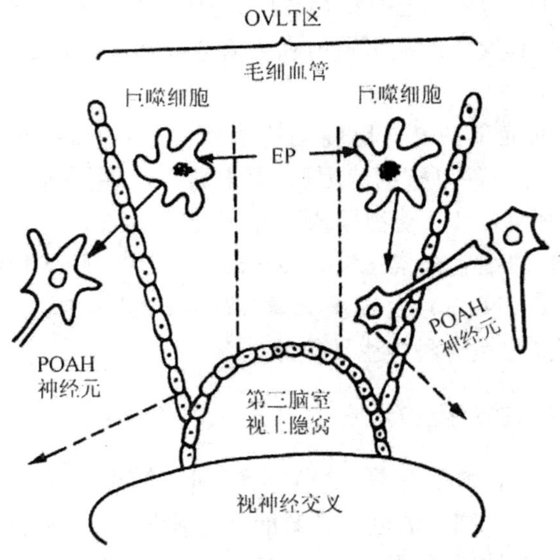

图7-2　OVLT在发热发病学中的作用

弱部位。该处有有孔毛细血管,对大分子物质有较高的通透性,EP可能由此入脑(图7-2)。

3. EP通过迷走神经向体温调节中枢传递发热信号 研究发现,细胞因子可刺激肝巨噬细胞周围的迷走神经将信息传入中枢。切断膈下神经(或切断迷走神经肝支)后静脉注射LPS,或腹腔注射IL-1不再引起发热。因为肝巨噬细胞是产生这些因子的主要细胞,肝迷走神经节旁神经上又有IL-1受体。因此,是否存在肝产生的化学信号激活迷走神经从而将发热信号传入中枢的机制,有待于进一步研究。

(三)发热中枢调节介质

大量的研究表明:EP无论以何种方式进入脑内,它们仍然不是引起调定点上移的最终物质,EP可能是首先作用于体温调节中枢,引起发热中枢介质的释放,然后导致调定点的上移。发热中枢介质可分为两类:正调节介质和负调节介质。

1. 正调节介质

(1) 前列腺素E:近年来发现在发热动物的脑脊液及第四脑室中,前列腺素的浓度是高的。给予退热药退热后,前列腺素在脑脊液及脑室中的含量也下降,在下丘脑前部作显微注射前列腺素E_1及E_2,可引起明显发热,提示脑部前列腺素的升高可以产生发热。

(2) Na^+/Ca^{2+}比值:实验研究显示,给多种动物脑室内灌注Na^+,可使体温很快增高,灌注Ca^{2+}则体温很快下降;降钙剂(EGTA)脑室内灌注也引起体温升高。因此认为Na^+/Ca^{2+}比值改变在发热机制中担负着重要的作用,EP可能先引起体温中枢Na^+/Ca^{2+}比值的升高,再通过其他环节使调定点上移。

(3) 环磷酸腺苷(cAMP):最近一些实验表明,cAMP是重要的发热介质:① 外源性cAMP注入脑室内可引起发热,潜伏期明显短于EP性发热。② 腺苷酸环化酶抑制剂对外源性cAMP引起的发热没有影响,但能减弱致热原和PGE引起的发热。③ 在ET、病毒、EP以及PGE诱导的发热期间,动物脑脊液(CSF)中cAMP均明显增高,后者与发热效应呈明显正相关。

最近有研究表明,Na^+/Ca^{2+}比值改变不直接引起调定点上移,而是通过cAMP起作用。因此,许多学者提出EP→下丘脑Na^+/Ca^{2+}比值↑→cAMP↑→调定点上移,可能是多种致热原引起发热的重要途径。

此外,促肾上腺皮质激素释放素(corticotrophin releasing hormone,CRH)、一氧化氮(nitric oxide,NO)可能也是发热的正调节介质。

2. 负调节介质 现已证实,机体内确实存在一些对抗体温升高或降低体温的物质,主要包括精氨酸加压素(arginine vasopressin,AVP)、黑素细胞刺激素(α-melanocyte-stimulating hormone,α-MSH)、脂皮质蛋白-1(lipocortin-1)等。它们能在体温增高时限制患者体温的进一步升高,但机制尚不明确。

总之,发热时,来自体内、外的发热激活物作用于产EP细胞,引起EP的产生和释放,EP再经过血液循环到达脑内,在POAH或OVLT附近,引起中枢发热介质的释放,后者相继作用于相应的神经元,使调定点上移。由于调定点高于中心温度，体温调节中枢乃对产热和散热进行调整，从而把体温升高到与调定点相适应的水平。在体温升高的同时，负调节中枢也被激活，产生负调节介质，进而限制调定点的上移和体温的上升。正负调节相互作用的结果决定体温上升的水平(图 7-3)。

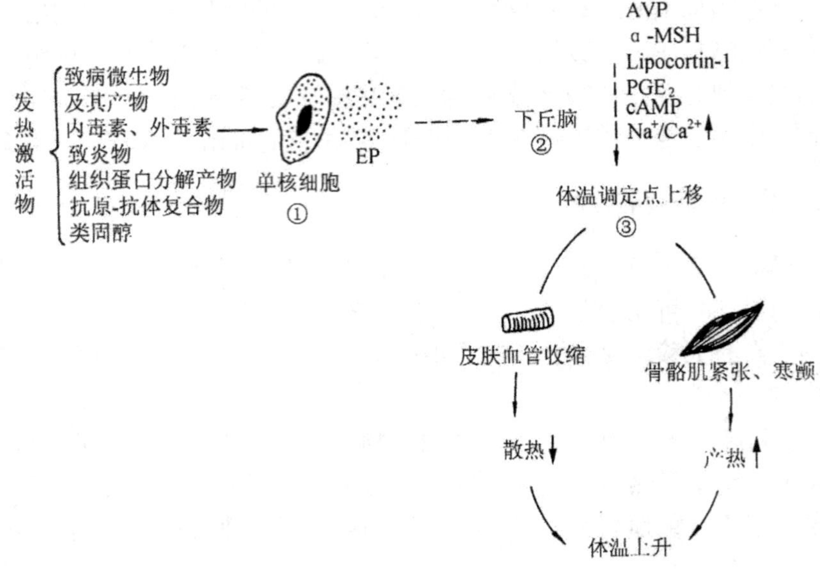

图 7-3 发热发病学基本环节示意图
① 信息传递；② 中枢调节；③ 调温反应

第四节 发热的时相及热代谢特点

典型发热一般分为以下三个时期。

一、体温上升期

发热的第一时期是中心体温开始迅速或逐渐上升，快者几小时或一昼夜就达高峰，有的需几天才达高峰，称为体温上升期。体温上升的机制如前所述。此期的主要临床表现是畏寒、皮肤苍白，严重者出现寒颤和鸡皮。由于皮肤血管收缩，血流减少，表现为皮色苍白。因皮肤血流减少，以致散热减少，使皮温下降，刺激冷感受器，信息传人中枢而有畏寒感觉。鸡皮是经交感神经传出的冲动引起皮肤立毛肌收缩而致。寒颤则是骨骼肌不随意的节律性收缩，由于屈肌和伸肌同时收缩，所以肢体不发生伸屈运动，但产热率较高。有人认为寒颤是由寒颤中枢兴奋而引起的。此中枢位于下丘脑后部，靠近第三脑室壁。正常时它被来自 POAH 热敏神经元的神经冲动所抑制，当 POAH 受冷刺激时，这种抑制被解除，寒颤中枢发出冲动，经脊髓侧索的网状脊髓束和红核脊髓束，通过运动神经传递到运动终板而引起寒颤。此期因体温调定点上移，中心温度低于调定点水平，因此，热代谢特点是产热增多，散热减少，体温上升。

二、体温高峰期或高热稽留期

当体温调节到与新的调定点水平相适应的高度，就波动于较高的水平上，称为体温高峰期或高热稽留期。此期病人自觉酷热，皮肤发红、干燥。病人的中心体温已达到或略高于体温调定点新水平，故下丘脑不再发出引起“冷反应”的冲动。皮肤血管由收缩转为舒张，浅层血管舒张使皮肤血流增多，皮肤发红，散热增加。由于温度较高的血液灌注使皮温增高，热感受器将信息传入中枢而使病人产生酷热感。高热时水分经皮肤蒸发较多，因而皮肤和口唇干燥。临床上根据此期体温上升的程度分为低热(腋下温度升高不超过 38℃)、中等热(38～39℃)、高热(39～40℃)及过高热(超过 40℃)。

不同的发热性疾病，高峰期持续时间长短不一。疟疾仅为几小时，大叶性肺炎可持续几天，伤寒持续 1 周以上。本期热代谢特点是中心体温与上升的调定点水平相适应，产热与散热在较高水平上保持相对平衡。

三、体温下降期或退热期

体温下降期因发热激活物在体内被控制或消失，EP 及发热介质也被清除(EP 主要由肾清除)，加上内生解热物的作用，上升的体温调定点回降到正常水平。由于调定点水平低于中心体温，故从下丘脑发出降温指令，不仅引起皮肤血管舒张，还可引起大量出汗，故又称出汗期。由于出汗，故皮肤比较潮湿。

出汗是一种速效的散热反应，但大量出汗可造成脱水，甚至循环衰竭，应注意监护，补充水和电解质，尤其对有心肌损害病人更应密切观察。本期的热代谢特点是散热多于产热，故体温下降，直至与回降的调定点相适应。热的消退可快可慢，快者几小时或 24h 内降至正常，称为热的骤退。慢者需几天才降至正常，称为热的渐退。

第五节 发热机体的主要功能和代谢改变

除了各原发病所引起的各种改变以外，发热时的体温升高、EP 以及体温调节效应可引起一系列代谢和功能变化。

一、功能变化

(一) 心血管系统

体温每升高 1℃，心率增加约 18 次/min，儿童可增加得更快。这是由于血温增高刺激窦房结及交感-肾上腺髓质系统兴奋的结果。心率在一定限度内加快可增加心排血量，是增加组织血液供应的代偿性效应，但对有心肌损害或心脏有潜在性病灶的病人，则可能因加重心肌负荷而诱发心力衰竭。在体温上升期动脉血压可轻度上升，这是由于外周血管收缩使外周阻力增加，以及心率加快使心排血量增加的结果。在发热高峰期，由于外周血管舒张，动脉血压轻度下降。但体温骤降，特别是使用解热药而引起的体温骤降，可因大汗而失液，严重者可发生失液性休克。

（二）呼吸系统

发热时，由于血温增高和酸性代谢产物的刺激作用，呼吸中枢兴奋使呼吸加深、加快。深快的呼吸在增加散热的同时，也可引起呼吸性碱中毒。持续的体温升高可因大脑皮质和呼吸中枢的抑制，使呼吸变浅、变慢或不规则。

（三）消化系统

发热时，交感神经系统兴奋性增高，消化液分泌减少，胃肠蠕动减慢，导致食物的消化、吸收与排泄功能异常。病人表现为食欲低下、恶心和呕吐等。胰液和胆汁分泌不足，可致蛋白质、脂肪消化不良，加之胃肠蠕动减弱，使食物在肠道发酵腐败，产气增多，临床表现为便秘和腹胀。有实验证明，IL-1 和 TNF 能引起食欲减退。

（四）中枢神经系统

发热病人可表现为不同程度的中枢神经系统功能障碍，突出的症状是头痛。有的病人有谵语和幻觉。注射 EP 能诱导睡眠，因此，EP 可能是病人嗜睡的原因。特别是在小儿易出现全身或局部肌肉抽搐，称为热惊厥，常见于出生后 6 个月～6 岁的小儿。这可能与小儿神经系统尚未发育成熟有关。

二、代谢变化

发热时，机体的代谢变化可由两方面因素引起。在致热原作用下，体温调节中枢对产热的调节，提高骨骼肌的物质代谢，使调节性产热增多；另外是体温升高本身的作用。一般认为，体温升高 1℃，基础代谢率提高 13%。如高热稽留的伤寒病人，体温保持在 39～40℃，其基础代谢率约增加 30%～50%。持续的发热使物质消耗增加，营养物质补充不足，会引起自身物质的消耗。

（一）蛋白质代谢

高热病人蛋白质分解加强，尿素氮明显增高，呈负氮平衡。蛋白质分解加强除与体温升高有关外，与 EP 的关系也很密切。已经证实，EP 可以通过增加 PGE 的合成而使骨骼肌蛋白质大量分解，为肝脏提供大量游离氨基酸，用于急性期反应蛋白的合成和组织修复。

（二）糖与脂肪代谢

发热时，糖原分解代谢加强，血糖升高，糖原贮备减少。在体温上升期，由于寒颤使肌肉活动量加大，耗氧大幅度增加以致缺氧。糖酵解增强为肌肉活动提供能量的同时，可产生大量乳酸。由于糖原贮备不足，为维持能量消耗的需要，脂肪分解也显著加强，以致消瘦，并可因酮体增多而出现酮血症。

（三）水盐代谢

在体温上升期和高热持续期，病人排尿减少，可致水、钠和氯在体内潴留。在体温下降期，水分通过皮肤和呼吸道大量蒸发，可引起脱水。因此，高热病人退热期应及时补充水分。发热时，组织分解加强，细胞内钾释放入血，血钾与尿钾均增高。

第六节 发热的生物学意义及处理原则

一、生物学意义

关于发热的生物学意义，有大量的正反两方面的研究资料，迄今尚不能做出一致性结论。但一定程度的发热可以唤起机体的各种防御反应，增强抗病能力。反之，年老体弱的病人发热反应减弱，抵抗疾病能力也往往低下。但也有资料表明，发热特别是过高热或持续时间过长的发热对机体不利；可使机体抵抗力低下。例如，发热在儿童可引起热惊厥，对心功能不全的病人可增加心脏负担等。

二、处理原则

1. 明确病因，治疗原发病　不论发热的生物学意义如何，必须明确发热是机体疾病的重要信号。因此，对于发热的病人，应当首先寻找发热的原因，并针对原因进行积极治疗，以中断激活物的作用。

2. 对一般发热不急于解热　由于热型和热程的变化可反映病情变化，并可作为诊断疾病的重要参考，故对于发热不过高或不太持久且病因尚未查明者，不必强行解热，以免耽误诊断。况且，解热本身不能导致疾病康复，且药效短暂，药效一过，体温又会上升。

3. 下列情况应及时解热

(1) 高热或持续过久的发热，病人有明显不适、头痛、意识障碍和惊厥；

(2) 恶性肿瘤病人（持续发热可加重机体消耗）；

(3) 心肌梗死或心肌损害者（发热加重心脏负荷）。

4. 选择适宜的解热措施　根本的措施在于治疗原发病。此外，可以针对发热机制的不同环节，选择使用相应的解热药物。

5. 加强对高热或持久发热病人的护理　保证充足易消化的营养食物，补充足够的维生素，尤其是维生素B、C；退热期，要给病人补充足量的水，以防脱水；对心肌损害者，应加强心功能监护；注意口腔清洁、通便等。

（庞庆丰）

病例及思考题

一女性患者，17岁，学生，因近2天发热、头痛、全身肌肉酸痛，食欲减退，来门诊检查，以“发热待查”收治入院。

体检：体温39.4℃，脉搏100次/min，呼吸20次/min，BP13.3/9.33kPa（100/70mmHg）。咽部充血，两肺呼吸音粗糙，但未闻及啰音，心律齐，腹软，肝脾未及。胸透无异常发现。实验室检查：白细胞总数1.93×10^{9}/L，中性粒细胞0.83×10^{9}/L。大便黄色糊状，蛔虫卵未发现，尿量减少，其余正常。

入院后给予抗生素及输液治疗。在输液过程中出现畏寒、寒颤、烦躁不安。测得体温41℃，心率120次/min，呼吸浅促，停止输液，肌注异丙嗪1支，并给予酒精擦浴，头部置冰袋。次日，体温渐降，患者精神萎靡，出汗较多，继续输液及抗生素治疗。3d后，体温降至37℃，除感乏力外，无自觉不适。住院6d痊愈出院。

（1）入院时的发热是怎样引起的？与第2d的输液反应是否是同一过程？

（2）输液过程中出现的畏寒、寒颤、体温升高等属何种反应？为什么？

（3）解释其发生头痛、烦躁不安、食欲减退、出汗较多、脉搏、呼吸、心率改变的原因。

第八章

应　激

第一节　概　述

一、应激的概念

来自机体内外环境的、躯体的(physical)或心理的(psychologic)刺激，只要达到适当的强度，都可以引起机体特异性和非特异性两类反应。例如，环境温度过低引起的机体生理性特异反应为寒战，特异性病理变化为冻伤；热刺激引起机体的生理性特异反应为出汗，特异性病理变化为烫伤或灼伤。同时，这些情况下机体还会出现一定的神经内分泌反应、细胞或体液中某些蛋白质成分改变以及一系列功能与代谢的变化，不管刺激因素的性质如何，这一组反应都大致相似，属于非特异性反应。机体在受到各种内外环境因素刺激时所出现的非特异性全身反应，称为应激(stress)或应激反应(stress response)。

应激是所有生命生存和发展中普遍存在的一类反应。它是机体整个适应、保护机制的重要组成部分。一定程度的应激反应能保持机体处在应付突变事件的准备状态，有利于机体的战斗或逃避(fight or flight)，有利于在变动的环境中维持机体的自稳态(homeostasis)，增强机体的适应力。但过强过持久的应激反应可以成为某些疾病的病因、诱因或使原有疾病复杂化。

二、应激原的概念

任何能够引起应激反应的机体内外的刺激因素皆可称作应激原(stressor)。对于不同个体，同一应激原引起应激反应所需的刺激强度可以明显地不同。即使对于同一个体，在不同的时间和不同的条件下，引起应激反应的同一应激原刺激强度也可不同。应激原可粗略地分为以下三大类：

1. 外环境因素　如过冷、过热、噪声、强光、电击、低氧、创伤、感染等。

2. 个体内环境因素　内环境失衡是一类重要的应激原，如器官功能紊乱、体液质与量的改变等。

3. 心理、社会环境因素　如丧偶、生活孤独、担心不安、居住拥挤、工作负担过重、职业竞争、人际关系复杂等。

应当知道，应激对机体利弊两方面的作用是由于各类应激原具有引起良性应激(benign stress)和劣性应激(distress)的双重性所致。

三、全身适应综合征

如上所述，应激既能作为机体的非特异性适应性保护机制，也能引起某些疾病或使原有疾病复杂化。机体多数应激反应在应激原撤除后可很快趋于平静和恢复自稳态。但如果劣性应激原持续作用于机体，则应激可表现为一个动态的连续过程，最终导致或加重内环境紊乱，引起疾病或致病情恶化，甚至死亡。早在 20 世纪 30 年代和 40 年代，Seley 等以剧烈运动、过冷、横断脊髓、注射亚致死剂量甲醛或吗啡为应激原，在动物实验中发现了一系列相同的非特异性的体内变化，他们把这种反应称为全身适应综合征(general adaptation syndrome,GAS)。GAS 的动态连续过程既说明应激反应的非特异性，又说明应激对机体有利与有害的双重意义。Selye 等将其分为三期。

1. 警觉期(alarm stage)　此期在应激原作用后迅速出现，持续时间短。以交感-肾上腺髓质兴奋为主，伴有糖皮质激素(GC)增多。主要反应为肾上腺素分泌增多，血压上升，心跳、呼吸加快，心、脑、骨骼肌血流量和血糖增高等。警觉期是机体保护防御机制的快速动员期，使机体处于最佳动员状态，有利于机体的战斗或逃避。

2. 抵抗期(resistance stage)　是应激原持续作用后机体的抵抗或适应阶段。交感-肾上腺髓质反应逐渐减弱，GC 分泌持续增多。主要表现为代谢率明显增高、胸腺与淋巴组织缩小，炎症和免疫反应降低。抵抗期中机体对特定应激原的抵抗程度增强，对其他应激原的抵抗力下降，机体的防御贮备能力逐渐被消耗。

3. 衰竭期(exhaustion stage)　由于有害刺激持续、强烈的作用，机体抵抗能力已经耗竭，可再度出现警觉期的症状。GC 持续增高，GC 受体的数量和亲和力下降。机体有严重的内环境紊乱，出现各种病理性变化，发生应激性疾病或应激相关疾病，甚至死亡。

需要说明的是，应激反应不一定都出现这三个阶段，多数只有第一期、第二期的变化，少数严重的应激反应才进入第三期。

第二节　应激反应的基本表现

应激反应作为一种非特异的、广泛存在的反应，其变化可发生在机体的整体、器官、细胞乃至基因各个水平。根据这些变化发生的性质及影响，应激反应的基本表现可分为三个部分：① 神经内分泌反应。② 细胞体液反应（包括急性期反应蛋白、热休克蛋白等）。③ 器官、组织功能代谢变化。

一、应激的神经内分泌反应

应激反应的神经内分泌改变，主要为蓝斑-去甲肾上腺素能神经元（LC-NE）/交感-肾上腺髓质系统和下丘脑-垂体-肾上腺皮质激素系统（HPA 轴）的强烈兴奋。

（一）LC-NE/交感-肾上腺髓质系统的变化

1. 应激时，LC-NE 的中枢调控作用　LC-NE/交感-肾上腺髓质系统的中枢整合部位在脑干蓝斑及与之相关的去甲肾上腺素能神经元。蓝斑是应激时最敏感的脑区，相关的去甲肾上腺素能神经元有广泛的上、下神经纤维联系。

（1）引起与应激相关的情绪反应：LC-NE 的上行纤维可投射到与情绪反应有关的脑区如新皮质、边缘系统和杏仁核，相应脑区中 NE 的释放可引起警觉、紧张、兴奋或焦虑等情绪应激反应。

（2）调控外周交感-肾上腺髓质的应激反应：LC-NE 的下行纤维至脊髓侧角，引起交感-肾上腺髓质反应，见后述。

（3）启动 HPA 轴应激反应：室旁核（PVN）分泌促肾上腺皮质激素释放激素（CRH）的神经元与脑干去甲肾上腺素能神经元有直接纤维联系，并有 α 肾上腺素能受体。电刺激去甲肾上腺素能神经元的上行通路可使垂体门脉 CRH 水平增高，药物阻断 α 肾上腺素能受体可阻止某些应激原对 HPA 轴的兴奋。

2. 应激时，交感-肾上腺髓质系统的外周效应　反应特点为血浆肾上腺素、去甲肾上腺素浓度迅速增高。根据应激原及其作用性质的不同，血中儿茶酚胺水平在刺激消除后恢复速度的快慢程度也不同。运动员比赛结束后一个多小时，血浆儿茶酚胺浓度即可恢复正常；大面积烧伤患者半个月后，尿中儿茶酚胺排出量仍可高达正常人的 7～8 倍。应激时，交感-肾上腺髓质系统兴奋所产生的一系列代谢和功能改变，在一定范围内有利于机体的防御或代偿机制；若机体处于持续或过分强烈的交感-肾上腺髓质系统兴奋状态，则会受到相当的损害。

（1）应激时，交感-肾上腺髓质系统兴奋的防御或代偿意义：① 心血管系统：儿茶酚胺对心脏的兴奋及对外周阻力与血管容量的调整，使应激时组织血液的供应更合理、更充分，如引起心率加快、心收缩力增强、心排血量增加、血压上升、全身性血液重分配等。在与战斗、逃避有关的应激反应中，除心、脑血供增加外，骨骼肌的血供也增加。② 呼吸系统：儿茶酚胺引起支气管扩张，肺泡通气量增加，机体摄取氧增多。③ 物质和能量代谢：儿茶酚胺激活胰腺组织的 α 受体，使胰岛素分泌减少；激活 β 受体，使胰高血糖素分泌增加，结果是糖原分解、脂肪动员、糖异生，能够提高血糖以增加组织能量供应。④ 其他：促进促肾上腺皮质激素（ACTH）、生长激素（GH）、肾素和促红细胞生成素的分泌，引起体内广泛地动员，使机体处于唤起

(arousal)状态，有利于应付各种环境变化。

(2) 应激时交感-肾上腺髓质系统过度兴奋的不利影响：强烈或持续的交感-肾上腺髓质系统兴奋，可引起机体能量过度消耗、组织大量分解、血管强烈痉挛、器管组织严重缺血与功能障碍，也可引起血液应激综合征(易于形成血栓)和致死性心律失常。

(二) HPA 轴的变化

由下丘脑室旁核释放的 CRH 经垂体门脉系统或轴突输送，至垂体前叶使 ACTH 释放增加，进而促进 GC 的分泌，构成了所谓“HPA 轴”。

1. 应激时，CRH 的中枢调控作用　应激时 HPA 轴兴奋的关键是 CRH 的释放。CRH 神经元广泛分布于 CNS(从大脑皮质至脊髓)，但主要部位在室旁核。由边缘系统整合的下行应激信号和躯体直接来的上行信号(如剧烈温度或血压变化等信号)都可引起室旁核的 CRH 神经元释放 CRH。应激时 CRH 分泌的中枢效应包括：① 刺激 ACTH 分泌和引起 HPA 轴激活。② 调控应激时的情绪行为反应。CRH 引起这种反应并不依赖于 HPA 轴的激活，而与机体情绪反应的关键脑区之一杏仁核密切相关。应激时，CRH 适量地增多可提高机体的适应性，机体出现兴奋或愉快感，并能激发斗志。但 CRH 大量增加或慢性应激时持续增加则会造成适应机制障碍，出现焦虑、抑郁、食欲和性欲减退等。③ 促进其他激素如内啡肽的释放，CRH 也促进 LC/NE 活性，与 LC/NE 轴形成交互影响。

2. 应激时，HPA 轴的外周效应　应激时，无例外地出现血浆 GC 浓度迅速、较大幅度升高。临床上常以测定血浆皮质醇浓度、外周血液嗜酸粒细胞数和尿中17-羟类固醇量作为应激强度的判断指标。动态观察皮质醇分泌量对判断应激状况尤为重要。如正常未应激的成人皮质醇分泌量为每天 25～37mg；手术后当天患者皮质醇分泌量可比正常时增加 3～5 倍(大约每天 100mg 左右)，术后若无并发症可在 24h 内恢复正常，否则会持续升高；大面积烧伤病人皮质醇分泌量增加可延续 2～3 个月。通常情况下，GC 和 ACTH 增多会反馈性地抑制 ACTH 和 CRH 的进一步分泌；但应激时，肾上腺素和血管加压素分泌增多使上述负反馈抑制作用减弱，前者可直接作用于腺垂体使 ACTH 分泌增加，后者可加强 CRH 对 ACTH 的分泌效应。

GC 分泌增多是应激时最重要的一个反应。摘除双侧肾上腺的动物如受到有害刺激很容易发生死亡；肾上腺皮质功能过低的患者对应激原的抵抗力明显降低。这些事实表明应激时 GC 增加对机体具有保护作用，但体内 GC 持续增加也可对机体造成损害。

(1) 应激时，GC 分泌增多的保护作用：① GC 能促进蛋白质分解和糖异生，对儿茶酚胺、胰高血糖素等的脂肪动员起允许作用，这些机制能够提高血糖水平，保证应激时重要器官(如脑、外周神经、骨骼肌、白细胞等)的能量供应。② GC 能增强心血管对儿茶酚胺的反应性，在维持血压方面起重要作用。GC 不足时，心肌收缩力降低、心排血量减少、外周血管扩张、血压下降，严重时发生循环衰竭。③ GC 能抑制多种炎性介质(如白三烯、血栓素 A_2、缓激肽等)和细胞因子(如淋巴因子等)的生成、释放与激活;能够稳定溶酶体膜,防止或减少溶酶体酶的外漏,减少应激时各种因子和溶酶体酶对细胞的损伤。

(2) 应激时,GC 分泌持续增加对机体的不利影响:慢性应激时,GC 持续增多会造成:① 免疫反应明显受抑。机体出现胸腺、淋巴结缩小,细胞因子和炎性介质生成减少,免疫力降低,易发生感染。② 生长发育迟缓。急性应激时,GH 升高,但慢性应激时,因 CRH 的作用使 GH 受抑;GC 增加也可使靶细胞对胰岛素样生长因子Ⅰ(IGF-Ⅰ)产生抵抗,都会影响生长发育。③ 性腺轴抑制。GC 持续增加可抑制下丘脑、腺垂体的促性腺素释放激素(GnRH)和黄体生成素(LH)的分泌,并使性腺细胞对这些激素产生抵抗,引起性功能减退或月经不调。④ 甲状腺轴抑制。GC 能抑制促甲状腺激素释放激素(TRH)和促甲状腺激素(TSH)的分泌,能阻碍 T_4 在外周组织转化为高活性的 T_3。⑤ 行为异常。如产生抑郁症、自杀倾向和异食癖。⑥ 物质代谢异常。如出现高血脂、高血糖等。

(三) 其他激素反应

应激时,其他内分泌激素的变化包括胰高血糖素、β-内啡肽(β-endorphin)、ADH、催乳素增高;GH 增高(急性应激时)或降低(慢性应激时);胰岛素、TRH、TSH、T_4、T_3、GnRH、LH 和卵泡刺激素(FSH)降低等。

1. 胰高血糖素和胰岛素　应激时,交感神经兴奋通过 β 受体刺激胰岛 A 细胞分泌胰高血糖素增加,以促进肝糖原分解和糖异生,引起血糖升高;通过 α 受体抑制胰岛 B 细胞分泌胰岛素,此时,尽管胰高血糖素增加和血糖升高都可直接刺激胰岛素分泌,但血浆胰岛素含量仍有所减少,使血中胰岛素和胰高血糖素的比值明显降低,成为应激时血糖升高的重要原因之一。应激时血糖增加有利于向组织特别是胰岛素非依赖性组织如脑、外周神经、白细胞等提供充足的能源。

2. 醛固酮和抗利尿激素　应激时交感-肾上腺髓质系统兴奋使肾血管收缩,激活肾素-血管紧张素-醛固酮系统,血浆醛固酮水平常升高。ACTH 也可刺激醛固酮分泌。情绪紧张、运动、手术、胃肠牵拉、缺氧、烧伤等应激原使 ADH 分泌增加。醛固酮和 ADH 分泌增加都可使尿量减少,有利于应激时血容量的保存;但由于水排出减少,手术、创伤等患者输液时应注意输液量与速度。

3. β-内啡肽　许多应激原(手术、分娩、电刺激、内毒素、脊髓损伤等)均能引起腺垂体合成 β-内啡肽明显增多,可达正常的 5~10 倍。其升高程度常与 ACTH 的增加平行一致。β-内啡肽在应激调控中起着重要的作用,表现在:① 抑制 ACTH 和 GC 的分泌,可能与其抑制 CRH 释放有关,这有助于避免应激时垂体-肾上腺皮质轴的过度兴奋。② 抑制交感-肾上腺髓质系统的活性,如 β-内啡肽可抑制该系统强烈兴奋所致的血管痉挛性收缩以避免组织缺血,降低过快的心率以提高心脏工作效率等。但休克时 β-内啡肽对心血管的抑制是导致休克发展的机制之一。③ 应激镇痛。应激时,β-内啡肽的分泌增多可提高机体痛阈,由于疼痛本身是一个劣性应激原,因此,应激镇痛可减少机体的不良应激反应。

二、应激的细胞体液反应

多种应激原，特别是非心理性应激原可使细胞出现由细胞内信号转导和相关基因激活引起的某些蛋白质表达的反应。其中大多为具有保护作用的蛋白质，如急性期反应蛋白、热休克蛋白、某些酶和细胞因子等。

（一）急性期反应蛋白(acute phase protein，AP)

1. AP的概念　机体在感染、炎症或组织损伤等情况时，于短时间(数小时至数天)内出现血浆中某些蛋白质浓度增高的非特异性反应称为急性期反应(acute phase response)。急性期反应能够增强机体抵抗力、加速病原体的清除和促进损伤修复，是疾病痊愈的重要基础，但反应过度也可造成损伤。

AP是急性期反应中体内血浆浓度迅速增高的蛋白质的总称。最早发现的AP是C-反应蛋白(C-reactive protein，CRP)，它因为能与肺炎双球菌的荚膜成分C-多糖体起反应而得名。正常时血中AP含量很少，但在急性期反应时明显增高，有的可增高1000倍以上，如CRP、血清淀粉样A蛋白。少数蛋白血浆浓度在急性期反应时可降低，如白蛋白、前清蛋白、转铁蛋白、细胞色素P450等，被称为负急性期反应蛋白。

2. AP的来源和分型　AP属分泌型蛋白，主要在肝脏由肝细胞合成，少量由单核巨噬细胞和成纤维细胞产生。

目前已知的AP种类繁多(表8-1)。根据诱导物不同，AP可分为两型：①Ⅰ型AP，指主要由白细胞介素-1(IL-1)和肿瘤坏死因子(TNF)诱导生成的AP，如CRP、血清淀粉样A蛋白和补体C3等。②Ⅱ型AP，指主要由白细胞介素-6(IL-6)为代表的某些细胞因子诱导生成的AP，如纤维蛋白原、α_1-抗糜蛋白酶和铜蓝蛋白等。

表8-1　重要的急性期反应蛋白

成　分	分子量	正常血浆浓度/mg/ml	急性炎症时增加
C-反应蛋白	105 000	<0.5	>1000倍
血清淀粉样A蛋白	160 000	<10	>1000倍
α_1-酸性糖蛋白	40 000	55～140	2～3倍
α_1-蛋白酶抑制剂	54 000	200～400	2～3倍
α_1-抗糜蛋白酶	68 000	30～60	2～3倍
α_2-巨球蛋白	1 000 000	150～420	
结合珠蛋白	100 000	40～180	2～3倍
纤维蛋白原	340 000	200～450	2～3倍
铜蓝蛋白	151 000	15～60	50%
补体	180 000	80～120	50%

3. AP 的生物学功能 AP 的生物学功能涉及范围极广，主要有以下方面：① 抑制蛋白酶：创伤、感染时，体内蛋白水解酶增多，引起组织的损害。AP 中的蛋白酶抑制剂可减少蛋白水解酶对组织的损伤。② 清除异物和坏死组织：如 CRP 可与细菌细胞壁结合，起抗体样调理作用；激活补体经典途径；促进吞噬细胞的功能；抑制血小板磷脂酶，减少其炎症介质的释放等，都有利于清除异物和坏死组织。CRP 升高程度常与炎症、组织损伤的程度呈正相关，因此，临床上常用 CRP 作为观察炎症和疾病活动性的指标。③ 抗感染：如 CRP、补体成分的增多可加强机体的抗感染能力；纤维蛋白原形成的纤维蛋白在炎症区组织间隙有利于阻止病原体及其毒性产物的扩散。④ 抗损伤：如铜蓝蛋白能活化超氧化物歧化酶(SOD)，具有清除氧自由基、减少组织损伤的作用；凝血蛋白类的增加可增强机体抗出血性损伤的能力；血清淀粉样 A 蛋白可促使损伤细胞修复。⑤ 结合、运输功能：结合珠蛋白、铜蓝蛋白、血红蛋白结合蛋白等可与相应的物质结合，避免过多的游离 Cu^{2+}、血红蛋白等对机体的危害，并可调节它们的体内代谢过程和生理功能。

4. AP 诱导生成的机制 急性期反应是机体的一种起动迅速的防御反应，其发生机制以及 AP 的诱导生成与应激时神经内分泌改变和代谢变化等有关。在神经内分泌方面，CRH 介导 IL-1 诱生 AP；GC 增强 IL-1 和 TNF-α 诱导肝细胞合成 AP。另外，GC 也能抑制单核巨噬细胞合成 IL-1；胰岛素可抑制 AP 的合成。

（二）热休克蛋白(heat shock protein，HSP)

1. HSP 的概念和基本组成 HSP 是指细胞在应激原特别是环境高温诱导下新生成或生成增加的一组蛋白质，它们属于非分泌型蛋白质，主要在细胞内发挥功能，能够稳定细胞结构、维持细胞生理功能，从而提高细胞对应激原的耐受性。

HSP 首先是在果蝇体内发现的。果蝇幼虫唾液腺的多丝染色体(polytene chromosome)比一般染色体粗 1000～2000 倍，故有利于在光镜下进行观察研究。1962 年，有人发现，将果蝇的培养温度从 25℃提高到 30℃，30min 后就可在多丝染色体上看到蓬松现象(或称膨突，puff)，提示热应激(或热休克)使这些区带基因的转录加强，并可能有某些蛋白质的合成增加。1974 年，从经受热应激的果蝇幼虫的唾液腺等部位分离到了 6 种新的蛋白质，将其命名为 HSP。以后发现除环境高温以外，其他应激原如缺氧、寒冷、饥饿等也能诱导 HSP 生成，因此，HSP 又称为应激蛋白(stress protein)。

现已明确，从原核细胞到真核细胞的各种生物体(包括植物和动物与人类的整个生物界)都能生成 HSP，其同类型 HSP 的基因序列具有高度同源性，提示 HSP 在生物进化过程中有着高度保守性，也说明它们对于维持细胞的生命十分重要。HSP 是一个大家族，大多数 HSP 是细胞的结构蛋白即结构性 HSP，部分 HSP 在应激时新合成或合成增加即诱生的 HSP。根据 HSP 相对分子质量的大小通常将其分为四个主要家族(HSP90、HSP70、HSP60 和小分子 HSP 家族)。此外，还有分子量为 100 000～110 000、性质不同于上述家族的大分子 HSP。

2. HSP 的基本功能 细胞内 HSP 的含量很高，约为细胞总蛋白质的 5%。结构性 HSP 的功能涉及细胞结构的维持、更新、修复等,能帮助蛋白质的正确折叠、转运、含量维持和降解,因此,被形象地称为“分子伴娘”(molecular chaperone);应激时,诱生性 HSP 主要与受损蛋白质的修复或移除有关,具有使聚集或异常折叠的蛋白质恢复部分功能的作用,从而保护细胞免受进一步损伤。已有的证据表明,HSP 可增强机体对多种应激原的耐受能力,如 HSP 合成的增加可使机体对热、内毒素、病毒感染、心肌缺血等多种应激原的抵抗能力增强,表明了应激反应在分子水平上的保护机制。

3. HSP 的基本结构及与功能的关系　HSP 的 N 端为一个具有 ATP 酶活性的高度保守序列,C 端为一个相对可变的序列,后者能识别某些蛋白质的疏水结构区,而结构正常的天然蛋白质的疏水结构区常被折叠隐藏于内部,故 HSP 不与之反应。当新合成的肽链尚未折叠或在有害因素作用下肽链的折叠结构受损时,HSP 就能与之结合,并依靠其 N 端的 ATP 酶活性,利用 ATP 促成这些肽链正确折叠、移位、修复或降解。

4. HSP 诱导生成的机制　研究发现,在非应激细胞的胞浆和胞核中皆存在一种蛋白质,被称为热休克转录因子(heat shock transcription factor,HSF),通常以单体形式存在。当热应激或其他应激原作用于细胞后数分钟内,HSF 会聚合成三聚体并聚集于细胞核中,与热休克基因(heat shock gene)上游的启动序列相结合,从而启动 HSPmRNA 的转录和 HSP 的合成。这一过程受到 HSP 的反馈调节,HSP 可与 HSF 结合使其维持单体状态,而单体的 HSF 不具有 DNA 结合特性,故不能激活热休克基因的转录。

因此,目前推测各种应激原引起 HSP 增多的模式是:热或其他应激原引起细胞内蛋白质结构损伤或新合成肽链错误折叠,暴露出能够与 HSP 结合的部位,使结构性 HSP 与其结合,并使结构性 HSP 原先结合的 HSF 得以游离而聚合成三聚体,后者再启动基因的转录合成或增加合成 HSP,这些诱生的 HSP 可在蛋白质水平起防御、保护作用(图 8-1)。

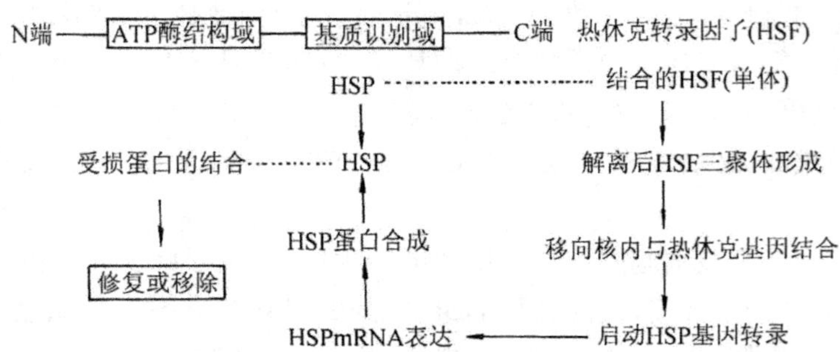

图 8-1　HSP 的结构、诱生和在蛋白质水平的防御、保护作用

三、应激时机体的功能代谢变化

（一）能量和物质代谢的变化

应激时，能量代谢明显加强；物质代谢总的特点是分解增加，合成减少。

1. 高代谢率（超高代谢）　严重应激时，儿茶酚胺、糖皮质激素分泌增加，体脂动员明显增强，外周肌肉组织分解旺盛，使代谢率显著升高。正常成人安静状态下每天约需能量8368kJ（2000kcal）。大面积烧伤的患者，每天可高达20 920kJ（5000kcal），相当于重体力劳动时的代谢率。重度应激时，机体可很快出现消瘦、衰弱和抵抗力下降，并难以用单纯的营养来逆转。对于这些患者，除了充分的营养支持外，适当调整机体的应激反应，使用某些促进合成代谢的生长因子被证明是有益的。

2. 糖、脂肪和蛋白质代谢的变化　应激时，物质代谢的特点与应激时能量代谢的升高相匹配，保证了机体应付紧急情况时有足够的能量可以得到提供。但是，应激持续时间过长，体内消耗过多，可致体重减轻、贫血、创面愈合迟缓和全身性抵抗力降低。

（1）糖代谢：应激时，一方面胰岛素相对不足、外周胰岛素依赖组织对胰岛素的敏感性降低，减少了对葡萄糖的利用（胰岛素耐受）；另一方面，儿茶酚胺、胰高血糖素、生长激素和肾上腺糖皮质激素等促进糖原分解和糖异生，结果出现血糖升高，甚至出现糖尿，被称为应激性高血糖或应激性糖尿。

（2）脂肪代谢：应激时，脂解激素（肾上腺素、去甲肾上腺素、胰高血糖素和生长激素）增多，脂肪的动员和分解加强，血中游离脂肪酸和酮体不同程度地增加，同时组织对脂肪酸的利用也增加。严重创伤后，机体所消耗的能量有75％～95％来自脂肪的氧化。

（3）蛋白质代谢：应激时，肾上腺皮质激素分泌增加，胰岛素分泌减少，使蛋白质分解加强，同时蛋白质破坏增多，合成减弱。尿氮排出量增加，出现负氮平衡。

（二）中枢神经系统的变化

中枢神经系统（CNS）是应激反应的调控中心。丧失意识的动物遭受躯体创伤时可不出现GAS的内分泌改变，昏迷患者对多数应激原也不出现应激反应，表明在应激反应中CNS特别是大脑皮质具有调控整合功能。

CNS功能也明显受到应激反应的影响。机体对各种应激原的反应常包括生理和心理（或情绪）两种成分。如感染时可引起发热、心跳呼吸加快、AP增加等生理反应；同时患者感觉不适、活动受限、工作与学习受影响，甚至要住院治疗等，可使病人产生焦虑、恐惧不安等。

应激的生理反应主要通过交感-肾上腺髓质系统和HPA轴表达，心理反应主要通过大脑边缘系统的皮质、下丘脑、海马、杏仁体等调控。应激时，上述神经系统和中枢部位会出现活跃的神经传导、神经递质变化及相应功能的改变。而过于强烈、持久的心理反应可使中枢功能紊乱，引起心理障碍或诱发精神病。

（三）免疫系统的变化

应激对免疫功能的影响较为复杂。例如急性应激反应时，机体血浆中非特异性抗感染的 AP 可明显升高等。但持续强烈的应激反应常造成免疫系统功能减弱，这是 GC 分泌增加的结果，也可能与生长激素、盐皮质激素有一定的关系。GC 对免疫反应的许多环节都有影响，主要是抑制巨噬细胞对抗原的处理和吞噬，阻碍淋巴细胞 DNA 合成和有丝分裂，破坏淋巴细胞，使外周淋巴细胞数减少，并损伤浆细胞，从而抑制细胞免疫反应和体液免疫反应。可见应激时的神经内分泌反应对免疫系统具有调控作用。

此外，免疫系统反过来也参与对应激的调控。各种应激原引起应激反应通常需要神经系统的感知功能。微生物感染、毒素和抗原等刺激都不能为一般意义上的感觉系统感知，故需依赖免疫细胞发生防御反应的同时，产生神经内分泌激素和细胞因子，再使神经内分泌系统感知这些非识别性刺激。某些细胞因子作用于特定靶细胞，也具有神经内分泌激素样作用。如 TNF 使下丘脑分泌 CRH，促进肾上腺皮质分泌 GC，还具有 TSH 样作用和使黑色素生成的效应(MSH 样作用)。

（四）心血管系统的变化

应激时，心血管系统的基本变化有心率加快、心收缩力加强、心排血量增加、血压升高等。某些与运动、战斗有关的应激可引起骨骼肌血管明显扩张，使血液重分布、外周总阻力下降。这些变化主要由交感-肾上腺髓质系统介导，有利于提高机体心、脑、骨骼肌血液供应，具有十分重要的防御、代偿意义。

但应激时交感-肾上腺髓质系统过度兴奋对心血管系统有不利影响：① 皮肤、腹腔内脏和肾缺血、缺氧，易引起酸中毒。② 心肌耗氧量增多，心室纤颤的阈值降低，在冠状动脉和心肌已有损害的基础上，强烈的精神应激可能诱发心室纤颤，导致猝死。应激时冠状动脉血流量通常是增加的，但某些情绪性应激可出现冠状动脉痉挛，特别在已有冠状动脉病变时更易发生心肌缺血。情绪性应激时也易发生心律失常(与钙内流增加、心肌细胞膜电位负值变小、心肌细胞不应期延长、传导延缓产生兴奋折返等机制有关)。③ 持续血管收缩使血压升高。心理应激可能是原发性高血压发病机制中的一个重要始动因素(见下述)。

（五）消化系统的变化

应激时，消化功能障碍较为多见。精神心理应激常可成为某些肥胖症或神经性厌食症的诱因，前者可能是因为应激时下丘脑内啡肽和单胺类(NE、多巴胺、5-HT)浓度增加出现多食的结果，后者则可能与 CRH 分泌增加造成食欲减退有关。较常见、较明显的变化是由应激引起的消化道溃疡，包括应激性上消化道溃疡(见下述)和溃疡性结肠炎。

（六）血液系统的变化

急性应激时，外周血中的白细胞数目增多、核左移，血小板数目增多、黏附力增强，血液凝固性和纤溶活性暂时增强，全血和血浆黏度升高，红细胞沉降率增快。上述改变既有抗感染、抗损伤出血的有利方面，也有促使严重感染或创伤发生 DIC 的不利方面。慢性疾病时常因慢性应激而出现贫血，可能与单核巨噬细胞系统对红细胞破坏增加有关。此时，红细胞的寿命常缩短至 80d 左右。

（七）泌尿生殖系统的变化

应激时，泌尿功能的主要变化表现为尿少、尿比重升高、钠水排出减少，其机制与交感神经兴奋、RAAS 系统激活和 ADH 分泌增加有关。肾泌尿功能变化的防御意义在于维持循环血量，但肾缺血所致的肾泌尿功能障碍可导致内环境的紊乱。

应激对生殖系统常产生负面效应，表现为下丘脑分泌促性腺激素释放激素(GnRH)功能紊乱，特别在遭受精神心理应激时，某些女性可表现为月经紊乱或闭经，哺乳期妇女可出现乳汁明显减少或泌乳停止，后者机制未明。

第三节 应激与疾病

许多病理过程或疾病都伴有应激反应。应激结果会引起或加剧体内病理性变化时，这种应激常被称为“劣性应激”。习惯上，将那些应激起主要致病作用的疾病称为应激性疾病，如应激性溃疡(stress ulcer)。如果应激作为一个重要的原因或诱因在疾病发生、发展中起作用，通常称之为应激相关疾病，如原发性高血压、冠心病、溃疡性结肠炎、支气管哮喘等。

关于应激与疾病的内在联系，目前比较普遍的看法是：应激引起体内从基因到整体水平的一系列变化，这些变化将重新调整机体的内环境平衡状态，以对抗、适应应激原的作用。但这种变动了的内环境常常以增加器官功能的负荷或自身防御机制的消耗为代价，因此，过分强烈或长时间的应激状态将造成机体适应能力的破坏或适应潜能的耗竭，最终导致疾病的发生或发展。因此，有人将应激性疾病和应激相关疾病也称作适应性疾病。Selye 等所提出的全身适应综合征的第三期“衰竭期”的变化与此概念也是基本一致的。

本节以应激性溃疡和原发性高血压为例，说明应激与疾病的关系。

一、应激性溃疡

（一）概念

应激性溃疡是指患者在遭受各类重伤(包括大手术)、重病和其他应激情况下，出现胃、十二指肠黏膜的急性病变，主要表现为黏膜的糜烂、浅溃疡、渗血，少数溃疡可较深或穿孔。当溃疡侵蚀大血管时，可引起大出血，严重时可致死亡。严重创伤或重病患者中，应激性溃疡的发生率高达80%～100%；不到5%的病人发生应激性溃疡大出血，其中一半以上会死亡。应激性溃疡是一种急性溃疡，其组织病理学特点与慢性消化性溃疡不同：溃疡直径可达20mm，周围无水肿、炎性细胞浸润或纤维化。如果溃疡无出血或穿孔，患者存活后，溃疡可在数天内完全愈合，不留瘢痕。

（二）发病机制

迄今为止，关于应激性溃疡的发病机制尚未完全阐明。总的来说，应激性溃疡的发生，是由于应激时胃或十二指肠黏膜“损害性因素”的作用超过了其“保护性因素”的作用。

高酸度、胆汁逆流等是胃黏膜的损害性因素。正常时，体内存在很强的生理性胃黏膜防御机制（即保护性因素），可以避免这些损害性因素对胃黏膜的破坏作用，保护胃黏膜的完整性及其功能。保护性因素主要包括以下三方面：① 胃黏膜分泌的黏液与HCO_3^-组成黏液-碳酸氢盐屏障。② 合成内源性前列腺素，抑制胃酸分泌，促进黏液和HCO_3^-分泌，扩张血管以改善胃黏膜血流状态。③ 胃黏膜上皮细胞更新速率快（全部胃黏膜上皮细胞2～3d更换一次），使损伤的胃黏膜易于修复。

应激时过度的神经内分泌反应，引起胃黏膜保护性因素作用降低、损害性因素作用增加，成为应激性溃疡的主要原因和基本机制。

1. 胃黏膜缺血　这是应激性溃疡形成的最基本条件。应激时，由于交感-肾上腺髓质系统兴奋和血浆儿茶酚胺水平增高，胃肠黏膜明显缺血。这时，① 黏液和HCO_3^-生成减少，由黏膜上皮细胞间的紧密连接和覆盖于黏膜表面的黏液-碳酸氢盐层所组成的胃黏膜保护屏障遭到破坏，胃腔内的H^+易于顺浓度差进入黏膜；② 入侵黏膜的H^+不易被血流及时运走或被血液中HCO_3^-中和，增加了H^+对黏膜的损伤作用；③ 黏膜细胞的再生能力降低，使已经出现的黏膜缺损不易修复。

2. 胃腔内H^+向黏膜中逆向弥散　这是应激性溃疡形成的必要条件。胃腔内H^+浓度越高，黏膜病变通常越重。但应激时胃酸的分泌可增多，也可不变，甚至减少。动物实验表明，黏膜内固有层的pH值降低与溃疡形成直接相关。目前认为，黏膜内pH值的降低程度主要取决于胃腔内H^+向黏膜中反向弥散的量与黏膜血流量之比。在重伤、重病等应激状态下，胃黏膜血流量减少，即使由胃腔内反向弥散至黏膜中的H^+量不多，也将使黏膜内pH值明显降低，造成黏膜细胞损害。

3. 糖皮质激素分泌增多　应激时糖皮质激素水平增高，使蛋白质的分解大于合成，胃上皮细胞更新减慢，再生能力降低，已经发生的黏膜缺损也不易修复，胃黏膜对H^+的屏障作用被削弱。

4. 胃黏膜合成前列腺素（PGs）减少　PGs有保护黏膜上皮细胞的作用，这与增强细胞中和H^+的能力可能有关。生理情况下，胃黏膜上皮细胞能不断地合成和释放PGs。应激时黏膜缺血，胃黏膜PGs生成减少，进入细胞内的大量H^+不能被中和而引起细胞损害。

5．其他影响因素　包括：① 全身性酸中毒：全身性酸中毒可使胃黏膜上皮细胞内的 HCO_3^- 减少。② 胆汁逆流：胆汁中的胆汁酸和溶血卵磷脂是两种胃黏膜的损害性因素。生理情况下，可有少量胆汁由十二指肠逆流进入胃腔，但由于保护性因素占优势，不会造成胃黏膜损害。胆汁逆流在胃黏膜缺血的情况下可损害黏膜的屏障功能，使黏膜通透性增加，H^+ 弥散入黏膜增多。

二、原发性高血压

原发性高血压的发生是多因素作用的结果，而心理应激是该病发生机制中的一个重要始动因素。长时间情绪紧张和消极的心理状态（如焦虑、恐惧、愤怒、抑郁等）都可导致血压升高。当今世界高血压的发病率正随着城市化的加剧、生活工作节奏的加快、竞争的不断激烈、人口的愈趋拥挤等社会现象和问题的出现而日渐上升。由于应激与原发性高血压的关系十分密切，故把原发性高血压列入应激相关疾病。目前认为，应激引起原发性高血压的机制可能在于：

1．交感-肾上腺髓质系统和 HPA 轴兴奋　应激时，交感-肾上腺髓质系统兴奋，外周血管收缩、外周阻力升高，心排血量增加；同时 HPA 轴激活，GC 可使血管平滑肌细胞内钠水潴留、使平滑肌对升压因素更敏感，这些机制皆可引起血压增高。

2．遗传易感性的激活　多数学者认为，高血压的发生是遗传因素和环境因素长期作用的结果。高血压的遗传易感性是多基因的，而作为环境因素之一的社会和心理因素所引发的应激反应，可在多个环节引起遗传易感性的激活。

第四节　应激性损伤的防治原则

1．避免过于强烈和（或）过于持久的应激原作用于人体　例如，避免各种严重的意外性躯体性伤害，避免不良情绪和有害的精神刺激，避免过度而持久的精神紧张等。

2．及时地、正确地处理伴有病理性应激的病理过程或疾病　如创伤、感染、休克、应激性溃疡等，以尽量防止或减轻应激对病人的不利影响。

3．针对应激本身造成的损害，采取相应的措施　例如，可不经胃肠道加强严重创伤患者的营养补充，以弥补应激时因高代谢率和蛋白质分解增加所造成的体内物质大量消耗。

由于急性肾上腺皮质功能不全（如肾上腺出血、坏死）或慢性肾上腺皮质功能不全的患者，受到应激原刺激时不能产生应激；或者由于应激时病人因肾上腺糖皮质激素受体明显减少而表现出病情危急，这些情况下，都应及时地、大量地补充肾上腺糖皮质激素。

（余卫平）

病例及思考题

病例：患者，男，63岁，因饱餐后右上腹不适、恶心、呕吐反复发作1年多，以慢性胆囊炎、胆石症诊断住院治疗。既往无溃疡病史。体检：一般情况尚好，血压140/80mmHg，心律68次/min，腹软，剑突下轻压痛，无反跳痛，肝脾未触及。血常规血红蛋白为13.4g。B型超声波检查示胆囊壁毛糙、增厚，囊腔内可见结石阴影，胆总管增粗。入院第3d做胆囊切除、胆总管探查T形管引流，术中检查胃无病变，手术顺利。术后第7d上午9时突觉心慌、眼花，检查发现四肢厥冷，血压70/50mmHg，心率120次/min，律齐，T形引流管无血，初疑为冠心病。患者即而出现柏油样便，血红蛋白下降至8.7g。经输血1800ml，胃内碱性药物间断灌注，术后第10d出血停止。最后痊愈出院。

(1) 本例病人术后出现柏油样便，其原因是什么？可能的发病机制如何？

(2) 此时病人出现四肢厥冷，血压下降，心率增快说明病人体内发生了什么样的病理变化，发病机制如何？

(3) 治疗中为何要应用碱性药物？

第九章

弥散性血管内凝血

弥散性血管内凝血(disseminated intravascular coagulation, DIC)是指在某些致病因子的作用下凝血因子和血小板被激活,大量可溶性促凝物质入血,从而引起的一个以凝血功能失常为主要特征的病理过程。DIC的实质是机体内凝血与抗凝血之间平衡失调,由于凝血过度而导致全身微血管内广泛性微血栓形成(高凝状态),继而引起凝血因子及血小板的过度消耗而减少,并发展为继发性纤维蛋白溶解过程增强(低凝状态)。在以上病理变化的基础上,DIC患者临床表现常有出血、休克、脏器功能障碍和贫血。

第一节　弥散性血管内凝血的原因与发生机制

DIC可见于临床各科疾病,大多与血管内皮细胞和(或)组织损伤有关。常见的疾病有严重的细菌或病毒等感染、产科并发症(如羊水栓塞、胎盘早剥、宫内死胎滞留等)、血管内溶血、恶性肿瘤、白血病、烧伤、挫伤和组织坏死、心血管病(如急性心肌梗死等)、肝肾疾患(如肝炎、肝硬化、肾小球肾炎等)。如果这些疾病合并低血压、酸中毒、缺氧、休克,则更容易引起DIC。

一、血管内皮细胞损伤,激活因子Ⅻ,启动内源性凝血系统

各种病原体、抗原抗体复合物、缺血、缺氧、酸中毒、高热及细菌内毒素等作用均可刺激或损伤血管内皮细胞,使内皮下带有大量负电荷的胶原纤维暴露,凝血因子Ⅻ与之接触后,构型发生变化,活性中心暴露,激活成为凝血因子Ⅻa,然后再依次激活内源性凝血系统的其他因子而导致凝血。此种激活方式称为"接触激活"或"固相激活"。另外,凝血因子Ⅻ也可通过"液相激活"而激活。在激肽释放酶、纤溶酶等可溶性水解酶的作用下,凝血因子Ⅻ或Ⅻa可经酶性水解成因子$Ⅻ_f$。因子$Ⅻ_f$是一种激肽释放酶原激活物,经激活激肽释放酶原使之生成激肽释放酶,进一步促使

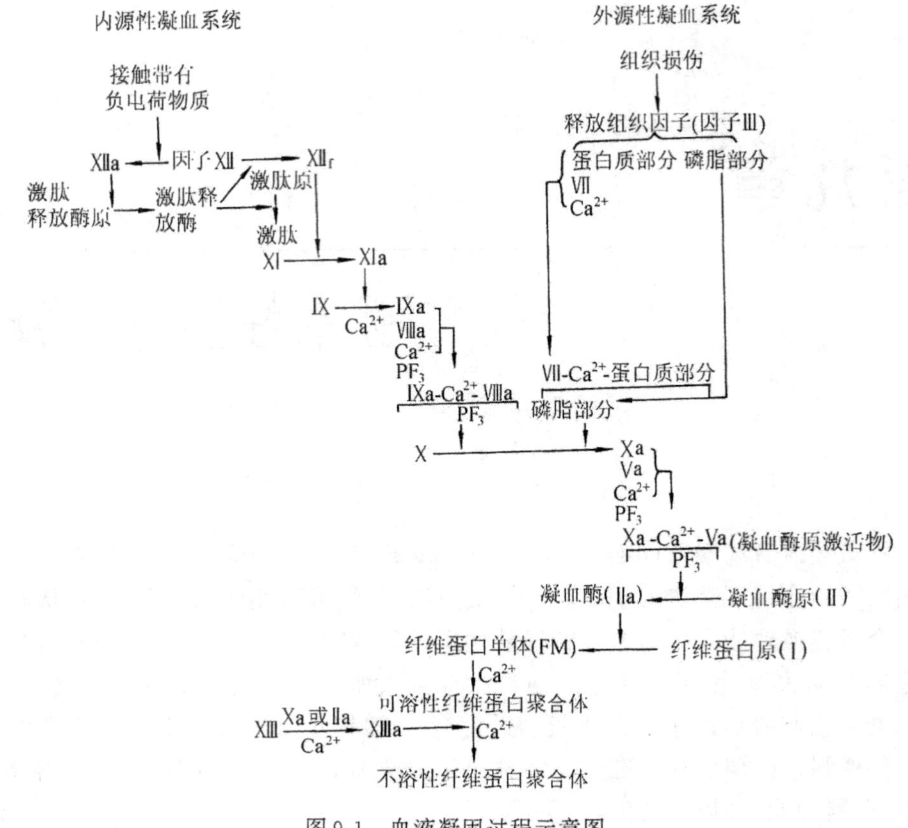

图 9-1 血液凝固过程示意图

因子Ⅻ的活化,从而加速内源性凝血系统的反应(图 9-1)。

二、组织因子入血,启动外源性凝血系统

组织因子(即凝血因子Ⅲ,也称组织凝血活酶)是一种脂蛋白,含有大量磷脂,广泛存在于体内各种组织细胞中。当在严重创伤、产科意外、外科大手术及恶性肿瘤和脏器坏死等病理情况下,损伤和坏死的组织会释放大量的组织因子入血。组织因子进入血浆后,血浆中的 Ca^{2+} 可以将因子Ⅶ连接在组织因子的磷脂上,形成复合物,经激活因子Ⅹ和Ⅸ而启动凝血系统(图 9-1),引起 DIC。

三、血细胞大量受损,血小板被激活

血中红细胞大量破坏可引起 DIC,而当红细胞破坏伴有较强的免疫反应时,更容易发生 DIC。临床上可见的急性溶血,如异型输血、溶血性疾病等引起的 DIC 中,由于红细胞大量破坏释放出 ADP,可触发血小板的黏附、聚集和释放反应,促进凝血过程。红细胞破坏后,红细胞膜上的大量磷脂成分也具有促凝作用。

粒细胞和单核细胞内含有促凝物质。临床上患急性早幼粒细胞性白血病的病

人，在白血病细胞大量坏死或经化疗杀伤时，白血病细胞的胞浆中所含有丰富的组织因子样的促凝物质就大量释放入血，很容易引起DIC。另外，在某些感染所引起的DIC，内毒素可以使中性粒细胞和单核细胞释放组织因子，同时有大量白细胞在肺血管中滞留，并释放大量促凝物质入血，促进DIC的发生发展。

血小板在DIC的发生发展中起着重要的作用。血小板有强大的促凝作用，被激活的血小板可释放PF_3、PF_4等血小板凝血因子；血管内皮细胞损伤使内皮下胶原暴露可激活血小板使其黏附与聚集；内毒素、抗原-抗体复合物、凝血酶等都可激活血小板，使其膜糖蛋白Ⅱ$_b$-Ⅲa复合物与纤维蛋白原结合，促进血小板释放ADP、5-羟色胺、血栓素A_2等，这些因子可进一步激活血小板，结果形成微聚体。在不同病因引起的DIC中，血小板所发挥的作用并不一致。它可以起原发的作用，例如血栓性血小板减少性紫癜。而在一般的DIC发病过程中，血小板多起继发的作用。

四、其他因素

一定量的羊水、转移的癌细胞或其他带负电荷的异物颗粒等进入血液后，可通过表面接触激活凝血因子Ⅻ，启动内源性凝血系统。某些蛇毒释放入血也可激活凝血系统。如蝰蛇毒可激活凝血因子X和凝血酶原，蝮蛇毒和响尾蛇毒则可使纤维蛋白原转变为纤维蛋白。急性坏死性胰腺炎时，大量胰蛋白酶进入血液，可激活凝血因子Ⅻ、X和凝血酶原，促进凝血酶生成。

第二节　影响弥散性血管内凝血发生发展的因素

影响DIC发生发展的因素很多，如能及早采取相应的措施及时减轻或延缓其作用，对防止DIC的发生发展具有重要意义。

一、单核吞噬细胞系统功能受损

单核吞噬细胞系统可以吞噬清除血液中促凝物质、凝血酶原激活物、凝血酶、纤维蛋白、纤溶酶和纤维蛋白降解产物。因此，在该系统功能正常时，即能发挥其防止凝血和纤溶过程亢进的作用。如果有少量促凝物质入血，就会被迅速清除而不致引起凝血功能失常。但是，如果单核吞噬细胞系统功能被封闭（如革兰阴性菌严重感染、酮症酸中毒等）或受抑制（如应用大量糖皮质激素、脾切除等），则体内只要产生少量促凝物质就可发生DIC。动物实验证明，预先注射二氧化钍封闭单核吞噬细胞系统，清除内毒素和激活的凝血因子的能力大大降低。故只要给动物注射一次内毒素，动物就容易发生DIC。临床上长期使用糖皮质激素、肝硬化、脾切除的病人就容易罹患DIC。

二、肝功能严重障碍

肝功能严重障碍，容易诱发DIC。主要由于肝功能低下时，肝脏灭活凝血因子Ⅸa、Ⅺa、Ⅹa等的能力大大降低，而产生的抗凝物质如蛋白C(protein C，PC)、抗凝血酶Ⅲ和纤溶酶原等减少。同时肝细胞处理乳酸的能力降低，导致酸中毒的发生，酸中毒可进一步损伤血管内皮细胞，促进血小板聚集。肝细胞如果大量坏死，又可以释放组织因子等促凝物质，这些因素都增加了血液的凝固性，促进DIC的形成。

三、血液高凝状态

血液处于高凝状态容易发生DIC。常见的有妊娠期高凝状态。妊娠后三周开始，孕妇血液中血小板、多种凝血因子(因子Ⅰ、Ⅱ、Ⅴ、Ⅷ、Ⅸ、Ⅹ及Ⅻ等)增多，而抗凝血酶Ⅲ、纤溶酶原活化素减少，来自胎盘的纤溶酶原活化素抑制物却增多。妊娠4个月以后，孕妇血液开始逐渐趋向高凝状态，到妊娠末期最明显。因此，产科意外时，DIC的发生率较高。另外，酸中毒可导致高凝状态。酸中毒除了可以直接损伤血管的内皮细胞引起DIC外，还可以使血小板的聚集性加强、肝素的抗凝活性降低、某些凝血因子的活性增高，使血液处于高凝状态，促进DIC的发生发展。

四、微循环障碍

正常微循环血流较快，微血管内皮完整光滑，不易形成纤维蛋白沉积。微循环障碍时，血流缓慢、瘀滞，血液浓缩，红细胞聚集，再加上内皮细胞损伤与酸中毒，这些都有利于DIC的发生。

五、其　他

不恰当地应用纤溶抑制剂，如6-氨基己酸和止血环酸等，会造成纤溶系统的过度抑制和血液黏度升高，促进DIC的形成。

DIC的发生发展还与促凝物质进入血液的数量、速度和途径有关。促凝物质进入少而慢时，如机体单核吞噬细胞系统等代偿功能健全，可以不发生或仅表现为症状不明显的慢性DIC；促凝物质入血过多过快，超过机体代偿能力时，则可以引起急性DIC。此外，DIC的定位与促凝物质入血的途径有关。动物实验显示，股静脉内注入凝血酶所引起的DIC，微血栓的分布以肺为主，主动脉内注入则微血栓主要在肾。

第三节　弥散性血管内凝血的分期和分型

一、分　期

典型的DIC可经过三期。

1. 高凝期　此期由于促凝因素的作用，激活凝血酶原，形成大量凝血酶，导致微血栓的形成。此时血液呈高凝状态，临床上表现为微循环障碍及相应脏器的功能紊乱。实验室检查：凝血时间和复钙时间缩短，血小板黏附性增加。

2. 消耗性低凝期　由于微血栓在血管内持续广泛地形成，血小板和凝血因子Ⅴ、Ⅷ、Ⅹ、Ⅻ及凝血酶原、纤维蛋白原等被大量消耗，因而血液逐渐转入低凝状态。与此同时，纤溶过程加强也逐渐明显，纤维蛋白降解产物等抗凝物质逐渐增多，更加重了血液的低凝状态。临床上表现为广泛的出血倾向和微循环障碍，呈现DIC的典型临床征象。实验室检查：外周血小板计数减少，纤维蛋白原含量下降，凝血酶原时间、出血时间、凝血时间和复钙时间延长。

3. 继发性纤溶亢进期　随着DIC的发展，纤溶酶原被激活，形成纤溶酶，生成的纤溶酶可将纤维蛋白（原）降解为X、Y、D、E等碎片，总称为纤维蛋白（原）降解产物（FDP）。FDP有较强的抗凝作用，使血液凝固过程进一步减弱，出血倾向加重。实验室检查：FDP增多，血浆鱼精蛋白副凝试验（3P试验）阳性，优球蛋白溶解时间缩短。

在急性DIC，由于发展很快，临床上往往不易发现高凝期。此外，在DIC发展过程中，消耗性低凝期与继发性纤溶亢进期可能有部分重叠或交叉。

二、分　型

（一）按DIC发生的速度分型

1. 急性型DIC　可在几小时或1～2d内发生，常见于各种严重感染、异型输血、重度创伤、羊水栓塞、急性排异反应等。病人的病情迅速恶化，分期不明显，临床表现常以休克和出血为主。实验室检查可发现血小板和血浆凝血因子明显降低，3P试验阳性。

2. 亚急性型DIC　在数天内逐渐形成，常见于恶性肿瘤转移、早幼粒细胞性白血病、宫内死胎等，表现介于急性型和慢性型之间。实验室检查显示血小板及血浆凝血因子轻度降低。

3. 慢性型DIC　常见于恶性肿瘤、胶原病、慢性溶血性贫血等疾病。病程在数月以上，临床表现轻微而不明显，常以局部栓塞症状为主。实验室检查较少发现有凝血因子异常，纤维蛋白原和血小板有时减少，FDP有时增多。

（二）按 DIC 代偿情况分型

在 DIC 发生发展过程中，血浆凝血因子与血小板不断消耗，但是肝和骨髓可通过增加凝血因子和血小板的生成而起代偿作用。因此，根据凝血物质的消耗与代偿生成增多之间的对比关系，可将 DIC 分为以下三型：代偿型、失代偿型和过度代偿型。

1. 代偿型　凝血因子及血小板的消耗与生成之间基本上保持平衡状态，主要见于轻度 DIC。此时病人无明显临床表现，或仅有轻度出血和微血栓形成的症状。实验室检查显示血小板和血浆凝血因子正常，3P 试验弱阳性。

2. 失代偿型　凝血因子和血小板的消耗超过生成，主要见于急性 DIC。此型病人出血、休克等表现明显。实验室检查显示血小板和纤维蛋白原等血浆凝血因子明显减少，3P 试验阳性。

3. 过度代偿型　机体代偿功能较好，凝血因子和血小板的生成迅速，可超过消耗，主要见于慢性 DIC 或 DIC 恢复期。此型病人出血或栓塞症状可不太明显。实验室检查其特点是血小板和纤维蛋白原至少有一种比正常量高。

需要指出的是，代偿型 DIC 或过度代偿型 DIC，在致病因子的性质或强度发生改变时，病人病情加重，转化为失代偿型。

第四节　弥散性血管内凝血时机体功能、代谢变化和临床表现

DIC 时，机体的功能代谢变化和临床表现多种多样，以微血栓形成和出血为突出表现。形成这些变化的病理凝血过程的增强及由此产生的凝血物质的消耗和继发性纤溶过程亢进，导致凝血与抗凝血之间的平衡失调，二者力量对比主要取决于凝血酶和纤溶酶的活性。

一、出　血

出血是 DIC 最重要而突出的表现，据统计，DIC 病人出血的发生率达 85%以上。出血的程度和范围因病情而异，最常见的是皮肤瘀点、瘀斑、注射部位渗血不止、消化道出血、血尿、阴道出血等。实验室检查有凝血时间和凝血酶原时间延长，纤维蛋白原和血小板减少。DIC 引起出血的机制较复杂，且出血不易被通常方式所制止，其主要机制有以下三方面：

1. 凝血物质减少　在 DIC 发生发展过程中，各种凝血因子和血小板大量消耗，特别是纤维蛋白原、凝血酶原、因子Ⅴ、Ⅷ、Ⅹ明显减少，使血液凝固性降低。

2. 纤溶系统激活和 FDP 的抗凝作用　纤溶系统激活时产生大量纤溶酶，后者可使纤维蛋白(原)逐步降解为 FDP，FDP 通过其强烈的抗凝作用引起出血。其中 X、Y 碎片可以和纤维蛋白单体结合，从而抑制纤维蛋白多聚体生成。Y、E 碎片有

抗凝血酶作用，大部分FDP都能抑制血小板的黏附和聚集。纤维蛋白的降解使微血栓溶解，血管再通，也可导致出血。这是因为微血栓较长时间堵塞血管，堵塞部位以下的血管壁因缺血变性、坏死所致。此外，纤溶酶还能水解因子Ⅴ、Ⅷ、Ⅺ及凝血酶原等，使血液凝固性更加降低，加重了出血。

3. 微血管壁通透性增加　DIC时由于凝血、激肽、纤溶、补体四个系统相继激活，血浆中FDP和激肽等血管活性物质增多，可引起微血管壁通透性增高，促进管壁渗血，加重出血。

二、休　克

急性DIC常伴有休克。统计资料表明，DIC合并休克者约占30%～80%，其发生主要机制是：

1. 回心血量减少　广泛的微血栓形成使微循环通路受阻，组织血液灌流量不足，回心血量减少。严重出血使血容量减少，使回心血量减少。DIC过程中，产生的FDP、5-羟色胺、组胺等使微血管壁通透性增高，血浆外渗，进一步减少回心血量。

2. 心功能障碍　心肌内发生DIC可造成心肌缺血、缺氧，严重时可引起局灶性心肌坏死。这些均可导致心肌收缩性减弱，心排血量随之减少，组织血液灌流量进一步降低。

3. 激肽系统激活　激肽系统被激活而产生的缓激肽，除增加血管壁通透性外，还可使微动脉及毛细血管前括约肌舒张，使外周阻力显著降低，血压下降。

DIC可引起休克，而重度及晚期休克又可促进DIC的形成。两者互为因果，形成恶性循环。

三、器官功能障碍

DIC时形成的微血栓，可以发生在任何器官，主要以血小板-纤维蛋白微血栓最常见。形成的微血栓可以阻塞相应部位的微循环血流，引起多发性器官栓塞，受损器官可因缺血、缺氧而发生功能障碍。常见的受累器官如下：

1. 肾　肾脏最易受累，往往发生双侧肾皮质和肾小管坏死。病人出现少尿、无尿及氮质血症等一系列急性肾功能衰竭的表现，是DIC常见致死原因之一。

2. 肺　肺血管广泛栓塞可引起淤血、出血、水肿、透明膜形成和肺不张。病人表现为严重呼吸困难和血氧分压进行性降低，即发生急性呼吸窘迫综合征。

3. 脑　如果脑血管微血栓广泛形成，可引起脑缺血、出血、水肿和颅内压增高。病人表现为神志模糊、嗜睡、惊厥及昏迷等。

4. 消化器官　消化器官微血管栓塞可导致病人出现恶心、呕吐、腹泻、消化道出血、肝功能障碍和黄疸。

5. 其他　微血栓栓塞可引起肾上腺皮质坏死，导致急性肾上腺皮质功能衰竭。垂体坏死可引起希恩综合征。此外，皮肤、黏膜血管栓塞常可导致多发性皮肤、黏膜坏死。

四、微血管病性溶血性贫血

DIC有时可伴发一种特殊类型的贫血，病人外周血涂片中可以发现一些红细胞碎片，其外形呈盔形、新月形、星形及各种不规则的形状。这些碎片脆性高，容易发生溶血。产生红细胞碎片的主要机制是：在微血管中纤维蛋白微血栓形成的早期，纤维蛋白丝在微血管腔内形成细网，当循环中的红细胞流过由纤维蛋白丝构成的网孔时，常常会黏着、滞留或挂在纤维蛋白丝上，加上血流的不断冲击，引起红细胞破裂。在微血流通道发生障碍时，红细胞还可能通过微血管内皮细胞间的裂隙，部分挤压到血管外组织中。这同样也可以使红细胞扭曲、变形，形成了各种畸形的红细胞，其脆性大，容易破裂。这种由微血管病变引起的溶血称为微血管病性溶血性贫血。据统计，此种类型贫血在DIC时发生率仅约25%。病人可出现发热、黄疸、血红蛋白尿、少尿等溶血症状及苍白、乏力等贫血症状。

第五节 弥散性血管内凝血的防治原则

（一）防治原发病

预防和去除引起DIC的病因是防治DIC的根本措施。包括抗白血病和抗癌治疗，要积极控制感染，抢救休克，恰当处理产科意外等。

（二）改善微循环

DIC常常是在微循环障碍的基础上发生的，而DIC又可引起或加重微循环障碍。因此，增加和改善微循环灌流是DIC治疗的有效手段，具体措施在于及时纠正微循环障碍，疏通有微血栓阻塞的微血管，增加微循环的血液灌流量，包括补充血容量，解除微血管痉挛，溶栓和防止新的微血栓形成等。

（三）重新建立凝血和纤溶间的动态平衡

DIC是由于促凝血因素的作用，使血液凝固性升高，随后又由于纤溶系统被激活，纤溶加强，使血液凝固性降低。这两方面的变化往往交错在一起。在治疗上应以抗凝为主，即使后期以纤溶为主的DIC病人也不能单独使用抗纤溶药。否则，可能会促进微血栓形成而使病情恶化。在病情得到控制的恢复期，可酌情补充凝血因子和血小板，以利凝血、纤溶间恢复新的平衡。

（何小兵）

病例及思考题

患者，男性，25 岁，因急性黄疸性肝炎入院。入院前 10d，患者开始感到周身不适、乏力、食欲减退、厌油、腹胀。5d 后上述症状加重，全身发黄而来院求治。体检：神志清楚，表情淡漠，巩膜黄染。肝大，质软。实验室检查：血红蛋白 100g/L，白细胞 3.9×10^9/L，血小板 120×10^9/L。入院后虽经积极治疗，但病情日益加重。入院后第 10d 腹部及剑突下皮肤出现瘀斑，尿中有少量红细胞，尿量减少，血小板 50×10^9/L。第 11d，血小板 39×10^9/L，凝血酶原时间 30s（正常对照 15s），纤维蛋白原定量 2.4g/L，经输血及激素治疗，并用肝素抗凝。第 13d，血小板 32×10^9/L，凝血酶原时间 31s，纤维蛋白原 1g/L，继续在肝素化基础上输血。患者当日便血 600ml 以上，尿量不足 400ml。第 14d，血小板 30×10^9/L，凝血酶原时间 29s，纤维蛋白原 1g /L，继续用肝素，输血，并加 6-氨基己酸。第 15d 仍大量便血，呕血，血小板 28×10^9/L，凝血酶原时间 28s，纤维蛋白原 0.8g/L，3P 试验阳性（＋＋），尿量不足 100ml，血压下降，出现昏迷而死亡。

（1）此患者显然发生了 DIC，导致此病理过程的原因和机制是什么？

（2）此患者的血小板计数为什么进行性减少？凝血酶原时间为什么延长？纤维蛋白原定量为什么减少？3P 实验为什么阳性？

（3）患者发生出血的原因和机制是什么？患者发生少尿甚至无尿的原因是什么？

第十章

休 克

休克是英文 shock 的译音,原意是机体受到强烈"打击"或"震荡"后出现的一种危急状态。20 世纪 50 年代以前,学者们认为休克是在各种致休克因子(如创伤失血、严重感染等)作用下,机体产生了应激反应(stress reaction),引起心血管系统过度兴奋,继而转向抑制,以致外周血管张力低下,血管扩张,血容量与之不相适应,血压进行性下降,故将休克看做是一种外周循环衰竭(peripheral circulatory failure)。在这一认识的基础上,当时采取的治疗措施主要是应用收缩血管的升压药,以提高血管张力,使血管床容量与血容量相适应。但实践的结果是休克的死亡率未能降低,说明对休克发病机制的上述认识有待提高。1960 年以后通过大量实验,发现各种不同原因引起的休克,都有一个共同的发病环节,即交感-肾上腺髓质系统强烈兴奋,导致微循环障碍。休克发病的关键不在于血压,而在于血流,其机制不是交感-肾上腺髓质系统衰竭或麻痹,而是交感-肾上腺髓质系统兴奋。近年来研究的热点转向败血症休克,发现败血症休克的发生与许多致炎的和抗炎的细胞体液因子有关,并开始从细胞和分子水平来研究休克,以探讨这些因子对微循环的影响。目前比较广泛地认为:休克是机体受到各种有害因子作用后所产生的急性血液循环严重障碍,特别是微循环障碍,组织细胞受损,从而导致各重要脏器功能代谢紊乱和结构损害的一种全身性病理过程。其主要表现为血压下降、脉搏细速、面色苍白、四肢湿冷、呼吸加快、尿量减少和神志淡漠等。

第一节　休克的病因和发病机制

临床上许多情况可以引起休克,按原因分类有助于及时消除病因。常见的有失血性休克、失液性休克、创伤性休克、感染性休克、过敏性休克、心源性休克和神经源性休克。另外,休克还按其血流动力学的特点分为低动力型休克和高动力型休克。前者临床较常见,其血流动力学特点是心脏排血量低,而总外周血管阻力高,中心静脉压低,动脉血压低。低血容量性、创伤性、心源性和大多数感染性休克均属此类，又称为低排高阻型休克或冷性休克。高动力型休克的血流动力学特点是心脏排血量高，总外周血管阻力低，中心静脉压正常或升高，动脉血压低。少数感染性休克早期属此类，又称高排低阻型休克或暖性休克。

一、休克发生的始动环节

尽管休克的原始病因不同，但各种不同的病因在休克发生中都有共同的发病环节，即血容量降低、血管床容积增加和心泵功能障碍。各种病因一般通过这三种环节引起组织有效灌流量减少，并且在休克发生发展中它们相互影响，导致病情恶化。

（一）血容量降低

这是失血、失液性休克和创伤性休克发病的始动环节。因为血容量急剧减少，使有效循环血量减少，从而导致微循环灌流量明显下降，统称低血容量性休克。

（二）血管床容积增加

这是某些感染性休克、过敏性休克和神经源性休克的始动环节。血管床容量增加使血液在微循环内瘀滞，进而导致有效循环血量相对不足。

（三）心泵功能障碍

这是心源性休克发生的始动环节。心泵功能不全时，心排血量急剧减少可导致休克。

二、休克分期和微循环变化

微循环一词是指微动脉与微静脉之间微血管的血液循环，是循环系统最基本的结构，是血液和组织间进行物质代谢交换的最小功能单位，这一单位主要受神经体液的调节。交感神经支配小动脉、微动脉和微静脉平滑肌上的肾上腺素能α-受体，α-受体兴奋时血管收缩，血流减少。微血管壁上平滑肌（包括毛细血管前括约肌）也受体液因素的影响，如儿茶酚胺（CA）、血管紧张素Ⅱ（AGT-Ⅱ）、血管加压素（AVP）、血栓素A_2（TXA_2）和内皮素（ET）等引起血管收缩；而组胺、激肽、腺苷、乳酸、前列环素（PGI_2）、内啡肽、肿瘤坏死因子（TNF）和一氧化氮（NO）则引起血管舒张。

正常生理情况下，全身血管收缩物质浓度很少变化，微循环血管平滑肌，特别是毛细血管前括约肌有节律地收缩与舒张，主要由局部产生的舒血管物质进行反馈调节，以保证毛细血管交替性开放（图10-1）。

各型休克的发生机制和发生发展过程不尽相同，但体内重要器官微循环障碍的特征大多相似。以失血性休克为例，根据休克发生发展过程中微循环的变化，大

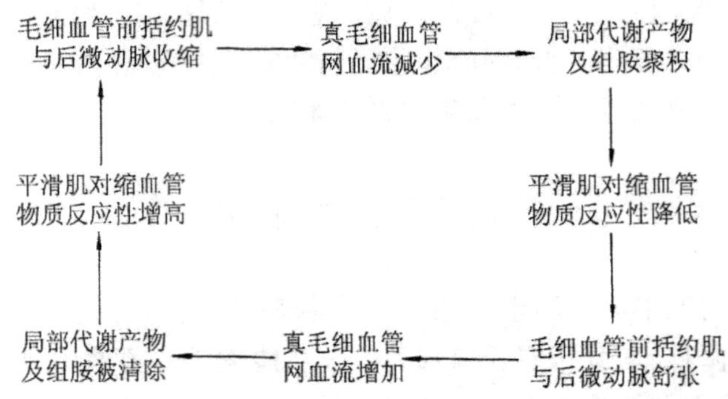

图 10-1 毛细血管灌流的局部反馈调节示意图

致可分为以下三个时期：

（一）**休克早期**(休克代偿期，缺血性缺氧期）

1. 微循环的改变 本期微循环状态的特点以缺血为主，故又称为微循环缺血期。微循环的主要改变有小血管收缩或痉挛，尤其是微动脉、后微动脉和毛细血管前括约肌的收缩，使毛细血管前阻力增加，真毛细血管关闭，血流量减少，血流速度减慢；血液通过直接通路和开放的动-静脉吻合支，使组织灌流量减少，出现少灌少流，灌少于流的情况，组织呈缺血、缺氧状态。

2. 微循环改变的机制 出现微循环血管持续痉挛的始动因素是交感-肾上腺髓质系统的强烈兴奋，已证明休克时血中儿茶酚胺含量比正常高几十倍甚至几百倍。不同原因的休克引起的交感-肾上腺髓质系统兴奋的机制各有特点：创伤引起的疼痛可刺激交感-肾上腺髓质系统兴奋；失血、失液和心泵功能不全时，心排血量减少和血压降低通过窦弓反射可致交感-肾上腺髓质系统兴奋；内毒素可直接兴奋交感-肾上腺髓质系统等。儿茶酚胺的大量释放使 α-受体兴奋，导致皮肤、内脏微血管收缩；同时又使 β-受体兴奋，引起微循环动-静脉短路开放，构成了微循环非营养性血流通路，使器官微循环血液灌流锐减。

休克早期除了儿茶酚胺外，还有一些其他血管活性物质参与了收缩血管作用：如 AGT-Ⅱ、AVP、TXA_2、ET、心肌抑制因子(MDF)和白三烯(LT)类物质等。

3. 微循环改变和神经体液变化的代偿意义 休克早期上述微循环的变化一方面引起皮肤、腹腔内脏和肾脏等多个器官的缺血缺氧；另一方面却具有一定的代偿意义，故本期又称为休克代偿期。其表现有以下几个方面：

(1) 有助于休克早期动脉压的维持：本期休克患者的动脉压可轻度下降或并不降低，有的甚至比正常略为升高，其机制有：① 外周总阻力增高：多个部位器官组织的微、小动脉收缩可增加外周阻力，有助于血压的维持；② 心排血量增加：交感神经兴奋和儿茶酚胺增多，可使心率加快，心肌收缩力加强，使心排血量增加；③ 回心血量增加：休克早期交感神经持续兴奋和儿茶酚胺大量分泌，出现血管的明显收缩。静脉系统属于容量血管，可容纳血液总量的 60%～70%。静脉的收缩可以迅速而短暂地增加回心血量，起到“快速自身输血”的作用，被称为休克时增加回心血量和循环血量的“第一道防线”；微动脉和毛细血管前括约肌比微静脉对儿茶酚胺更为敏感，导致毛细血管前阻力比后阻力升高更明显，毛细血管中流体静压下降，使组织液进入血管，循环血量增加，起到“缓慢自身输液的作用”，被称为休克时增加回心血量的“第二道防线”；④ 血容量增加：休克早期，肾素-血管紧张素-醛固酮系统兴奋，醛固酮可增加肾脏远曲小管和集合管对 Na^+ 的重吸收，血管紧张素Ⅱ使 ADH 分泌增加，远曲小管和集合管对水的重吸收增加，以致 Na^+ 与水重吸收增多使血容量增加。

(2) 有助于心、脑血液供应的维持：休克早期儿茶酚胺引起微血管痉挛性收缩，以皮肤和腹腔内脏血管明显，而重要生命器官心、脑的血管却无明显变化。这种不同组织血管对儿茶酚胺反应的不均一性，保证了心、脑重要生命器官的血液供应量。由于冠状动脉和脑血管的舒缩活动主要受心肌与脑组织局部代谢产物（如 H^+、CO_2、腺苷等）的影响，而作为次要因素的神经调节又各有其特点：冠状动脉平滑肌有 α 和 β 两类肾上腺素能受体，脑血管则一般被认为受神经调节作用很小。因此，在休克早期，当灌注压（平均动脉压）不低于 8kPa（60mmHg）时，心、脑血液供应仍保持正常。

4. 临床表现　休克早期病人的临床表现主要与交感-肾上腺髓质系统的兴奋有关。典型的变化有：烦躁不安、血压可正常或略降（血压下降并不是判断早期休克的指标）、脉压缩小、面色苍白、四肢冰冷、出冷汗、脉搏细速、尿量减少等（图 10-2）。

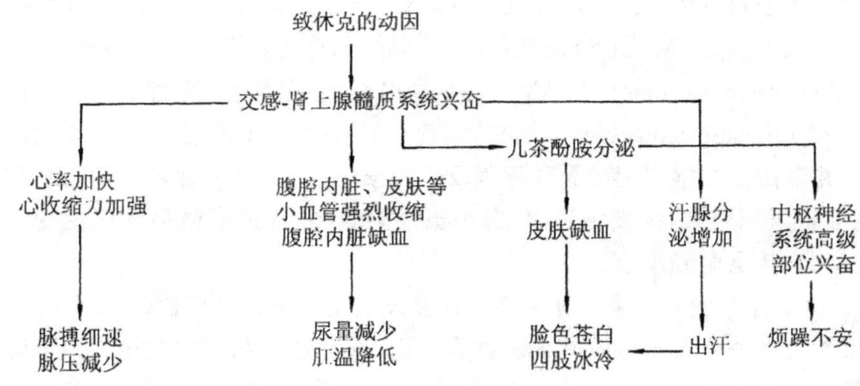

图 10-2　休克早期的临床表现及机制

（二）休克期（淤血性缺氧期、可逆性失代偿期）

如果休克的原始动因不能及时去除，且未得到及时和适当的救治，病情可继续发展到休克期。

1. 微循环的改变　本期微循环状态的特征是淤血。微循环中血管自律运动首先消失，终末血管床对儿茶酚胺的反应性进行性下降。微动脉和毛细血管前括约肌的收缩逐渐减退，血液大量涌入毛细血管网，微循环静脉端血液流动缓慢，红细胞聚集、白细胞滚动、贴壁嵌塞、血小板聚集、血黏度增加，毛细血管的后阻力大于前阻力，使微循环灌入血流量大于流出量，即灌大于流。严重者血液淤泥化，血流更慢，甚至血流停止。此时组织处于严重的低灌流状态，组织细胞存在严重的淤血性缺氧。外周阻力转为降低，动脉血压也显著下降。机体由代偿逐渐向失代偿发展。

2. 微循环改变的机制

(1) 酸中毒影响：持续性微血管收缩使组织持续缺血、缺氧，引起组织中氧分压下降，有氧氧化降低，无氧酵解增强，乳酸堆积，发生酸中毒。酸中毒导致血管平滑肌对儿茶酚胺的反应性降低。微血管的痉挛较休克早期为轻，血液经过毛细血管前括约肌大量涌入真毛细血管网。

(2) 扩血管物质增多：长期缺血、缺氧、酸中毒使局部扩血管物质产生增加，如刺激肥大细胞释放组胺增多；ATP 的分解产物腺苷堆积；细胞分解时释放出 K^+增多，细胞间液渗透压增高等，可引起血管平滑肌舒张和毛细血管扩张。

(3) 内毒素作用：革兰阴性细菌感染所致的内毒素性休克和其他休克晚期的肠源性细菌感染都有内毒素入血。内毒素可以通过多种途径，引起血管扩张，导致持续性的低血压。同时，还因内毒素损伤血管内皮细胞、中性粒细胞及血小板，致使血液流变学发生改变，从而加重微循环淤血。

(4) 血液流变学变化：近年来血液流变学的研究表明，血液流变学的改变，在休克期微循环淤血的发生发展中起着非常重要的作用。休克期白细胞滚动、贴壁、黏附于内皮细胞上，加大了毛细血管的后阻力，这种黏附是受细胞表面黏附分子所介导的。参加血细胞黏附的细胞黏附分子即 CD11/CD18，存在于白细胞膜上，受血小板活性因子(PAF)、LTB_4、C_{3a}、C_{5a}、TXA_2、及佛波醇脂激活后产生，而内皮细胞在 TNF_{α}、IL-1、脂多糖(LPS)及氧自由基刺激下，产生细胞间黏附分子-1(intercellular adhesion molecule-1，ICAM-1)和内皮细胞-白细胞黏附分子(endothelial leukocyte adhesion molecule，ELAM)起着 CD11/CD18 黏附受体的作用，介导白细胞黏附并激活白细胞引起微循环障碍及组织损伤。此外还有血液浓缩，血浆黏度增大，血细胞压积增大，红细胞聚集，血小板黏附聚集，都造成微循环血流变慢，血液泥化、瘀滞，甚至血流停止。

3. 微循环改变的后果　休克期是休克发展过程中的失代偿阶段。休克期出现的代偿能力丧失是由于血液在内脏器官瘀滞，回心血量和动脉血压逐渐下降，当平均动脉压低于 6.7kPa(50mmHg)时，因灌注压过低，导致脑血管和冠状血管灌流不足而出现心、脑功能障碍。休克期由于微循环后阻力高于前阻力，毛细血管内压力明显升高，加之组胺、激肽等引起血管通透性增加，致使组织液生成增多、血浆量减低和血液浓缩，血细胞比容上升，血液黏度增大，这些变化加重了休克的恶性循环。

4. 临床表现　休克期病人的主要临床表现是神志淡漠并逐渐转入昏迷，动脉血压进行性下降(可低于 6.7kPa)，心搏无力，脉搏细速，皮肤发绀，可出现花斑，少尿或无尿(图 10-3)。

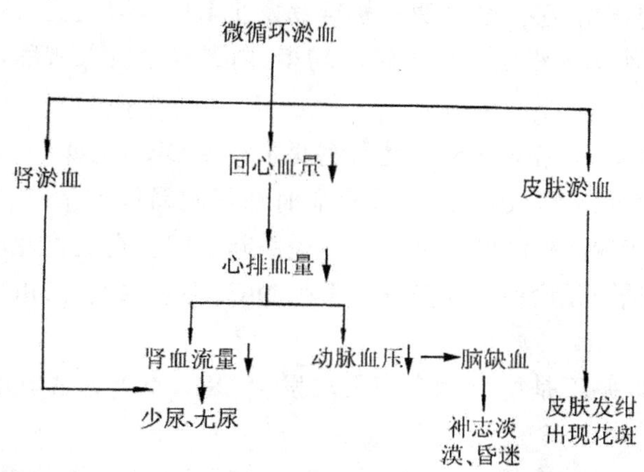

图10-3 休克期临床表现及机制

（三）休克晚期（休克难治期、微循环衰竭期）

如果休克期病人未得到及时正确的治疗，则可进入休克晚期，此时病人对补液、纠正酸中毒和血管活性药物等治疗缺乏反应，故有人把此期称为休克难治期或不可逆期。

1. 微循环的改变　休克晚期微循环主要表现为微血管麻痹、扩张并对血管活性物质失去反应，微血管中甚至可出现弥散性血管内凝血（DIC），伴有广泛性出血和组织细胞的变性坏死，并可造成多系统器官功能衰竭。

2. 微循环改变的机制及后果

（1）微血管反应性显著下降：在休克难治期，即使在输血补液治疗以后，微血管对儿茶酚胺反应性仍然下降，能引起血管收缩的去甲肾上腺素所需浓度越来越高，收缩反应越来越不明显，出现微循环衰竭。本期血管反应性降低的机制尚未完全清楚，组织细胞酸中毒是原因之一。炎症介质刺激内皮源性舒张因子（一氧化氮）生成增多等可导致血管扩张，对儿茶酚胺的反应性下降。

（2）DIC形成：休克晚期，血液流变学的改变和凝血系统的激活，可发生DIC，其发生机制主要与下列因素有关：

1）血管内皮细胞损伤：缺血、缺氧和酸中毒等原因损伤血管内皮细胞，使其下方的胶原暴露，激活凝血因子Ⅻ，启动内源性凝血系统。

2）组织细胞损伤：原始病因如严重创伤、烧伤和外科手术等所致的休克，常伴有大量的组织破坏，Ⅲ因子大量释放，启动凝血系统。

3）微循环障碍：休克期微循环瘀滞，血流缓慢，血流黏滞性增高，血小板和红细胞易聚集而形成团块，导致DIC形成。

4）高凝状态：机体强烈的应激反应，使血液中的血小板和凝血因子增加，血小板的黏附、聚集性增强，加之休克过程中单核吞噬细胞系统功能受损，血液处于高凝状态，有利于DIC的形成。

5）内毒素的作用：感染性休克特别容易发生DIC；其他各型休克晚期因大多有肠道缺血、淤血，使肠道细菌产生内毒素增多，内毒素吸收入血后，产生强烈的促凝作用。

应当指出，有些休克不一定发展到晚期才发生DIC，例如严重创伤和大面积烧伤时，凝血因子Ⅲ大量释放入血，异型输血时红细胞释放大量磷脂和ADP，严重感染时细菌内毒素作用等，均可通过不同途径引起DIC。在上述原因引起的休克中，D1C往往发生较早。无论何种休克一旦发生DIC，将使休克与DIC之间形成恶性循环。

也应当指出，并不是所有休克病人均发生DIC，也就是说，DIC并非休克的必经阶段。

（3）重要器官功能衰竭：休克晚期由于微循环淤血的不断加重和D1C的发生，使全身微循环灌流量严重不足，细胞受损乃至细胞死亡。缺氧、酸中毒、休克时产生的体液因子，尤其是溶酶体酶、活性氧、大量炎性介质的释放，导致全身炎症反应综合征的发生，使重要生命器官包括心、脑、肺、肾、肠等脏器发生“不可逆性”损伤，出现多器官功能不全甚至多系统器官功能衰竭。

3. 临床表现　休克晚期病人的主要表现是：口唇发绀、四肢冰冷、呼吸困难、心音低弱、血压严重下降或测不到、无尿或少尿、昏迷，并常可出现多部位出血、病

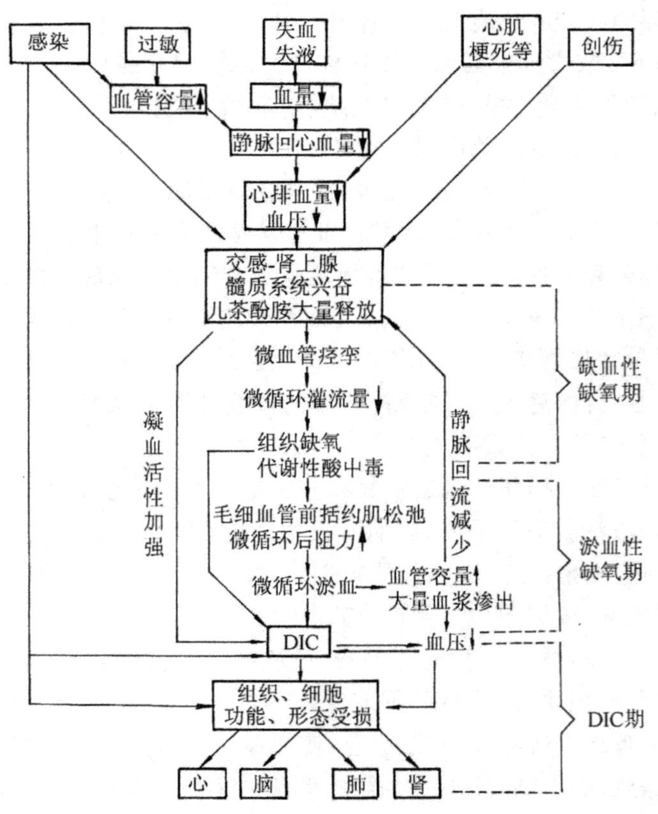

图 10-4　休克发病机制示意图

情突然恶化和多系统器官功能衰竭的表现。

各种原因导致休克的始动环节和微循环改变见图 10-4。

三、临床常见休克的发病机制及特点

休克虽有共同的规律，也有各型休克的特殊规律，现将常见的休克，包括感染性休克、心源性休克、过敏性休克、神经源性休克的特点简述如下：

（一）感染性休克

感染性休克是指机体因感染病原微生物而引起的休克，也称为中毒性休克，包括败血症性休克和内毒素性休克，是临床上常见而病死率又较高的休克。引起感染性休克的病原体有细菌、病毒、真菌、立克次体等，其中以革兰阴性细菌最为重要。革兰阴性细菌引起休克主要与内毒素有关。

感染性休克的发生机制复杂。内毒素可以直接刺激交感-肾上腺髓质系统，又可激活凝血、纤溶、激肽、补体等系统（参见 DIC 章），从而引起一系列血管活性物质的大量释放和 DIC 形成，并成为微循环障碍和组织、细胞因缺血缺氧而发生继发性损害的主要原因。微循环障碍在休克的发生中固然重要，但细胞的损伤可发生在血流动力学改变之前，亦即细胞的代谢障碍可为原发性，可能由内毒素直接引起。内毒素除可激活体液系统外，亦可直接作用于各种反应细胞产生细胞因子和代谢产物：① 内皮细胞：造成细胞毒反应，并合成 PGI_2、PAF、ET、内皮源性舒张因子(NO)等。② 中性粒细胞：使之趋化聚集、起调理和吞噬作用；合成 PAF、TXA_2、前列腺素 E(PGE)、LTB_4 等；释放氧自由基、溶酶体酶、弹性蛋白酶等。③ 血小板：聚集、合成 TXA_2 等。④ 单核巨噬细胞：释放 TNF、白介素-1(IL-1)、溶酶体酶、纤溶酶原前活化素等。⑤ 嗜碱细胞和肥大细胞：释放组胺、PAF、LT 等。

TNF 在休克中的重要性已受到广泛重视。TNF 可与体内各种细胞的特异性受体结合，产生多种生理效应：TNF 与 IL-1、IL-6、IFN-γ、PAF 等细胞因子有相互协同作用，在血管内皮细胞损伤中有重要意义；TNF 可作用于血中的白细胞和血小板，很快引起白细胞选择素(L-selectin)及血小板选择素(P-selectin)的表达；亦可作用于内皮细胞，3～4h 内引起细胞间黏附分子(ICAM-1)和血管细胞黏附分子(VCAM-1)表达增加。开始时这些黏附分子为低亲和性，因此，白细胞此时主要是沿血管壁滚动，进一步发展时则黏附分子呈高亲和性，使白细胞黏附在内皮细胞上。与此同时，内皮细胞产生化学趋化因子(如 IL-8)，使更多的白细胞扣留在微血管内并激活释出氧自由基、溶酶体酶等物质，造成内皮细胞损伤和通透性增高，加重微循环障碍，最终导致休克。

根据血流动力学的特点，感染性休克可分为高动力型休克和低动力型休克两种类型。

1. 高动力型休克　血流动力学特点是心排血量增高，外周血管阻力降低。其外周阻力降低的可能机制是:① 儿茶酚胺作用于血管β受体,使微循环中动-静脉吻合支开放。② 感染区产生某些血管扩张物质,如组胺、激肽、PGI_2、NO、TNF、IL-1等。此型休克早期由于代偿作用,心排血量增加;当休克发展到晚期,机体可因代偿失调而心排血量下降。

2. 低动力型休克　血流动力学特点是心排血量减少，外周血管阻力增高。其发生的可能机制是：① 儿茶酚胺作用于血管α受体，使皮肤、腹腔内脏等部位的小动脉和微动脉收缩。② 体内缩血管物质增加而舒血管物质减少，如 TXA_2、AGT-Ⅱ、ET 等大量产生，而舒血管物质 NO 被氧自由基灭活等。③ 血管内皮受损，激活凝血因子Ⅻ，促进 DIC 形成。④ 内毒素、MDF 和 H^+使心肌收缩力减弱，心排血量减少。

在以上两种类型的休克中,低动力型休克的病情较高动力型休克严重。在疾病中出现以上两种血流动力学变化的原因主要是:① 感染病原体的种类:通常革兰阳性细菌引起高排低阻型休克,而革兰阴性细菌常常引起低排高阻型休克。② 休克严重程度:某些感染性休克早期表现为高排低阻型,晚期多表现为低排高阻型。③ 休克前血容量丢失较明显者多为低排高阻型,无明显丢失者可为高排低阻型。

(二) 心源性休克

心源性休克是指由于急性心泵功能衰竭或严重的心律失常而导致的休克。临床上最常见的是因急性心肌梗死而导致的心源性休克。冠心病监护病房中致命性急性心肌梗死导致的休克死亡率高达40%～80%。

心源性休克发病的始动环节是心排血量急剧减少。其他特征性表现是:休克早期动脉血压明显下降,病人中心静脉压通常升高。根据血管外周阻力情况,可将心源性休克分为两种类型:

(1) 高阻力型心源性休克　较常见。因血压下降,通过主动脉弓和颈动脉窦的反射活动,交感神经冲动增多,使外周小动脉收缩,阻力增高。

(2) 低阻力型心源性休克　较少见。多因病人发生大面积心肌梗死,血液在心室瘀积,通过心室壁牵张感受器的反射性活动,引起交感中枢抑制,使外周小动脉舒张,阻力降低。

(三) 过敏性休克

过敏性休克是由于某些变应原引起已致敏机体发生的Ⅰ型变态反应。过敏性休克一般发作极快,病情危急。通常有如下表现:呼吸困难、冷汗、面色苍白或青紫、脉细速、血压下降,甚至昏迷、抽搐等。

过敏性休克系由Ⅰ型变态反应所引起。其发生的基本机制是:变应原(如某些药物,异种蛋白等)进入机体后,机体就形成针对该变应原的特异性亲细胞抗体IgE,后者被吸附于小血管周围的肥大细胞和血中的嗜碱粒细胞的表面,使机体处于致敏状态,当同一变应原再次进入机体时,即可与这些细胞表面的抗体结合,发生抗原-抗体反应,刺激肥大细胞和嗜碱粒细胞,释放大量组胺等血管活性物质,从而:① 扩张微动脉和毛细血管前括约肌,并使某些器官的微静脉收缩,因而导致微循环淤血,回心血量减少;② 增高毛细血管的通透性,促使血浆外渗,致使血浆容量减少。

(四) 神经源性休克

神经源性休克是指某些病因引起的血管神经调节机制紊乱和低血压。常发生于深度麻醉、强烈疼痛刺激、脊髓高位麻醉或损伤时。其主要表现为急剧的意识障碍,这是因为急性脑缺血所致。

神经源性休克的发生机制比较简单。在正常情况下,血管运动中枢不断发放冲动沿传出的交感缩血管纤维到达全身小血管,使其维持着一定的紧张性。当血管运动中枢发生抑制(如深度麻醉或强烈疼痛刺激后)或传出的交感缩血管纤维被阻断时(如脊髓高位麻醉或损伤),小血管将因紧张性的丧失而发生扩张,结果是外周血管阻力降低,大量血液瘀积在微循环中,回心血量急剧减少,血压下降,引起神经源性休克。此种休克应用缩血管药物后病情可好转。

上述各型休克,如未能及时复苏而迁移时间过久,肠壁因缺血而失去屏障作用导致细菌或(和)内毒素移位,进入血液循环,引起免疫力降低,增加对内毒素的敏感性而导致中毒性休克。

第二节　休克时细胞与器官功能变化

长期以来,人们从组织低灌流、微循环淤血和血液流变学的改变所引起的缺氧来解释休克时细胞与器官的损害。但一些研究发现,休克时细胞膜电位变化可发生在血压降低之前;细胞功能恢复可促进微循环恢复。由此可见,仅仅用缺氧来解释休克时细胞的变化是不够全面的。休克时,细胞与器官的功能障碍除了继发于微循环障碍以外,也可以由休克原始动因直接损伤所致。因此,近年来特别重视休克发生发展中的细胞机制,提出了休克细胞的概念。休克时,细胞代谢障碍和功能变化的研究对阐明休克后期多器官功能衰竭和重症难治性休克机制有重要意义。为此,保护休克细胞对休克防治的研究将深入到细胞和分子水平。

一、细胞变化

(一) 细胞代谢障碍

休克时,由于微循环灌流减少,营养物质供应不足,神经、内分泌调节紊乱,使细胞代谢发生障碍。

1. 物质代谢变化　休克时,物质代谢变化以糖代谢紊乱最为突出。由于微循环严重障碍,组织低灌流和细胞缺氧,细胞内从优先利用脂肪酸转向优先利用葡萄糖供能。由于缺氧,糖的有氧氧化减弱,而糖酵解加强。糖酵解供能远比有氧时经三羧酸循环供能少,1 个分子的葡萄糖经酵解只产生 2 个 ATP,而经三羧酸循环可产生36个ATP。ATP不足，使细胞膜钠泵运转失灵，因而细胞内Na^+增多，而细胞外K^+增多，从而导致细胞水肿和高血钾。

2. 代谢性酸中毒　休克时常发生混合型酸碱平衡紊乱，但在休克全过程中常见而典型的是代谢性酸中毒。其发生机制：① 缺氧时糖酵解加强，丙酮酸不能氧化，转化为乳酸；② 肝功能不全时，肝脏不能充分摄取乳酸转变为葡萄糖和糖原；③ 肾功能不全时，酸性产物排出减少；④ 由于灌流障碍，二氧化碳不能及时清除，加重酸中毒。休克时主要出现的是乳酸酸中毒，监测血中乳酸盐含量可协助判断休克时微循环和组织代谢的变化。治疗后血中乳酸盐不恢复说明微循环改善不佳，细胞代谢紊乱纠正不良，病人预后不佳。

（二）细胞的损伤与凋亡

1. 细胞的损伤

（1）细胞膜的损害：细胞膜的完整性在维持细胞的生命活动中起着重要作用。休克时，细胞膜是最早发生损伤的部位。由于ATP减少、酸中毒、高钾、氧自由基引起膜磷脂的过氧化作用等都会造成细胞膜损伤，出现膜离子运输功能紊乱，水、Na^+和Ca^{2+}内流，细胞内水肿，跨膜电位明显下降。

（2）线粒体损害：线粒体是细胞内能量产生的动力站。休克时，线粒体先出现功能损害，然后发生形态改变，甚至崩解。由于内毒素等毒性物质及酸中毒对线粒体各种呼吸酶的直接抑制，缺血导致细胞内环境的改变，线粒体合成ATP的辅助因子不足，以及氧自由基对线粒体膜磷脂的过氧化作用等，最早出现的变化是其呼吸功能和ATP合成受抑制。此后发生超微结构的改变，如基质颗粒减少或消失；继之，基质密度增加，嵴内腔扩张；随后，嵴明显肿胀，终至破坏。

（3）溶酶体破裂：溶酶体中含有多种蛋白和脂质水解酶。休克时，由于缺氧、酸中毒、内毒素等对溶酶体膜直接破坏，氧自由基对溶酶体膜磷脂的过氧化作用等，导致溶酶体破裂，溶酶体酶释放。溶酶体酶，包括酸性蛋白酶（组织蛋白酶）和中性蛋白酶（胶原酶和弹性蛋白酶）和β葡萄糖醛酸酶等，其主要危害是引起细胞自溶，消化基底膜，激活激肽系统，形成MDF等毒性多肽，引起心肌收缩力下降，加重血流动力学障碍。其非酶性成分可以引起肥大细胞脱颗粒，释放组胺以及增加毛细血管通透性和吸引白细胞，加重休克的病理过程。综上所述，休克时细胞损伤概括如图10-5。

2. 细胞凋亡　已证实休克时全身各细胞，主要包括血管内皮细胞、嗜中性粒细胞、单核-巨噬细胞、淋巴细胞、主要脏器的实质细胞，除了可以发生变性坏死外均可发生凋亡。用非致死量的TNFα、IL-1、H_2O_2、NO攻击内皮细胞可导致内皮细胞、嗜中性粒细胞、巨噬细胞凋亡，电泳可出现细胞凋亡的DNA断裂的梯状图带。小鼠腹腔注射内毒素6～8h后证实肠黏膜上皮细胞出现大量细胞DNA链断裂，发生凋亡。盲肠结扎穿刺造成败血症模型18～24h后肺泡上皮细胞、肝星状细胞、肾小管上皮细胞及心肌细胞均发生凋亡。休克时细胞凋亡是细胞损伤的一种表现，也

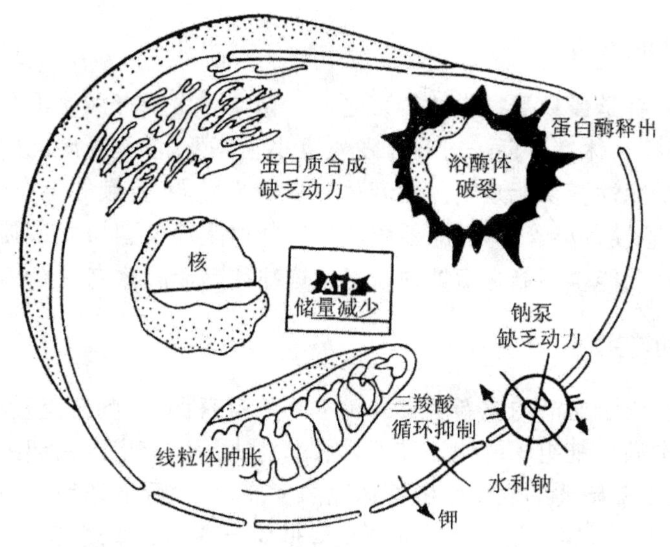

图 10-5　休克时细胞损伤示意图

是重要器官功能衰竭的基础之一。

二、重要器官的功能变化

（一）心功能变化

除心源性休克伴有原发性心功能障碍以外，其他类型的休克早期可以代偿性地使冠状动脉血流量和心排血量暂不减少。但随着休克的发展，心脏的活动逐渐被抑制，甚至可出现心力衰竭。

休克时，心功能障碍的主要机制是：① 冠状动脉血流量减少，心肌耗氧量增加。休克时，平均动脉压下降以及心率加快所引起的心室舒张期缩短，导致冠状动脉灌注量减少和心肌供血不足。同时交感-肾上腺髓质系统兴奋，引起心率加快和心肌收缩加强，导致心肌耗氧量增加，更加重心肌缺氧。② 酸中毒和高钾血症使心肌收缩性减弱。③ 心肌抑制因子（MDF）使心肌收缩性减弱。④ 心肌内的 DIC 使心肌受损。⑤ 内毒素直接抑制心肌收缩功能。

（二）呼吸功能变化

休克早期，由于呼吸中枢兴奋，呼吸加深加快，通气过度可引起呼吸性碱中毒。严重休克病人晚期，病人肺部可出现严重肺水肿、肺出血、肺不张、肺毛细血管内血栓栓塞、肺泡内透明膜形成等重要病理变化。这些病变称为休克肺，属于急性呼吸窘迫综合征之一。休克肺的病理变化可影响肺的通气功能，妨碍气体弥散，改变肺泡通气和血流比例，引起进行性低氧血症和呼吸困难，从而导致急性呼吸衰竭甚至死亡。休克肺是休克难治的重要原因之一。据统计，因休克而死亡的病人中，约 1/3 的人死于休克肺。

（三）肾功能变化

休克时,肾脏是最易受损伤的器官之一。休克时由于肾灌流不足,很容易发生少尿和氮质血症。休克早期一般没有发生肾小管坏死,恢复肾灌流后,肾功能可迅速恢复,称为功能性肾功能衰竭。随着休克进一步发展,持续的肾小管缺血或肾毒素作用可引起急性肾小管坏死,即器质性急性肾功能衰竭。此时,即使纠正了休克,恢复肾灌流,肾功能也不能在短期内恢复。这往往是造成休克难治的另一原因。

（四）脑功能变化

休克早期,由于血液的重新分布和脑循环的自身调节,脑血流量可保持在正常范围,并能基本满足脑组织的代谢需要,因此,病人除了有应激引起的烦躁不安外,没有明显的脑功能障碍的表现。随着休克的发展,当血压下降到 6.7kPa 以下或脑循环内 DIC 形成时,病人就可因脑血流量降低而出现神志淡漠,甚至昏迷。脑组织的缺血、缺氧和毛细血管通透性增高,可以引起脑水肿和颅内压增高,使脑功能障碍加重。

（五）胃肠道和肝功能变化

胃肠道因缺血、淤血和 DIC 形成导致功能紊乱,肠道菌丛大量繁殖所产生的内毒素可因黏膜屏障作用的削弱而大量入血,从而使休克进一步加重。胃肠黏膜也可由于缺氧等原因发生变性坏死,再加上 DIC 的作用,可以发生胃肠道溃疡、出血。

休克时,肝缺血、淤血常伴有肝功能障碍,使由肠道入血的细菌内毒素不能充分解毒,引起内毒素血症。同时乳酸也不能转化为葡萄糖或糖原,加重了酸中毒。这些改变促使休克进一步恶化。

（六）多系统器官功能衰竭

多系统器官功能衰竭又称多器官衰竭,主要是指病人在严重创伤、感染、休克或复苏后,短时间内出现两个或两个以上系统、器官衰竭。休克晚期常出现多系统器官功能衰竭,它是致死的重要原因。如有三个器官发生功能衰竭时,病死率可高达 80%以上。

多系统器官功能衰竭的发生机制十分复杂,至今尚未充分揭示。各生命重要器官同时或相继发生衰竭,提示有共同的发病环节。在其发生机制上,一般认为器官血流量减少、再灌注损伤、炎症介质的作用、免疫功能低下、内毒素血症和肠道细菌移位等在多系统器官功能衰竭的发生中起重要作用。

第三节　休克的防治原则

（一）治疗原发病

积极防治引起休克的原发病,去除休克的原始动因,如防治感染以避免感染性休克的发生、发展，对严重创伤者要及时止血和镇痛，对失血、失液者要及时补充血容量等。

（二）改善微循环

微循环障碍是休克发生发展的关键，因此，改善微循环是休克防治的根本措施。改善微循环应考虑以下几个方面：

1. 补充血容量　各种原因引起的休克均有有效循环血量的绝对或相对不足，组织灌流量降低。除心源性休克外，补充血容量是提高休克病人心排血量，改善其组织灌流的一项基本措施。

关于补液量的计算，不能按照“失多少补多少”的原则。因为某些休克类型，如感染性休克和过敏性休克病人，可无明显体液丢失，但由于此类病人有血管容量扩大、微循环淤血和血浆外渗等情况，故有效循环血量呈明显减少。又如，低血容量性休克病人，原发疾病导致机体向体外丢失部分体液，休克期又有部分体液在微循环瘀滞和外渗出血管，故病人有效循环血量减少的量大于体外丢失的量。因此，合理的补液应采取“需多少补多少”的原则。由于过多、过快的补液有可能促进休克肺发生，因此，在补液过程中还应做好监护，如密切注意病人的中心静脉压和肺动脉楔压，也可以血压、脉搏、颈静脉充盈程度和尿量作为监测指标。

在补充休克病人血容量时，还应注意血液流变学的紊乱，注意输血量和输液量的比例，注意输液的种类。总的原则是在增加血容量的同时，注意降低血黏度，减少血细胞聚集，降低血流阻力，加快血流速度，以改善血液流变性。

2. 血管活性药物的应用　血管活性药物主要可分为两类：以收缩血管为主的药物和以扩张血管为主的药物。在抗休克治疗中选用何类血管活性药物，应根据休克的性质、发展阶段和临床表现而定。如对过敏性休克、神经源性休克和高排低阻型的感染性休克等可适当应用缩血管药物，以纠正血容量的相对不足。在紧急情况下，对低血容量性休克和其他低排高阻型休克，也可暂时使用缩血管药物，以纠正严重的低血压，但对此类休克不易长期和大量应用缩血管药物，否则将加剧微循环障碍。在非紧急情况下，对低血容量性休克和其他低排高阻型休克，通常采用在充分扩容基础上应用扩血管药物。临床上根据病情，也可考虑缩血管药物和扩血管药物的联合使用。

3. 防治DIC　休克病人一旦发生DIC将使休克加重，因此，对休克病人DIC的防治重点是预防。对休克病人DIC防治的主要原则是：防治原发病、改善微循环和维持机体凝血和纤溶间的动态平衡。

（三）纠正酸中毒

休克过程中，机体主要酸碱平衡紊乱的类型是代谢性酸中毒。代谢性酸中毒是机体缺氧、低灌流、微循环障碍的必然结果，同时代谢性酸中毒也是促进休克发展的重要因素。它可以加重微循环障碍，促进DIC，降低心肌收缩力，破坏生物膜，引起高钾血症等。纠正酸中毒多主张采用补充血容量，改善肾功能，恢复机体对酸碱平衡的调节能力，对严重酸中毒病人可适当应用碳酸氢钠等碱性药物。

（四）细胞、组织、器官的保护

1. 清除自由基　休克过程中氧自由基大量产生是组织细胞原发性损伤的重要机制。休克时组织缺血，ATP 剧减，并生成大量次黄嘌呤。休克复苏和再供氧时，毛细血管内皮细胞内黄嘌呤脱氢酶转变为黄嘌呤氧化酶，产生大量氧化自由基。此外，休克时白细胞激活、线粒体功能失调、花生四烯酸代谢和儿茶酚胺自氧化等均可生成氧自由基。因此，在抗休克过程中要积极使用自由基清除剂，如 SOD 等。

2. 稳定溶酶体膜　目前保护溶酶体膜多用糖皮质激素等稳膜药和硝苯地平、尼群地平等钙拮抗剂。另外，山莨菪碱已被证明是一种优于地塞米松的稳膜剂和细胞保护剂，因其具有抑制内毒素和细胞膜的结合作用，故对感染性休克有特异的疗效。

3. 补充营养物质　休克时，组织低灌流、缺血、缺氧，ATP 大量分解，氨基酸代谢紊乱，强烈的交感神经兴奋引起胰岛素效应抑制等因素是休克时组织细胞继发性损伤的重要机制。因此，在抗休克治疗中要适当补充葡萄糖、ATP、支链氨基酸和胰岛素等，以改善细胞营养和代谢，防止细胞损害。

4. 器官保护　休克过程中要注意防止机体出现器官功能衰竭，在前述一般治疗措施的基础上，还应根据病人不同器官的受损情况积极采取相应措施。如病人出现心力衰竭，除了应减缓或停止补液外，还应考虑应用强心、利尿和降低心脏前后负荷的药物；如病人发生急性肾功能衰竭，则应采用利尿、透析等措施；若病人出现呼吸衰竭，则应采用给氧、使用人工呼吸机等处理方法。

总之，休克是一种危急的全身性病理过程，对休克病人应及早预防，及早诊断，采用多方面综合措施迅速组织抢救，抢救愈早，预后愈好。

（李跃华）

病例及思考题

1. 病例：病人男性，21 岁，患急性肺炎 1d 入某乡医院。当时血压 12.6/8.0kPa (94/60mmHg)，立即静脉滴注 5%葡萄糖溶液，其中加入氢化可的松 100mg，去甲肾上腺素 10mg，补液量每日 1000ml。其间又肌注甲氧明每次 20mg(共 3 次)，血压回升，不久又逐渐下降。尿量每日 250ml，2d 后，无好转而转入本院。入院时体检：精神萎靡，血压 8.0/5.3kPa(60/40mmHg)，心率 120 次/min，脉细弱。立即静脉滴注低分子右旋糖酐 500ml，加入 5%碳酸氢钠 50ml。另一根静脉快速输注平衡盐液，并将酚妥拉明 10mg，异丙基肾上腺素 1mg 分别加入 5%葡萄糖溶液中，红霉素每日 1.5g 静脉滴注。以上治疗开始 2h 后，肢端转红，脉搏增强，血压回升到 12.0/8.0kPa(90/60mmHg)。第一天，总共输入液体 4.5L，血压恢复到 14.6/8.0kPa (110/60mmHg)，全天尿量共 800ml。3d 后，症状好转，胸透右下肺纹理增粗。5d 后痊愈出院。

(1) 该病人属何种类型休克？其发生机制如何？

(2) 本病例出现哪期休克？有何根据？

(3) 病人为何有尿量减少和精神萎靡？

(4) 在治疗中为什么先失败，而转院后才治愈？

2. 病例：病人男性，69 岁，因交通事故被汽车撞伤腹部及髋部 1h 来诊。入院时神志恍惚，X 线拍片示骨盆线形骨折，腹腔穿刺有血液，血压 8.0/5.3kPa(60/40mmHg)，脉搏140 次/min。立即快速输血 600ml，给止痛剂，并行剖腹探查。术中见肝脏破裂，腹腔内积血及血凝块共约 2500ml。术中血压一度降至零。又给以快速输液及输全血 1500ml。术后输 5%碳酸氢钠 700ml。由于病人入院以来始终未见排尿，于是静脉注射呋塞米 40mg，共 3 次。4h 后，血压回升至 12.0/8.0kPa(90/60mmHg)，尿量增多。次日病人稳定，血压逐步恢复正常。

(1) 本病例属何种类型休克？简述其发生机制。

(2) 在治疗中为何使用碳酸氢钠和呋塞米？

第十一章

缺血-再灌注损伤

缺血-再灌注损伤(ischemia-reperfusion injury),简称再灌注损伤(reperfusion injury),是指在某些情况下,组织或器官缺血一段时间恢复血液灌注后,反而出现缺血性损伤进一步加重的病理现象,表现为组织结构破坏和器官功能障碍更加明显。这种现象发生的机制已不能用先前缺血所引起的单纯组织缺氧、物质与能量代谢障碍来解释。

第一节　缺血-再灌注损伤的原因和影响因素

一、原　因

凡能使组织或器官缺血后血流恢复的因素,皆可成为再灌注损伤发生的原因。常见于:

1. 严重的病理过程　如休克与弥散性血管内凝血时微循环的疏通,冠状动脉痉挛的缓解,心脏骤停后的心肺脑复苏等,都可引起缺血-再灌注损伤,发生单个或多系统急性脏器功能衰竭。

2. 医疗技术的应用　如心脏外科手术体外循环、血管栓塞性疾病的溶栓疗法、冠状动脉搭桥术、断肢再植、皮肤或器官移植等,相关器官或全身循环在缺血后恢复血流,出现再灌注损伤。

再灌注损伤出现了一种严重的治疗矛盾,影响对某些疾病的治疗效果。因此,研究和阐明再灌注损伤的机制,制定相应的对策,可以提高这类疾病的疗效。现已明确,组织缺血引起的损伤性病理变化,是再灌注损伤的内在原因;恢复血液灌注,引发血液与缺血性损伤组织相互作用,是再灌注损伤的直接原因。

二、影响因素

缺血的组织或器官恢复血液灌注后是否发生再灌注损伤与下列因素有关：

1. 缺血时间 组织或器官对缺血有一定的耐受期，在所能耐受的缺血时期内获得再灌注，一般能够恢复功能而不出现再灌注损伤；缺血时间过久，组织或器官则进入不可逆损伤期，此时再灌注无任何反应，既不能修复或消除缺血造成的结构损伤与功能障碍，也因为大量细胞坏死而没有了再灌注损伤发生的基础。只有当器官组织的缺血在可逆损伤期时，再灌注易发生"反常性"使缺血性损伤加重的现象。例如，阻断大鼠左冠状动脉不超过 2 min 或超过 20 min，恢复血流后心律失常较少发生。但缺血时间在 5～10 min，恢复血流后心律失常的发生率很高。因此，即使在缺血的可逆损伤期，也要尽量缩短缺血时间，防止和减轻再灌注损伤。

有研究提出，不同动物种类发生再灌注损伤时有关的缺血时间长短不一样，认为小动物对缺血的耐受时间较短，大动物较长。如大鼠心脏耐受缺血时间为 5min，家兔心脏为 30min，狗可达 1h。

2. 受累器官的性质 需氧程度高的器官组织（如心、脑等），易发生缺血-再灌注损伤。此外，器官组织缺血后如果易于建立侧支循环，因缺血时间缩短和缺血程度减轻，则不易发生再灌注损伤。

3. 再灌注条件 研究表明，低压、低温（25℃）、低 pH 值、低钠、低钙液灌流，可使心肌再灌注损伤减轻、心功能迅速恢复。反之，高压、高温、高钠、高钙液灌注可诱发或加重再灌注损伤。

第二节 缺血-再灌注损伤的发生机制

缺血-再灌注损伤的发生机制十分复杂，尚未充分阐明。目前认为，缺血性损伤和再灌注损伤是两个不同的病理过程，同时二者又密切相关。缺血性损伤是再灌注损伤发生、发展的基础。在缺血期，缺血、缺氧导致组织或器官既出现 ATP 合成减少，又出现分解代谢产物尤其是嘌呤碱和细胞内酸性代谢产物增多。在此基础上，再灌注后由于恢复供氧产生自由基，并由于细胞钙超载和白细胞的作用以及高能磷酸化合物缺乏等原因引发再灌注损伤。再灌注损伤的实质，在于直接引起组织细胞损伤和使微循环障碍加重，后者表现为在再灌注后反而使微循环出现无复流现象，从而加重组织或器官的缺血、缺氧与缺血性损伤。

一、自由基的作用

自由基（free radical，FR）是外层轨道上有未配对电子的原子、原子团或分子的总称。因其含有未配对的电子，故化学性质极为活泼，易于获得电子对其他物质起氧化作用或失去电子对其他物质起还原作用。

自由基主要包括:① 氧自由基(oxygen free radical, OFR):系由氧诱发的自由基,包括超氧阴离子($O_2^{\bar{\cdot}}$)、羟自由基(OH·)。H_2O_2 和单线态氧($^1O_2$)虽不是自由基,但氧化作用也很强,属活性氧(reactive oxygen)。活性氧为化学性质较基态氧活泼的含氧物质,包括氧自由基和非自由基的含氧物质。② 脂性自由基:是氧自由基与多聚不饱和脂肪酸作用后生成的中间代谢产物,如烷自由基(L·)、烷氧自由基(LO·)、烷过氧自由基(LOO·)等。③ 其他:如一氧化氮(NO)是由精氨酸在一氧化氮合成酶(nitric oxide synthase, NOS)的催化下产生的,实质上是一种气体自由基。再如氯自由基(Cl·)、甲基自由基(CH_3·)等。

机体在生理和病理情况下都会产生自由基。如生理情况下,分子氧(O_2)通常是在线粒体细胞色素氧化酶系统中接受4个电子还原成2分子水,同时产生ATP。但也有1%~2%的氧接受1个电子生成 $O_2^{\bar{\cdot}}$ 或再接受1个电子生成 H_2O_2,接受3个电子生成OH·。活性氧生成的反应式为:

$$O_2 \xrightarrow{e^-} O_2^{\bar{\cdot}} \xrightarrow{e^- + 2H^+} H_2O_2 \xrightarrow{e^- + H^+} OH\cdot \xrightarrow{e^- + H^+} H_2O$$
$$\searrow H_2O$$

生理情况下,体内产生的这些少量氧自由基可以被细胞内存在的抗自由基的物质及时清除,结果其生成与降解处于动态平衡,对机体不会造成有害影响。病理情况下,由于活性氧生成过多或机体抗氧化能力不足,大量的氧自由基即在体内与各种细胞成分(如脂质、蛋白质、核酸等)发生反应,特别是其氧化作用强,易于使膜脂质中不饱和脂肪酸产生过氧化反应,进而损伤细胞。

在缺血-再灌注损伤部位,氧自由基形成增多,其强烈的氧化作用引起血管内皮细胞(VEC)和组织细胞的损伤,导致器官功能的障碍。

(一) 氧自由基生成增多的机制

缺血-再灌注时,氧自由基生成增多可能主要与以下因素有关:

1. 黄嘌呤氧化酶形成增多 黄嘌呤脱氢酶(xanthine dehydrogenase, XD)和黄嘌呤氧化酶(xanthine oxidase, XO)均可催化次黄嘌呤和黄嘌呤的分解代谢,但由于XD和XO的化学修饰不同,因而反应的结果也不相同。XD含—SH,催化反应以NAD作为电子接受体;而XO含—SS—,催化反应是以 O_2 作为电子接受体,因而可以产生氧自由基。这两种酶主要存在于毛细血管内皮细胞内,正常时以XD为主。XD可转变为XO,目前认为其机制可能有两种:① 组织或器官缺血缺氧时,VEC因只能靠无氧酵解供能,ATP生成减少使钙泵不能正常转运,胞内[Ca^{2+}]增加并激活 Ca^{2+} 依赖性蛋白水解酶(calpains),通过有限水解使XD构象改变,大量转为XO。② XD内部的—SH被氧化为—SS—,使XD转变为XO。因此,缺血、缺氧时XO形成增加,加之缺血、缺氧时能量消耗,造成ATP降解代谢产物如次黄嘌呤在缺血组织中大量堆积。再灌注后,缺血组织重新恢复了氧供,于是在XO作用下,次黄嘌呤在依次生成黄嘌呤和尿酸的过程中,以分子 O_2 为电子接受体,形成大量 $O_2^{\bar{\cdot}}$ 和 H_2O_2(图11-1)。H_2O_2 在金属离子参与下形成OH·。XO抑制剂别嘌呤

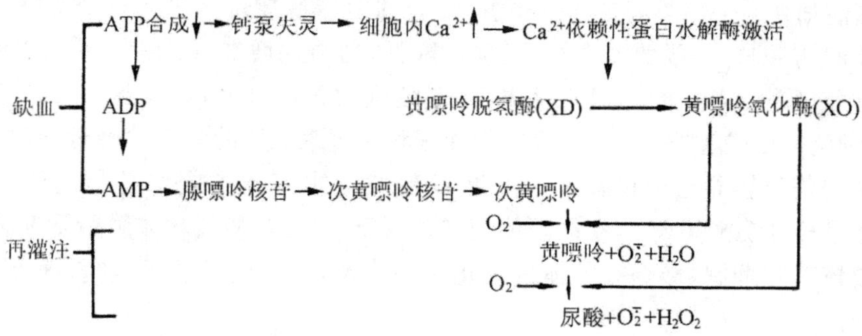

图 11-1 黄嘌呤氧化酶源性氧自由基的生成

醇(allopurinol)能减少 $O_2^{\overline{\cdot}}$ 的生成，使缺血-再灌注损伤的发生率降低。

2. 中性粒细胞呼吸爆发 在缺血-再灌注区域，由于黄嘌呤氧化酶的作用形成大量自由基并损伤细胞膜，膜磷脂分解生成的花生四烯酸及其代谢产物如羟基二十碳四烯酸(hydroxy-eicosatetraenoic acid，HETE)和 LTB_4 等均有很强的中性粒细胞激活与趋化作用，可使中性粒细胞激活并聚集于该区域。激活的中性粒细胞又能合成和释放炎症趋化因子等多种炎症介质，导致中性粒细胞的进一步激活和炎症介质的释放。中性粒细胞激活时氧的摄取和消耗显著增加，即出现呼吸爆发(respiratory burst)或氧爆发(oxygen burst)，再灌注则提供了氧。在中性粒细胞中，当NADPH/NADH 经 NADPH 氧化酶或 NADH 氧化酶的作用转变为 $NADP^+$/NAD^+时，氧作为电子接受体形成过多的氧自由基。

3. 线粒体内氧的单电子还原 缺血缺氧时，ATP 生成减少，钙泵功能障碍引起胞浆内[Ca^{2+}]增加，Ca^{2+}进入线粒体增多，线粒体功能受损，细胞色素氧化酶系统功能失调，以致再灌注时进入线粒体的氧经单电子还原生成的氧自由基增多。有人认为 Ca^{2+}进入线粒体增多，使含 Mn^{2+}的超氧化物歧化酶(SOD)减少，细胞清除氧自由基的能力下降，这是氧自由基增加的原因。

4. 儿茶酚胺的自身氧化 缺血与再灌注所致的应激反应，必然出现体内交感-肾上腺髓质系统分泌儿茶酚胺急剧增加。大量儿茶酚胺氧化可使氧自由基产生增加。例如在肾上腺素代谢形成肾上腺素红的过程中可生成 $O_2^{\overline{\cdot}}$。

(二) 自由基的损伤作用

自由基对机体的损伤主要通过两方面的作用：① 自由基一旦生成，自由基参与的反应系统能生成新的自由基，形成连锁反应。② 自由基氧化作用对细胞的直接损伤。自由基对组织、细胞的损伤作用主要表现为：

1. 生物膜损伤 细胞膜和细胞器膜是以脂质为基架，磷脂中的多聚不饱和脂肪酸极易被氧自由基氧化，引起脂质过氧化(lipid peroxidation)反应，并激活磷脂酶 C、磷脂酶 D，进一步分解膜磷脂，催化花生四烯酸代谢反应，形成大量脂质自由基和多种生物活性物质如前列腺素(PGs)、血栓素 A_2(TXA_2)、白三烯(LTs)等，促进再灌注损伤。生物膜的损伤主要引起:① 细胞膜脂质过氧化增强,细胞膜内多价不饱和脂肪酸减少,膜的液态性、流动性降低,通透性增加,细胞外Ca^{2+}内流增加;另一方面,膜上Na^{+}-K^{+}-ATP 酶失活,使细胞内Na^{+}升高,继而Na^{+}-Ca^{2+}交换增强,使细胞内Ca^{2+}浓度升高,造成细胞肿胀和钙超载。膜的液态性降低和膜成分改变可影响信号转导分子在膜内的移动,抑制膜受体、G 蛋白与效应器的联系,造成细胞信号转导功能障碍。② 线粒体膜富含磷脂,自由基使线粒体膜脂质过氧化,导致线粒体功能抑制,影响线粒体内氧化磷酸化及 ATP 生成过程,加重细胞能量代谢障碍。

2. 蛋白质功能抑制 自由基可促使蛋白质氨基酸残基氧化并借助于氨基酸残基之间的作用,或促使蛋白质之间二硫键的形成,使胞浆及膜蛋白之间发生交联和聚合;也可通过使蛋白质或酶的巯基氧化,在其本身内部结构中形成二硫键,从而改变蛋白质或酶的空间构型并影响其功能(图11-2)。在自由基作用下,膜离子通道蛋白的抑制与膜磷脂微环境的改变,共同导致跨膜离子传递功能的障碍。肌浆网钙泵(即Ca^{2+}-ATP 酶)活性丧失可导致钙调节功能异常。

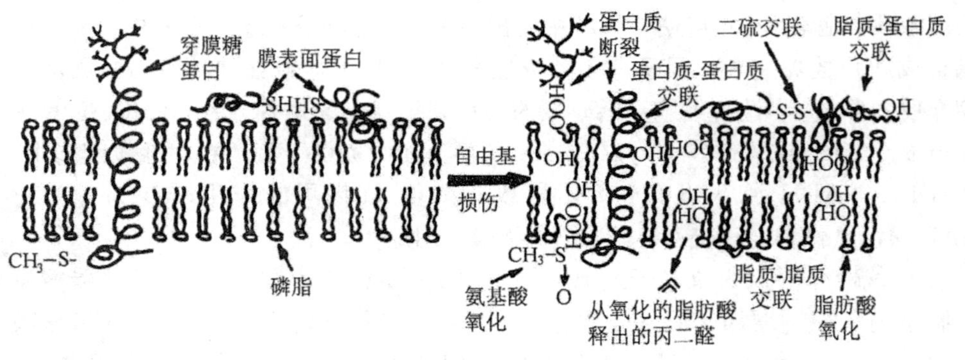

图11-2 自由基对膜的损伤

3. 核酸及染色体破坏 自由基,尤其是OH·可使核酸碱基羟化或使DNA 断裂,从而引起染色体畸变或细胞死亡。

二、钙 超 载

正常情况下,细胞外液钙浓度约为细胞内液的1万倍。这种高浓度差的维持主要取决于Na^{+}-Ca^{2+}交换系统和细胞膜离子泵。各种原因引起的细胞内钙含量异常增多并导致细胞结构损伤和功能代谢障碍的现象称为钙超载(calcium overload)。

在离体心脏灌注实验中,用无钙溶液灌流一定时间后再以含钙溶液灌流,引起心功能障碍和形态学变化如心肌电活动消失、肌纤维持续收缩、心肌酶释出等,称之为钙反常(calcium paradox)。用低氧溶液灌注组织器官或在缺氧条件下培养细胞一定时间后,再恢复正常氧供应,可发生与钙反常类似的情况,出现组织、细胞的损伤,称之为氧反常(oxygen paradox),但程度较轻。在这些情况下,以及在整体动物实验发生缺血-再灌注损伤的组织中，均可见到细胞内 Ca^{2+} 浓度明显增高，形成钙超载。细胞内 Ca^{2+} 浓度往往与细胞受损程度呈正相关，严重者可造成细胞死亡。

（一）钙超载发生的机制

缺血-再灌注时，钙超载的发生机制十分复杂，尚未充分阐明。但研究表明，钙超载主要发生在再灌注期，且主要与钙的细胞内流增加有关，伴有钙外流减少。这可能与下述因素有关。

1. Na^+/Ca^{2+} 交换异常　正常情况下，细胞内外 Na^+/Ca^{2+} 交换对维持细胞内低 Ca^{2+} 浓度的稳定有重要作用。目前认为这主要依靠 Na^+/Ca^{2+} 交换蛋白，该蛋白能够以 3 个 Na^+ 交换 1 个 Ca^{2+} 的比例对细胞内外的 Na^+、Ca^{2+} 进行双相转运。生理条件下，Na^+/Ca^{2+} 交换蛋白的转运方向是将细胞内的 Ca^{2+} 运出细胞。缺血-再灌注时，因下述作用，Na^+/Ca^{2+} 交换蛋白则成为 Ca^{2+} 进入细胞的主要途径。

(1) 细胞内 Na^+ 增加直接激活 Na^+/Ca^{2+} 交换蛋白：缺血时，细胞内 ATP 生成减少，钠泵活性降低，造成细胞内 Na^+ 含量增高；再灌注后，细胞供氧供能恢复，细胞内高 Na^+ 浓度除激活钠泵外，还迅速激活 Na^+/Ca^{2+} 交换蛋白，以加速 Na^+ 向细胞外的转运，同时将大量 Ca^{2+} 运入胞浆。

(2) 细胞内 H^+ 增加间接激活 Na^+/Ca^{2+} 交换蛋白：缺血-再灌注时，质膜 Na^+/H^+ 交换蛋白的激活可继发性地激活 Na^+/Ca^{2+} 交换蛋白。缺血缺氧时，由于无氧代谢使 H^+ 增多，组织间液和细胞内 pH 值降低。再灌注时，血流将组织间液中的 H^+ 冲走，而细胞内 H^+ 仍然很多，形成跨膜 H^+ 浓度梯度，激活 Na^+/H^+ 交换蛋白，以 1∶1 的比例促使细胞内 H^+ 排出的同时，使 Na^+ 进入细胞增加。如果内流的 Na^+ 不能被钠泵充分排出，细胞内增加的 Na^+ 就会激活 Na^+/Ca^{2+} 交换蛋白，促使 Ca^{2+} 内流，造成钙超载。

(3) 细胞内蛋白激酶 C(PKC)活化间接激活 Na^+/Ca^{2+} 交换蛋白：生理情况下，心功能主要受 β 肾上腺素能受体的调节，α_1 肾上腺素能受体的调节作用很小。但缺血-再灌注时，内源性儿茶酚胺释放增加，α_1 肾上腺素能受体的调节相对增强。α_1 肾上腺素能受体激活 G 蛋白-磷脂酶 C(PLC)介导的细胞信号转导通路，促进磷脂酰肌醇分解，生成三磷酸肌醇(IP_3)和二酰甘油(DG)。IP_3 促进细胞内肌浆网释放 Ca^{2+}；DG 则可激活 PKC，促进 Na^+/H^+ 交换，继而促进 Na^+/Ca^{2+} 交换，使胞浆 Ca^{2+} 浓度升高。

2. Ca^{2+} 通道开放　缺血时，内源性儿茶酚胺释放增多，激活 β 肾上腺素能受体，促使细胞膜上 L 型钙通道开放，使 Ca^{2+} 内流增加。

3. 细胞膜通透性增高　由于再灌注时生成大量的自由基使细胞膜脂质过氧化，损伤了细胞的膜结构；加上 Na^+/Ca^{2+} 交换增加引起细胞内 Ca^{2+} 浓度增高，激活了磷脂酶，促使膜磷脂降解，这些都会增加细胞膜的通透性，结果是细胞外液 Ca^{2+} 顺浓度梯度大量进入细胞。

4. 钙泵失活　缺血-再灌注时，肌浆网膜也可受到自由基的损伤，出现膜磷脂的分解,膜上钙泵功能下降,使肌浆网摄Ca^{2+}减少,胞浆Ca^{2+}浓度增高。线粒体膜受自由基损伤引起膜磷脂分解,则发生线粒体肿胀及氧化磷酸化功能障碍,ATP生成减少,使细胞膜及肌浆网钙泵能量供应不足,钙泵失活,不能排出或摄取细胞浆中过多的Ca^{2+},导致钙超载。

(二) 钙超载引起再灌注损伤的机制

缺血-再灌注时,钙超载引起组织、细胞损伤与下述五方面因素有关。

(1) 线粒体功能障碍:缺血-再灌注时细胞内Ca^{2+}超载,刺激线粒体钙泵摄取Ca^{2+},使胞浆内Ca^{2+}大量向线粒体转移。这不仅增加了ATP的消耗;而且由于进入线粒体的Ca^{2+}与磷酸根化合物结合,形成不溶性磷酸钙,干扰线粒体的氧化磷酸化过程,使ATP生成减少。

(2) 激活磷脂酶:细胞内Ca^{2+}浓度升高可激活多种磷脂酶,促进膜磷脂水解,引起细胞膜和细胞器膜损伤。膜磷脂降解可促进花生四烯酸代谢,形成具有高度生物活性的物质,如LT_S和TXA_2,参与缺血-再灌注时微循环障碍的发病机制,造成无复流现象。

(3) 影响心肌细胞电生理特性:再灌注时,由于Na^+/Ca^{2+}交换形成一过性内向离子流,在心肌动作电位后形成短暂除极,易引发心律失常。

(4) 促进氧自由基生成:钙超载使钙依赖蛋白酶活性增高,促使XD大量转变为XO,细胞内氧自由基生成增多,造成组织、细胞损害。

(5) 肌原纤维挛缩、断裂:钙超载可使肌原纤维持续处于收缩状态并发生挛缩,甚至引起肌原纤维断裂,破坏细胞骨架结构。

三、白细胞的作用

临床观察和动物实验证明,缺血-再灌注损伤区域白细胞明显增加,尤其是中性粒细胞。如果中性粒细胞的功能被抑制或本身被消耗,实验性冠状动脉闭塞所致的梗死面积减少;用去除白细胞的血液进行再灌注,可以防止组织水肿产生和减轻再灌注损伤;反之,再灌注损伤加重;用补体抑制药降低补体激活,减少白细胞浸润,可减轻缺血-再灌注损伤的程度。这些研究结果表明,白细胞在缺血-再灌注损伤的发生机制中具有重要作用。

(一) 缺血-再灌注损伤区域白细胞增多的机制

一般认为,缺血-再灌注损伤部位因化学趋化物的增加而使白细胞数增高。

1. 组织损伤时,细胞膜磷脂降解,花生四烯酸代谢产物增多,其中LT_S、PGE_2、血小板活性因子(PAF)以及补体和激肽等具有很强的化学趋化作用,吸引大量白细胞进入缺血-再灌注损伤区域。

2. 聚集在缺血-再灌注损伤区域的白细胞本身释放许多具有趋化作用的炎症

介质如 LTB_4，可使局部微循环中白细胞数增加。

3. 再灌注期，血管内皮细胞可释放多种细胞黏附分子(adhesion molecule)，包括整合素、选择素、细胞间黏附分子、血管细胞黏附分子及血小板内皮细胞黏附分子等，进一步促进中性粒细胞黏附与聚集。

（二）白细胞增多介导再灌注损伤的机制

1. 微血管阻塞 白细胞与红细胞不同，其流变学和形态学的特点是体积大而僵硬、变形能力弱，因此，大量白细胞黏附于血管内皮细胞，极易嵌顿，并与聚集的血小板、红细胞一起共同堵塞微血管，通过无复流现象的发生加重再灌注损伤。

2. 微血管通透性增高 白细胞(包括中性粒细胞、单核细胞)和巨噬细胞的激活，释放大量促炎细胞因子如 TNFα、IL-1、IL-8，脂质炎症介质如 LT_S、TXA_2、PAF 等，氧自由基如 $O_2^{\bar{\cdot}}$、OH·等，溶酶体酶如蛋白酶、胶原酶、弹性蛋白酶等。因此，引发血管通透性增加而造成水肿，同时导致组织细胞的损伤和破坏。

四、高能磷酸化合物缺乏

组织或器官缺血时，有氧代谢障碍，无氧酵解增强。ATP 的合成量不能满足组织或器官的需要，ATP 释放能量后逐渐降解为 ADP、AMP 及腺苷等产物。再灌注时，ATP 水平恢复速度较慢。缺血时间越长，再灌注时，ATP 水平恢复越慢。

（一）缺血-再灌注时高能磷酸化合物减少的机制

1. 线粒体受损 缺血-再灌注时氧自由基产生增多，氧自由基诱发的线粒体膜脂质过氧化反应使线粒体受损；钙超载使胞浆内 Ca^{2+} 大量向线粒体转移，与磷酸根化合物结合形成不溶性磷酸钙，干扰线粒体的氧化磷酸化过程，因此，使线粒体产生 ATP 发生障碍。

2. 合成 ATP 底物的缺乏 缺血缺氧时，ATP 降解成腺苷、肌苷、次黄嘌呤等产物是进一步合成 ATP 的原料(前体物质)。再灌注时，这些 ATP 的前体物质被血流冲出缺血-再灌注区域，使线粒体合成 ATP 的底物缺乏，ATP 合成减少，故恢复血流后，ATP 水平的恢复迟缓。

（二）高能磷酸化合物缺乏在缺血-再灌注损伤中的作用

高能磷酸化合物 ATP 是维持细胞、器官功能所必需的供能物质，ATP 合成障碍，ATP 水平恢复迟缓，均影响缺血-再灌注损伤区域细胞功能的恢复，甚至引起更为严重的损伤。

五、无复流现象

组织或器官缺血时间较长时，恢复血液灌注，部分缺血区并不能得到充分的血管灌流，这种现象称为无复流现象(no-reflow phenomenon)。这种现象可见于心、脑、肾、骨骼肌缺血后再灌注时。有人认为，这种现象是缺血的延续和叠加，严格地说不是再灌注损伤。但是，Engler 等证明，在心肌缺血期和再灌注早期，可见白细胞黏附在血管内皮细胞上，阻塞微血管并减少微循环血流，黏附的白细胞还可释放 LTs、TXA_2、PAF 等多种活性因子加重细胞间黏附和微血管阻塞；在缺血-再灌注区，由于自由基的损伤作用和白细胞黏附，血管内皮细胞和心肌细胞受损肿胀，内皮细胞本身肿胀会导致血管管腔狭窄，心肌细胞肿胀也会造成微血管受压，加上内皮细胞和白细胞大量释放内皮素、血管紧张素Ⅱ等缩血管物质引起微血管痉挛性收缩，皆可减小微血管口径，阻碍血液灌流；心肌缺血后再灌注，出现微血管内皮损伤和微血管壁通透性增高，激活凝血因子，使得微循环内微血栓形成，并造成细胞间质水肿，也能影响血液灌流。总之，无复流现象是缺血或缺血-再灌注组织发生不可逆损伤的主要原因之一。而缺血-再灌注时微血管血液流变学的改变、微血管口径的减小以及微血管壁内皮损伤与通透性增高是产生无复流现象的病理生理基础。

综上所述，目前认为缺血-再灌注损伤发生的基本机制主要是氧自由基和钙超载的作用。缺血-再灌注时生成的自由基可促进钙超载，胞浆内游离钙增加又加速自由基的产生，共同导致缺血-再灌注损伤。此时，对于细胞损伤而言，钙超载是各种原因引起细胞不可逆损伤的共同通路。缺血-再灌注时的白细胞(主要是中性粒细胞)作用、高能磷酸化合物缺乏等，也可进一步加重再灌注损伤。

第三节　缺血-再灌注损伤时机体的功能、代谢变化

一、心脏缺血-再灌注损伤时的变化

冠状动脉有规律地分布在心脏的浅表面，使心脏血液灌注易于被短暂地阻断或解除阻断并给予再灌注。基于这两方面原因，对心脏的缺血-再灌注损伤研究也较多。心肌缺血-再灌注损伤时，功能代谢和结构均发生明显变化。

(一)心功能变化

1. 心脏舒张、收缩功能降低　静止张力(resting tension，指心肌在静息状态下受前负荷作用而被拉长时产生的张力)随缺血时间的延长而逐渐升高，发展张力(developed tension，指心肌收缩时产生的主动张力)缺血时可逐步下降。再灌注时静止张力更为增高，表现为心室舒张末期压力(VEDP)增大；发展张力愈加降低，表

现为心室收缩峰压(VPSP)和心室内压最大变化速率($\pm dp/dt_{max}$)均降低。这些变化与缺血-再灌注时出现的心肌细胞 Ca^{2+} 转运障碍、钙超载、ATP 形成减少及其引起心肌兴奋-收缩偶联障碍有关。

心肌短时间缺血后不发生坏死,但在再灌注血流已恢复或基本恢复正常后数小时、数天或数周内出现可逆性收缩功能降低,这种现象被称为心肌顿抑(myocardial stunning)。该术语由 Braunwald 和 Kloner 于 1982 年首先使用,以与心肌坏死、持续缺血或其他非缺血性因素引起的心功能障碍相区别。随着临床上心绞痛缓解、溶栓治疗、冠状动脉搭桥术及心脏移植术的开展,短期可逆性心脏缺血所致的较长时间的心功能抑制愈加受到关注,其直接影响到患者的预后。因此,心肌顿抑已成为近 20 年来心血管研究领域中最热门的研究课题之一。目前认为,心肌顿抑是缺血-再灌注损伤的表现形式之一,自由基的作用和钙超载是心肌顿抑的主要发病机制。

2. 心律失常　心脏在缺血-再灌注过程中常发生心律失常,称之为再灌注性心律失常(reperfusion arrhythmia),以室性心律失常较多见,如心室心动过速和心室颤动。动物实验中,再灌注性心律失常发生率可达 50%～70%,临床上解除冠状动脉痉挛及溶栓治疗后,再灌注性心律失常的发生率也高达 50%～80%。再灌注性心律失常发生的基本条件是再灌注区域必须存在功能上可以恢复的心肌细胞,这种细胞存在越多,心律失常的发生率越高。因此,再灌注性心律失常的发生常与再灌注前缺血时间长短有关。在狗心脏缺血-再灌注实验中,冠状动脉被阻断 15～45min,再灌注时,心律失常的发生率最高。缺血时间过短,心肌损伤不明显;缺血时间过长,心肌丧失电活动,两者均不易出现再灌注性心律失常。此外,心脏缺血心肌较多、缺血程度严重、再灌注血流速度快,心律失常的发生率则较高。心律失常的发生还与电解质紊乱等因素有关。

再灌注心律失常的发生机制可能在于缺血-再灌注时心肌电生理特性出现了改变。例如,心肌传导性与不应期的暂时不均一性,为兴奋折返提供了电生理基础;增多的儿茶酚胺刺激 α 受体,可提高心肌的自律性;缺血-再灌注使心肌纤颤阈降低及心肌电解质紊乱,均可导致心律失常的发生。

缺血-再灌注时,心肌电生理特性出现改变是多因素作用的结果,如自由基和钙超载造成的心肌损伤、ATP 减少使 ATP 敏感性钾通道激活等均可改变心肌电生理特性。

(二) 心肌能量代谢变化

缺血时,心肌细胞内 ATP、磷酸肌酸(CP)含量迅速降低,ADP、AMP 及其降解产物核苷、碱基含量升高。如缺血损伤轻,心肌获得 O_2 和代谢底物供应后,心肌高能磷酸化合物含量可较快恢复正常。如缺血时间较长,再灌注后心肌高能磷酸化合物含量不仅不回升,反而进一步降低。这是因为缺血-再灌注时自由基和钙超载等造成线粒体损伤,加之再灌注时 ADP、AMP 等这些合成 ATP 的底物被血流冲洗清除，造成再灌注时心肌细胞能量合成减少，心肌组织内ATP、CP的水平升高缓慢。

（三）心肌超微结构变化

再灌注损伤时，心肌超微结构的变化与单纯心肌缺血的变化在性质上基本相同，但程度更为严重，有肌原纤维结构破坏（出现严重收缩带，肌丝断裂、溶解），线粒体损伤（极度肿胀，嵴断裂、溶解，空泡形成，基质内磷酸钙沉积形成的致密物增多）。缺血-再灌注还可造成心肌细胞呈凝固样坏死。

二、脑缺血-再灌注损伤时的变化

脑对缺氧最敏感，它的活动主要依靠葡萄糖有氧代谢提供能量，因此，一旦缺血时间较长即可引起不可逆性损伤。脑缺血时，脑细胞生物电发生改变，脑电图出现病理性慢波，缺血一定时间后再灌注，慢波持续并加重。

脑缺血后，首先出现能量代谢的障碍，短时间内神经细胞ATP水平即下降，糖原含量减少，乳酸含量增加。缺血时，cAMP增加，cGMP减少，再灌注后上述变化更加明显。由于cAMP上升可导致磷脂酶激活，使磷脂降解，游离脂肪酸增多，缺血后再灌注时，自由基产生增多并与游离脂肪酸作用，使过氧化脂质生成增多，损伤生物膜。动物实验发现，脑缺血-再灌注损伤时，兴奋性神经递质（谷氨酸和天门冬氨酸）降低，抑制性神经递质（丙氨酸、γ-氨基丁酸、牛磺酸和甘氨酸）则增加。

脑缺血-再灌注损伤时，最明显的组织变化是脑水肿和脑细胞坏死，两者互为因果。实验证明，脑水肿只有在多聚不饱和脂肪酸存在时才会发生，这是因为脂肪酸容易过氧化而损伤细胞膜之故。缺血时，水肿的产生是膜脂降解使游离酸增多和钠泵失灵的结果，而再灌注后水肿持续加重的原因之一是脂质过氧化。脑缺血-再灌注时，易损组织释放的神经递质发生变化，通过相应受体的作用，使钙通道开放，引起钙超载，加上自由基生成增多，共同导致脑细胞死亡。

三、肠缺血-再灌注损伤时的变化

临床上在嵌顿疝、肠扭转和肠套叠等情况下，手法或手术复位时可遇到缺血-再灌注损伤。发病时先影响静脉回流，引起严重间质水肿而导致更为严重的循环障碍。手法或手术复位后血流循环恢复，肠管出现以黏膜损伤为特征的组织学损伤，表现为广泛的上皮与绒毛分离，上皮坏死，固有层受损，肠管有糜烂、溃疡或出血。显然，这必定引起广泛的肠管功能障碍及黏膜屏障的通透性增高。小肠易发生缺血-再灌注损伤，其重要原因之一在于小肠血管内皮中的黄嘌呤脱氢酶和黄嘌呤氧化酶的活性在体内各脏器中是较高的，再灌注时易产生大量自由基。

四、肾缺血-再灌注损伤时的变化

肾缺血-再灌注损伤时，血清肌酐明显增高，表示肾功能严重受损。缺血-再灌注时肾组织学损伤较单纯缺血时明显加重，表现为线粒体高度肿胀、变形、嵴减少并排列紊乱，甚至线粒体崩解、空泡形成等，以急性肾小管坏死最为严重，可造成急性肾功能衰竭或导致肾移植失败。

在同种异体器官移植手术中，肾移植工作开展得较早和较为广泛。肾组织中的近曲小管对缺血最为敏感，缺血后再灌注可加重其病变。肾移植时，移植肾如温缺血时间短于 10min，移植后恢复血液灌注约 1h 即能恢复功能；如温缺血时间达 1h，移植后肾功能最初仅为正常时的 20%～30%，需 10～14d 才能逐渐恢复到正常水平；温缺血时间如达 2h，移植后恢复血液灌注的肾脏几乎没有功能，以后也不能获得理想的肾功能。因而肾移植时，供体肾脏温缺血时间最好短于 10min，离开供体后应立即以 4℃的特殊保存液灌注并在 4℃以下的环境中贮存和运送，及时完成肾移植，以保证理想疗效。

第四节　缺血-再灌注损伤的防治原则

（一）减轻缺血性损伤，控制再灌注条件

防治再灌注损伤的基础是减轻缺血性损伤。应针对缺血原因，采取有效措施，尽可能在可引起再灌注损伤的缺血时间以前恢复血流，以避免再灌注损伤的发生。多次短暂缺血预处理可以增强细胞对缺血的耐受性，是调动机体内源性保护机制的有效措施。再灌注时应采用低压力、低流量、低温度、低 pH 值、低钠及低钙液灌注，以减轻再灌注损伤。低压、低流灌注的意义在于防止“氧反常”，避免自由基过量生成及组织水肿的发生；低温则使缺血器官或组织的代谢降低，减少耗氧量和代谢产物积聚；低 pH 值可减轻细胞内液碱化，抑制磷脂酶和蛋白酶对细胞的分解，减轻 Na^{+}/H^{+}交换的过度激活；低钙可减轻因钙超载所致的细胞损伤；低钠有助于减少心肌内钠积聚，减轻细胞肿胀。

（二）改善缺血组织的代谢

缺血时有氧代谢低下，糖酵解增强；再灌注时能量代谢所需的底物又被冲走丢失，因此缺血-再灌注组织或器官 ATP 合成减少。补充外源性 ATP 既可给细胞直接供能，又可通过细胞膜表面的 ATP 受体使细胞膜蛋白磷酸化，有利于细胞功能恢复。针对缺血-再灌注时线粒体损伤引起氧化磷酸化障碍，补充氢醌和细胞色素 c 等物质，有利于线粒体的能量代谢，延长缺血组织可逆性改变的时限。实验证明，醌类化合物能加速电子传递或将电子直接传递给氢；细胞色素 c 能增加线粒体中 ADP 的磷酸化。

（三）清除自由基

机体对抗自由基、防止其损伤的生化防护系统主要有两大类：低分子自由基清除剂和酶性清除剂。

1. 低分子清除剂

(1) 存在于细胞脂质部分的自由基清除剂：维生素E(α-生育酚)和维生素A(β-胡萝卜素)等。

(2) 存在于细胞内外水相中的自由基清除剂　半胱氨酸、维生素C(抗坏血酸)、还原型谷胱甘肽(GSH)和还原型辅酶Ⅱ(NADPH)等。

上述的自由基清除剂能够提供电子使自由基还原，如维生素E能还原$O_2^{\bar{\cdot}}$、$^1O_2$、脂质自由基等；抗坏血酸具有相同的作用，并能协助维持维生素E处在具有活性的还原状态。维生素A是$^1O_2$的有效清除剂并能抑制脂质过氧化。胞浆中的GSH与NADPH在过氧化氢酶(catalase,CAT)、谷胱甘肽过氧化物酶(glutathione peroxidase,GSH-PX)等抗氧化酶的协同作用下，能还原H_2O_2、过氧化脂质、二硫化物及某些自由基。

$$H_2O_2 + 2GSH \xrightarrow{\text{GSH-PX}} 2H_2O + GSSG$$

2. 酶性清除剂

(1) CAT及过氧化物酶：存在于细胞内，可以清除H_2O_2，以避免高毒性OH·的产生。

$$2H_2O_2 \xrightarrow{\text{CAT}} 2H_2O + O_2$$

(2) 超氧化物歧化酶(superoxide dismutase,SOD)：是一种金属蛋白，可以歧化$O_2^{\bar{\cdot}}$生成H_2O_2。哺乳类细胞含有两种SOD，即胞浆中的CuZu-SOD和线粒体中的Mn-SOD。SOD的重要作用在于清除H_2O_2和OH·的前身$O_2^{\bar{\cdot}}$，从而保护细胞不受毒性氧自由基的损伤。

在缺血-再灌注损伤患者，可应用清除自由基的药物进行防治，如维生素E、维生素A、维生素C、GSH-PX、SOD等。二甲亚砜(dimethyl sulfoxide,DMSO)能清除OH·。丹参、甘露醇等许多中、西药物也具有清除氧自由基的作用。

（四）减轻钙超载

在再灌注前或再灌注即刻应用钙拮抗剂如维拉帕米、山莨菪碱等，可抑制再灌注时细胞内钙超载，维持细胞的钙稳态，减轻再灌注损伤。近来研究表明，应用Na^+-Ca^{2+}交换及Na^+-H^+交换的抑制剂(HOE642、HOE694、阿米洛利)也可有效地防止钙超载的发生。

（五）其他

采用某些内、外源性细胞保护剂如牛磺酸、金属硫蛋白等，可以直接增强细胞对内环境紊乱的耐受力而起到细胞保护作用。腺苷可解除微血管痉挛，减轻血小板聚集，对心肌具有保护作用。采用中性粒细胞抗血清或抗粒细胞代谢产物抑制粒细胞激活，可明显地缩小心肌梗死范围。应用这些物质来减轻缺血-再灌注损伤有一定的疗效。目前，有学者还提出提高体内热休克蛋白的水平会对再灌注损伤起一定对抗作用。这种通过调动机体内源性抗损伤机制以减轻细胞再灌注损伤的观点，在防治缺血-再灌注损伤方面已备受关注，值得深入研究。

（余卫平）

病例及思考题

病例：患者，男，54 岁，因胸闷、大汗 1h 入急诊病房。患者于当日上午 7 时 30 分突然心慌、胸闷伴大汗，含服硝酸甘油不缓解，上午 9 时来诊。体检：血压 0，意识淡漠，双肺无异常，心率 37 次/min，律齐。既往有高血压病史 10 年，否认冠心病史。心电图示Ⅲ度房室传导阻滞，Ⅱ、Ⅲ、aVF 导联 ST 段抬高 10.0mV，V_3R～V_5R 导联 ST 段抬高 3.5～4.5mV，V_1～V_6 导联 ST 段下移 6.0mV。诊断：急性下壁、右室心肌梗死合并心源性休克。给予阿托品、多巴胺、低分子右旋糖酐等治疗。上午 10 时用尿激酶静脉溶栓。10 时 40 分出现阵发性心室颤动（室颤），立即以 300J 除颤成功，至 11 时 20 分反复发生室性心动过速（室速）、室颤及阿-斯综合征，其中持续时间最长达 3min，共除颤 7 次（300J5 次，360J2 次），同时给予利多卡因、小剂量异丙肾上腺素后心律转为窦性，血压平稳，意识清楚。11 时 30 分症状消失，Ⅱ、Ⅲ、aVF 导联 ST 段回降至 0.5mV，V_3R～V_5R 导联 ST 段回降至基线，肌酸激酶同工酶 CK-MB 于发病后 6h 达最高峰（0.15）。冠状动脉造影证实：右冠状动脉上段 85% 狭窄，中段 78% 狭窄。远端血管心肌梗死溶栓试验（TIMI）2～3 级，左回旋支（LCX）及前降支（LAD）发育纤细，右冠优势型。病人住院治疗 22d 康复出院。

（1）本例病人入院后出现的室速、室颤被诊断为再灌注性心律失常，其依据是什么？原因是什么？

（2）类似该患者一样所发生的再灌注性心律失常与心肌缺血-再灌注性损伤，其发病机制可能有哪些？

第十二章

心力衰竭

心脏的基本功能是泵功能。近年研究表明,心脏除泵血功能外,尚有内分泌功能。本章重点讨论心脏的基本功能,即泵功能。

由于心脏的收缩和(或)舒张功能障碍,使心泵功能降低,以致心排血量绝对或相对减少,不能满足机体组织代谢需要的病理过程,称为心力衰竭(heart failure)。心功能不全(cardiac insufficiency)与心力衰竭本质相同,但在程度上有差异。心功能不全包括心泵功能从代偿阶段发展到失代偿阶段的全过程;而心力衰竭则是指心功能不全晚期,心泵功能失代偿阶段。但在实际应用中,这两个概念往往是通用的。

由原发性心肌舒缩功能障碍引起的心力衰竭又称心肌衰竭(myocardial failure),它是心力衰竭的基础。当心力衰竭呈慢性经过时,由于心排血量与静脉回流量不相适应,出现明显的血容量增多、静脉淤血和组织水肿,故称之为充血性心力衰竭(congestive heart failure)。

现代概念认为,心力衰竭过程中常有神经内分泌的过度激活,引起了心脏的功能改变,心肌细胞分子生物学的变化以及心肌细胞的代谢、基因表达、蛋白合成等的变化,导致心肌肥厚以及心肌细胞的坏死和凋亡,形成心室重构。因此,心力衰竭实质上乃是由于能量不足造成基因表达异常而引起的一种超负荷性心肌病(cardiomyopathy of overload),是心脏贮备耗竭进而导致心力衰竭患者病情恶化和死亡的主要原因。故心力衰竭的任何治疗措施不应仅仅限于纠正血流动力学紊乱,还应有干预神经内分泌激活的作用,从而减轻心肌损害,延缓心力衰竭的进展,提高心力衰竭患者的存活率。

第一节　心力衰竭的病因和分类

一、心力衰竭的原因和分类

引起心力衰竭的原因很多,可概括为原发性心肌收缩、舒张功能障碍和心脏负荷过度。前者常见于心肌炎、心肌病等直接损害心肌或冠状动脉粥样硬化、严重贫血等所致的心肌缺血、缺氧;后者则见于高血压、慢性阻塞性肺疾患等所引起的压力负荷过度以及瓣膜关闭不全等所引起的容量负荷过度。

常见的心力衰竭分类方法有:

(1) 按心力衰竭发生的部位分左心衰竭、右心衰竭和全心衰竭。

(2) 按心力衰竭发生的速度分急性心力衰竭和慢性心力衰竭。

(3) 按心力衰竭时心排血量的高低分低排血量性心力衰竭和高排血量性心力衰竭,后者常继发于代谢增高或(和)心脏后负荷降低的疾病,如甲状腺功能亢进、严重贫血、维生素 B_1 缺乏和动-静脉瘘等。这类病人在心力衰竭前代偿功能尚好时,其心排血量高于正常,主要由于循环血量增多或循环速度加快,使静脉回流过多,心脏舒张期充盈过度,导致心排血量相应增高以满足机体代谢需要。与此同时,心肌耗能过多,供能相对不足,容易发生心力衰竭。这种心力衰竭发生时,心排血量虽较心力衰竭前有所降低,但其绝对值仍高于或等于正常水平,故称为高排血量性心力衰竭。尽管如此,由于组织需氧量增大、外周血管扩张、动-静脉短路等因素,仍然使得病人的组织供氧量明显降低。

(4) 按心力衰竭时心肌收缩与舒张功能的障碍分收缩功能不全性心力衰竭(收缩性衰竭)和舒张功能不全性心力衰竭(舒张性衰竭)。临床上,这两种功能不全程度相同或平衡进展极为少见,总是以一种(收缩或舒张)功能不全为主,同时存在另一种功能不全。

二、心力衰竭的诱因

在临床上,约有 90%的心力衰竭病人发病存在明显的诱因。常见的诱因有:

(一) 感染

感染诱发心力衰竭者以呼吸道感染占首位,其次为风湿热。而女性患者泌尿道感染也为常见诱因。感染诱发心力衰竭的机制主要是:① 感染时的发热可通过交感神经兴奋和代谢率增加,使心率加快,心肌耗氧量和心脏负荷增加;② 感染产生的内毒素可直接抑制心肌的舒缩功能;③ 心率加快,缩短心脏舒张期,影响冠状动脉血液灌流量;④ 呼吸道感染时,可因气体交换障碍,引起缺氧,导致肺动脉收缩、肺血管阻力增高,加重右心后负荷,还可因呼吸困难使机体耗氧量增加而诱发心力衰竭。

(二) 心律失常

心率过快(>150 次/min)或过缓(<40 次/min)、频繁的早搏、严重的房室传导阻滞等,均可因心肌耗氧量增加、心室充盈障碍等导致心排血量降低,诱发心力衰竭。此外,心律失常还可因水、电解质和酸碱平衡紊乱引起,如低(高)钾血症、酸中毒等,可直接或间接抑制心肌舒缩功能,或引起心肌电生理异常而诱发心力衰竭。

（三）妊娠和分娩

妊娠和分娩常诱发心力衰竭，主要是由于：① 妊娠期血容量增多，到产前可较妊娠前增加 50%，使心脏前负荷增加；同时由于血浆量的增加超过红细胞的增加，出现生理性贫血，更加重心脏负荷；② 分娩时宫缩阵痛、精神紧张及腹内压升高等因素，均可促使静脉回流增加和外周血管阻力增高，加重心脏的前、后负荷和心肌耗氧量。

（四）长期使用抑制心脏功能的药物或滞钠药物

很多药物长期服用可抑制心肌功能，如 β 受体阻滞剂、钙拮抗剂、抗心律失常药维拉帕米等。其他如性激素、糖皮质激素和非类固醇类抗炎药物，皆可引起水、钠潴留，加重心脏前负荷。

（五）其他

不规则治疗、过度的体力活动、情绪激动、过多过快输液、洋地黄中毒、创伤、手术、气候的急剧变化、酗酒等均可增加心脏负荷，或进一步使心肌缺血、缺氧而诱发心力衰竭。

第二节　心力衰竭时机体的代偿功能及其意义

在心肌病变或心脏负荷过度的初期，因为心脏具有强大的适应代偿能力，通过心力贮备的动员，一般并不立即发生心力衰竭。如果通过代偿能使心排血量完全满足机体正常活动的需要，称为完全代偿(complete compensation)，机体则不发生心力衰竭。如果通过代偿只能满足机体安静情况下的心排血量需要，称为不完全代偿(incomplete compensation)，此时实际上已发生了轻度心力衰竭。如果通过代偿仍不能满足机体安静情况下心排血量的需要，称为代偿失调(decompensation)，这时机体便发生了明显的心力衰竭。对于急性心力衰竭的病人来说，从完全代偿、不完全代偿到代偿失调的发展过程很快，往往来不及充分发挥各种代偿活动就已发生心力衰竭；对于慢性心力衰竭的病人来说，这个发展过程可以长达数月、数年甚至更长。即使已经发生代偿失调的心力衰竭病人，有些代偿活动仍在继续进行，只是未能防止或逆转心力衰竭而已。

心力衰竭时机体的代偿主要有以下几种。

一、心脏的代偿

（一）心率增快

心率增快是心脏发动快、见效迅速的一种代偿功能。其机制主要是：① 心力衰竭时，心排血量减少，动脉血压下降，对颈动脉窦和主动脉弓压力感受器刺激减少，使交感神经兴奋，儿茶酚胺释放增多。② 严重心力衰竭时，心室舒张末期容积和压力增高，致使静脉回流受阻，心房和腔（肺）静脉淤血，刺激容量感受器，使迷走神经紧张性降低、交感神经兴奋、心率增快。③ 血液中氧分压降低、二氧化碳分压增高、H^+浓度升高以及动脉血流不足等，刺激主动脉体和颈动脉体化学感受器，冲动沿窦神经和迷走神经传入延髓，刺激呼吸中枢，使呼吸加深加快。与此同时，在自然呼吸情况下，又可反射性地引起心率加快。

一定程度的心率增快，因可提高心排血量而具有代偿意义。但是，心率过快（>150～170 次/min），对机体不利：一方面过快的心率增加心肌耗氧量；另一方面心率过快，心室舒张期明显缩短，使冠状动脉血液灌流降低，心室的血液充盈不足，导致心排血量明显减少。因此，心率增快不仅是一种快速的、不经济的代偿方式，而且过快的心率也是心力衰竭时病情加重的重要标志之一。

由于心率的加快，可导致上述失代偿性影响，故应用减慢心率药物，控制心率过快，有助于心功能的改善。

（二）正性肌力作用

交感神经兴奋，血浆儿茶酚胺增多，直接使心肌收缩性加强，称为正性肌力作用。这种收缩性增强因不伴有肌纤维的伸长，故称为等长性自家调节。

正性肌力作用的机制可能是：去甲肾上腺素与心肌细胞膜上的肾上腺素能受体结合，激活腺苷酸环化酶，使心肌细胞内 cAMP 浓度升高，继而激活蛋白激酶，触发靶细胞内蛋白质的磷酸化过程，从而引起：① 心肌细胞膜 Ca^{2+}通道开放，Ca^{2+}内流增加；肌浆网释放 Ca^{2+}增加，使肌浆内 Ca^{2+}浓度增高。② 促进收缩蛋白磷酸化，直接加强心肌收缩力。③ 加强糖、脂肪分解，为心肌收缩提供能量。

这种心肌收缩性的增强，在不改变前负荷的前提下，可显著增加搏出量，为一种有效而经济的代偿功能。但在心力衰竭患者，由于心肌收缩性已经受损，故此种代偿作用受到很大限制。另外，心肌收缩力加强，导致耗氧量增加，也不利于心功能改善。

（三）心脏扩张

这是心脏对急性血流动力学变化的一种重要代偿机制。通常情况下，当心室舒张末期容积和压力增大时，可因心腔扩张而使心肌纤维初长度加大。根据 Frank-Starling 定律，心肌的收缩力和心搏出量在一定范围内随着心肌纤维初长度的增大或心室舒张末期容积的增大而增加，即心肌纤维初长度愈长或心室舒张末期容积愈大，心肌的收缩力愈强，心脏排血量也愈多。这种能使心肌收缩力和搏出量相应增加的心脏扩张称为紧张源性扩张。由于这种自身调节是靠改变前负荷，即改变心肌纤维初长度实现的，故也称异长性自家调节。根据这种心搏出量（或每搏功）和舒张末期容量（或舒张末期压力）之间的关系，以前者为纵坐标，后者为横坐标画出的曲线，称为心功能曲线（图 12-1）。

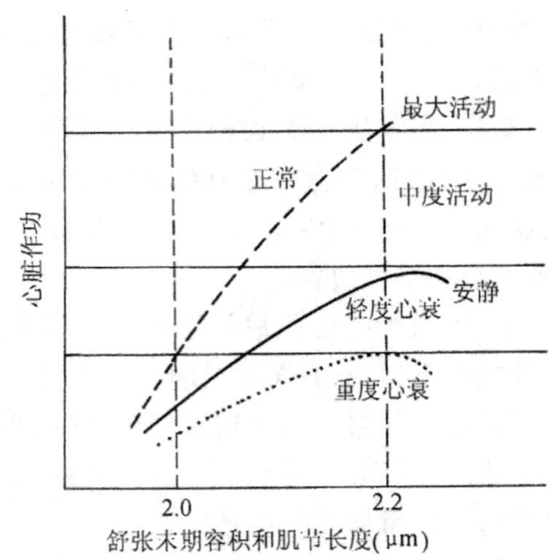

图 12-1 正常和衰竭心脏功能曲线和肌节长度的关系

正常心脏是在曲线的上升支段工作，故其搏出量随着心室舒张末期容量（即前负荷）的增加而增大。但在心力衰竭患者，由于心功能曲线向右下移位，要使心排血量仍维持在与正常心脏相同的水平，必须靠心室的扩张即增加心室舒张末期的容积来完成。因此，增加前负荷，防止了心室舒张末期压力和容积发生过久和过度的改变，提高了心排血量。但前负荷过大，舒张末期容积或压力过高，又会导致心搏出量降低而转向代偿失调。

目前认为，这种代偿的机制与粗、细肌丝相互重叠的情况有关。当心肌纤维拉长时，肌节的长度也发生变化。如肌节长度不超过 2.2μm，则肌节愈长，粗、细肌丝间可能形成的横桥联结也愈多，产生的收缩效果亦愈好；当肌节长度为 2.2μm 时，粗、细肌丝处于理想的重叠状态，横桥联结数目最多，产生的收缩效果最大，称为最适长度（L_{max}）；当肌节长度超过 2.2μm 时，由于粗、细肌丝重叠程度减少，使心肌收缩力降低，心排血量减少。正常情况下，由于心室的舒张末期压力较低，[0～1.33kPa（0～10mmHg）]，肌节的初长度变动在 1.7～2.1μm 之间，尚未达到 L_{max}，故当前负荷增加时，心排血量随着心室舒张末期容积增大而增加，直至肌节初长度达到 L_{max} 为止。当心室进一步扩大时，心肌的收缩力和心排血量反而降低，如果肌节长度超过 3.65μm 时，粗、细肌丝不能重叠，心肌的收缩力降至最低点。这种不伴有心肌收缩力增强的心脏扩张称为肌源性扩张。肌源性扩张已丧失代偿意义。

如前所述，急性心室高度扩张可因肌节的过度拉长而使心肌收缩力下降，但却不是慢性心室扩张导致心搏量降低的原因。现认为慢性心室扩张导致心力衰竭的机制主要与心肌缺血、缺氧引起心肌纤维的再排列（rearrangement）和错位（slippage）有关。所谓再排列，是指肌节并联和串联的改变；所谓错位，是指相邻肌节由于过度拉长而使其原来的位置发生改变。根据 Laplace 定律：$T=P\cdot r/2h$（T=室壁张力，P=室内压力，r=室内半径，h=室壁厚度），当心室慢性扩张到一定程度时，室内半径迅速增大，室壁厚度相对或绝对变薄，r/h 的比值增加。此时如使室内压 P 维持在和未扩张心室相等水平上，室壁张力（T）则要远远超过心室未扩张时。

T 愈大，心肌耗氧量愈多，心肌缺血、缺氧也愈严重，结果引起心肌细胞坏死、纤维化和室壁心肌细胞减少。在此基础上，邻近肌纤维发生再排列和错位，从而使心排血量降低而导致心力衰竭。心力衰竭又可进一步使心室扩张和增加射血时的室壁张力，形成恶性循环。

（四）心肌肥大与心室重构

1．心肌肥大　心肌肥大（myocardial hypertrophy）是心脏对长期负荷过度发生的一种非自然生长的慢性代偿机制，是指心肌细胞体积增大，即直径增宽、长度增加和肌节数量以及（或者）间质的增生，使心脏重量增加（男性超过 350g，女性超过 300g）。当心肌细胞肥大达到临界值（成人心脏重量超过 500g 或左室重量超过 200g）时，还可发生心肌细胞增生。

促使心肌肥大的原因有：① 机械性刺激：当压力负荷或容量负荷过度时，可使收缩期或舒张期室壁张力增加，刺激蛋白质合成增加，促进心肌肥大。② 神经体液因素：其中包括神经介质（如去甲肾上腺素）、血管紧张素、醛固酮、生长激素以及其他一些促生长因子如心肌生长因子、血小板衍生因子等，促进心肌肥大。

心肌肥大的发生机制尚不完全清楚。目前研究认为，机械和神经体液因素首先与各自的受体结合，激活相应的信息传递系统（如 β 受体激动剂通过腺苷酸环化酶-cAMP 信息传递系统，α 受体激动剂通过三磷酸肌醇-二酰甘油信息传递系统等），进而激活相应的蛋白激酶或（和）Ca^{2+}，最后促使核基因的表达和蛋白质的合成。因此，心肌肥大的生化基础是 DNA 复制、RNA 转录、蛋白合成以及有丝分裂增加，任何原因都可通过激活此过程发挥效应。

心肌肥大的意义：一般而言，心肌肥大的早期，虽然单位重量肥大心肌的舒缩性能是降低的，但由于整个心脏的重量增加，心肌总的收缩力还是增加的，心功能曲线向左上移位（图 12-2），使肥大心脏在相当长一段时间内处于功能稳定状态，维持机体对心排血量的需求，不发生心力衰竭。与心率增快相比，心肌肥大是一种较经济的、持久的、有效的代偿方式。另外，根据 Laplace 定律，心肌肥大、室壁增厚时，可通过降低室壁张力，减少心肌耗氧量，而起到一定的代偿作用。

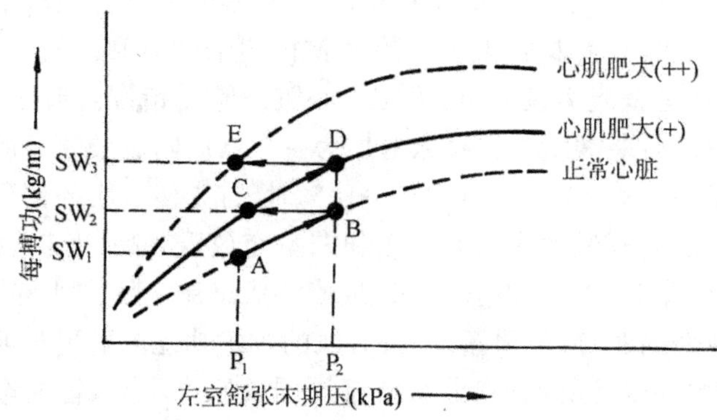

图 12-2　正常和心肌肥大时心功能曲线的变化

心肌肥大和其他代偿功能一样,也有一定限度。当心肌过度肥大时,可由于心肌相对缺血、缺氧等,使心功能由代偿转为失代偿,促使心力衰竭的发生。

2. 心室重构　近年来不断积累的研究资料表明:心力衰竭时,在负荷增加的刺激下,出现:① 心脏的结构性适应不只是有量的增加(心肌肥大),还伴随着质的变化(细胞表型改变);② 不只是心肌细胞,非心肌细胞(成纤维细胞、内皮细胞、血管平滑肌细胞、少量的巨噬细胞等)及细胞外基质(主要是胶原纤维)也发生了深刻的变化。这种心力衰竭时为适应心脏负荷的增加,使心肌及心肌间质在细胞的结构、功能、数量及遗传表型方面都发生了适应性、增生性的变化称为心室重构(ventricular remodeling)或心肌改建(myocardial remodeling)。

(1) 心肌细胞表型改变:表型改变的分子基础是构成心肌细胞的蛋白质的多态性,而几乎所有已知的心肌蛋白质均分别属于一个同工型家族。在前述的机械信号和神经内分泌因素刺激下,通常在成年个体心脏处于静止状态的胎儿期基因被激活,并表达胎儿型蛋白质,从而使细胞器在“质”和“量”两方面都发生改变(后述)。因此这种表型改变是心肌肥大心肌舒缩功能降低的主要原因。

(2) 细胞外基质改建:细胞外基质(extracelluar matrix, ECM)是存在于细胞间隙、肌束之间及血管和神经周围的糖蛋白、蛋白多糖及糖胺多糖的总称。其中最主要的是纤维状的Ⅰ型和Ⅲ型胶原,它们包绕并连接心肌细胞(肌内膜)和心肌束(肌束膜),并构成心外膜、心内膜及中心纤维环。这样一个心肌间质的胶原网络不仅对心肌细胞、血管及神经末梢起着支架和固定的保护作用,而且参与力的传递及整合,因而是决定心肌伸展和僵硬度的重要因素。

在心肌细胞肥大的同时,间质中的纤维细胞也在机械负荷及神经体液因素的刺激下活化(表型改变),成为有增殖和活跃分泌能力的成纤维细胞。其中最重要的刺激因素是肾素-血管紧张素-醛固酮系统。血管紧张素Ⅱ和醛固酮可刺激心肌成纤维细胞大量合成Ⅰ型和Ⅲ型胶原,血管紧张素Ⅱ还可抑制间质金属蛋白酶Ⅰ(降解胶原的关键酶),导致胶原合成增多,分解减少,从而使胶原网络结构的生化组成(如Ⅰ型与Ⅲ型胶原的比值)和空间结构都发生改变,形成胶原网络的生化改建和结构改建。

胶原改建也是一种适应。Ⅲ型胶原较纤细,伸展性及回弹性较好,在改建早期常明显增多,对于心肌肥大及肌束组合的重新排列十分有利。而Ⅰ型胶原则较粗大,抗张性较强,在室壁应力过高时,可防止心肌细胞因错位而造成的室壁变薄和心腔扩大,故在改建后期常以Ⅰ型胶原增加为主。然而随着胶原量的增多,如胶原由正常含量(左室为3%～5%)增至8%～10%时,首先使心肌的僵硬度增高,影响心肌的舒张功能,使心室最大充盈率减慢和左室充盈压升高;当胶原增至20%时,心肌细胞被胶原网索紧紧包围封闭起来,致使心肌细胞力的产生和传导均受到影响,加之心肌细胞因缺血、缺氧逐渐死亡,心肌的收缩功能减弱更加明显。此外,在心肌间质网络增生性改建的同时,冠状血管周围胶原也增生,管壁增厚,冠脉舒张贮备功能降低,心肌供血不足,引起心肌细胞变性坏死。心肌坏死后并发胶原的替代性增生,更加促进和加重了心力衰竭的发生和发展。因此,在防治心力衰竭的战略上，除了应注意如何保护心肌细胞和防止心肌细胞质量的改变外，还应考虑如何防止或逆转间质网络的改建。

二、心脏以外的代偿

（一）血容量增加

血容量增加为慢性心力衰竭的一种主要代偿方式，是体内钠、水潴留的结果。其发生机制与以下因素有关。

1. 交感-儿茶酚胺作用　心力衰竭时，因有效循环血量减少，使交感神经兴奋，去甲肾上腺素释放增多。一方面使肾血流量减少，GFR 降低；另一方面经肾交感神经作用和肾小球滤过分数增加，促进近曲小管对 Na^+的重吸收。

2. 肾素-血管紧张素-醛固酮系统作用　心力衰竭时，由于交感神经兴奋，肾血流量降低，对入球小动脉牵张感受器的刺激减弱，促使近球细胞分泌肾素；交感神经兴奋直接刺激近球细胞 β 肾上腺受体分泌肾素；心力衰竭时的利尿、限盐，使致密斑的钠负荷降低，促进肾素分泌。由于肾素-血管紧张素系统被激活，醛固酮分泌增加，加之心力衰竭时肝对醛固酮灭活减少也导致醛固酮增多。醛固酮增多，使远曲小管对钠重吸收增加。

3. ADH 的作用　心力衰竭时，由于有效循环血量减少和血管紧张素Ⅱ的作用，以及肝、肾对 ADH 清除能力降低，血中 ADH 含量增高，作用于远曲小管和集合管上皮细胞，促进水的重吸收。

4. 心房利钠因子的作用　轻度心力衰竭时，心房利钠因子分泌增多，部分地抵消钠、水潴留的效应。严重心力衰竭时，心房肌组织生成心房利钠因子减少，对钠、水潴留可能起一定的促进作用。

5. 前列腺素作用　严重心力衰竭时，可能由于肾 PGE_2(前列腺素 E_2)合成酶活性降低，PGE_2 合成和释放不足，其扩张血管和排钠利水作用减弱，也是导致钠、水潴留的因素之一。

上述因素导致钠、水潴留，血容量增加，在一定程度上可通过增加回心血量和前负荷以提高心排血量，但血容量过度增加又可加重心脏的容量负荷和心肌耗氧量，使心排血量进一步减少。

（二）血液重新分配

心力衰竭时，因交感神经兴奋，儿茶酚胺释放增多，使心、脑以外的血管收缩，外周阻力增高，防止血压下降，并使心、脑的供血量相对增加，这对急性或轻度心力衰竭具有重要的代偿意义，但对重度或慢性心力衰竭则代偿有限。这是因为：① 心、脑以外器官（如肾、肺等）血管的长期收缩，使之严重缺血缺氧，可影响该器官的功能。② 外周血管长期收缩，使外周阻力持续升高，加重衰竭心脏的后负荷，使心排血量更为减少。

（三）组织利用氧的能力增强

心力衰竭时，组织细胞中线粒体数量增多，呼吸酶活性增强，使组织利用氧的能力增强。

（四）红细胞增多

缺氧使肾组织释放促红细胞生成素，刺激骨髓造血功能，使血液中红细胞和血红蛋白增多，既有助于增加血量，又可提高血氧容量和血氧含量，增强携氧能力，改善组织缺氧。但同时也增加血液的黏滞度与血液流动的阻力，造成不利影响。

三、神经-体液的代偿反应

心力衰竭时，神经内分泌的被激活，既是代偿机制之一，又是加重心室重构和促进心力衰竭恶化的重要因素。

（一）神经系统的改变

心力衰竭时，主要表现是交感神经兴奋，副交感神经受抑制。如前所述，交感神经兴奋既有代偿意义，又有失代偿促使心力衰竭恶化的作用，且此种不利作用随着心力衰竭的进展而加重。

（二）内分泌被激活

心力衰竭时，可能引起的各种内分泌激素的改变，就其主要功能而言，可分为两大类，一是具有缩血管保钠、正性肌力和促生长作用的物质（统称 A 类），二是具有扩血管排钠、负性肌力作用的物质（统称 B 类）（表 12-1）。正常情况下，A 类和 B 类处于动态平衡。心力衰竭时，为了维持血压和增加心排血量，首先激活 A 类激素，但为了保持新的平衡，又续发性地激活 B 类。结果心力衰竭时两类激素均处于激活状态。

表 12-1 参与心力衰竭时的"内分泌激素"变化

缩血管保钠激素	扩血管排钠激素
儿茶酚胺↑	心房肽（心钠素，ANP）↑
肾素-血管紧张素↑	前列腺素（PGE_2、PGI_2）↑
加压素（AVP）↑	缓激肽（BK）↑
内皮素↑	内皮舒张因子（EDRF）↓

注：↑示增加；↓示减少

A 类激素的被激活，从本质上讲是代偿性的，但其后果又可加重心脏负荷和促使心力衰竭恶化；而 B 类激素的被激活，实际上是机体的自我防卫和调控。如果经过自我调控，使 A 类激素与 B 类激素达到新的平衡，心力衰竭可停止发展或好转；否则，A 类强于 B 类，则促进心力衰竭恶化。临床上常采用的扩血管、排钠、利尿和减轻心脏负荷的多种措施，即在于对抗 A 类激素作用，使之恢复平衡。

此外，无论A类或B类激素内部之间或A与B类激素之间，都存在着相互依赖和相互制约的关系。例如肾素-血管紧张素-醛固酮系统（RAAS）与肾上腺系统间存在着相互激活的作用。而RAAS又有激活心钠素（ANP）和加压素（AVP）的作用，但ANP和AVP对RAAS却有抑制作用。故临床上很难从某一个激素在血液中的消长情况来判断心力衰竭的预后和治疗效果。

第三节　心力衰竭的发生机制

心力衰竭的发生机制比较复杂，不同原因所引起的心力衰竭以及心力衰竭发展的不同阶段，其具体机制都有所不同，而且有些机制尚不清楚。但心力衰竭的本质是其泵血功能减弱，而完成心脏泵功能的基础是心肌的舒缩功能，故心力衰竭发生、发展的基本机制不外乎心肌收缩性能或（和）舒张性能障碍。

一、心肌收缩性减弱

所谓心肌收缩性是指心肌在受到有效刺激后产生张力和缩短的能力，它是决定心排血量的四个基本因素（心肌收缩性、容量负荷、压力负荷和心率）中最重要的一个。绝大多数心力衰竭的发生都是由于心肌收缩性的原发性或继发性减弱所致。其发生机制与下述因素有关。

（一）心肌结构破坏

心肌结构的完整性是心泵功能的物质基础。任何原因引起的心肌细胞死亡，均可导致心肌结构破坏。心肌细胞死亡的原因有两种：一种是由于心肌缺血、中毒和炎症等原因所致的被动性死亡；另一种是单个细胞自我消化的主动性死亡，称为凋零性死亡（apoptosis），简称凋亡或称程序性死亡（grammed death）。两种死亡的原因和表现均有所不同。前者主要是当细胞受损后，首先发生细胞膜的完整性被破坏，胞浆内容物漏出，细胞肿胀；随之细胞溶解、坏死，同时伴有炎症反应。后者主要是细胞内源性蛋白降解激活，胞内支架破裂，细胞皱缩和胞膜的小泡化，同时出现核DNA裂解形成片段，不伴有炎症反应，但伴有原癌基因活化、蛋白质合成和能量消耗。现证明，心肌梗死的中心区细胞是缺血性坏死，而其周围区的细胞则多是凋零性死亡。缺血-再灌注后由于氧自由基的激活和钙超载也可能导致心肌细胞（包括间质细胞）的凋零性死亡。另外，心肌肥大由代偿转为失代偿的过程中发生的细胞减数也可有凋亡参与。由于心肌细胞死亡，使心肌收缩蛋白大量丧失，以致心室的收缩性减弱。

心肌收缩性降低的程度主要取决于心肌收缩蛋白丧失的量、丧失的速度以及健存心肌的代偿功能等。一般而言，当心肌丧失量（如心肌梗死范围）不超过左室心肌的20%，由于健存心肌的代偿作用，在不伴有心律失常时，可不出现心力衰竭。但当心肌丧失量大于20%时，即可发生心力衰竭，超过40%，则发生心源性休克。另外，心肌丧失的部位对心力衰竭的发生也有重要关系。例如，心肌梗死发生在心脏传导系统及其附近，即使心肌丧失量不大，也可因诱发心律失常或传导阻滞而导致心力衰竭。

（二）心肌能量代谢障碍

心肌在收缩过程中必须有充足的能量供应和利用。否则，即使收缩蛋白正常，也会引起心肌收缩性减弱。心肌的能量代谢过程大致分为能量生成（释放）、贮存和利用三个阶段。最常见的是能量生成和利用障碍所引起的心肌收缩性减弱。

1. 心肌能量生成障碍　常见于冠心病、休克、严重贫血等所引起的心肌缺血和（或）缺氧，使心肌有氧代谢障碍，能量生成不足。虽然通过无氧酵解能得到部分能量，但远远不能满足心肌收缩的能量需要，使心肌收缩性减弱，甚至不能收缩。但须指出，心肌缺血与缺氧有所不同，前者不但因缺氧导致能量生成不足，而且还有代谢产物排出障碍并在局部蓄积。实验证明，心肌缺血早期心肌收缩性的减弱，主要与代谢产物的蓄积和酸中毒有关。当心肌 ATP 含量降至正常值的 40%时，如细胞内 pH 不变，心肌收缩性可正常；但如细胞内 pH 降低，即使 ATP 含量仅较正常降低 10%～20%，心肌的收缩性也会明显减弱。另外，维生素 B_1 缺乏，可因焦磷酸硫胺素（丙酮酸脱氢酶的辅酶）生成不足，使丙酮酸不能通过氧化脱羧转变成乙酰辅酶 A 进入三羧酸循环，以致 ATP 生成减少，心肌收缩性减弱。

长期的心脏负荷过重使心肌过度肥大也可引起能量生成和释放障碍。其机制可能是：① 冠状动脉微循环障碍：过度肥大的心肌压迫冠状动脉入口和分支管径，使其狭窄；或因合并心脏射血阻抗过大（如高血压、主动脉瓣狭窄）、肥大心肌的室壁张力增加和心脏收缩时间延长，对毛细血管施加的压力增大，以致微循环缺血；同时，肥大心肌内微动脉和毛细血管数目不能随心肌肥大而相应地成比例增加，使氧和营养物质的弥散距离增大。② 线粒体变化：在肥大的心肌中，线粒体数目不但没有随心肌细胞体积成比例地增加，而且随着心肌肥大的发展，线粒体还可发生某些形态结构的改变，如嵴增宽、嵴间距离变大等。这些变化可导致生物氧化过程障碍，使 ATP 生成减少。

ATP 一旦缺乏，可以从以下几方面影响心肌的收缩性：① ATP 缺乏，肌球蛋白头部的 ATP 酶水解 ATP 减少，心肌的收缩性减弱。② 由于 ATP 缺乏，心肌细胞不能维持正常的离子泵功能，Ca^{2+}泵失活，肌浆网和胞膜对 Ca^{2+}的转运失常，使 Ca^{2+}与肌钙蛋白的结合、解离发生异常，影响心肌的收缩。“钠泵”（Na^+-K^+-ATP 酶）失活，大量 Na^+进入胞内并通过 Na^+-Ca^{2+}交换，转而使大量 Ca^{2+}进入胞内造成胞内钙超载，使心肌挛缩、断裂，收缩性减弱。③ 同时由于 ATP 缺乏，心肌细胞将不能维持正常的胞内离子环境，大量 Na^+携带水分进入细胞引起细胞肿胀并波及线粒体，导致线粒体膜通透性改变；大量 Ca^{2+}进入线粒体，使其氧化磷酸化功能进一步受损，ATP 生成更加减少（参见缺血-再灌注损伤章）。④收缩蛋白、调节蛋白等功能蛋白质的合成更新需要 ATP，ATP 不足，这些蛋白的含量亦会减少，直接影响心肌的收缩性。

2. 能量利用障碍　心肌细胞内氧化磷酸化过程中所产生的 ATP 经肌球蛋白头部 ATP 酶的作用而水解，为心肌收缩提供能量。在心肌负荷过重或心肌肥大失代偿时，尽管心肌的耗氧量和 ATP 含量都不减少，但因肌球蛋白的 ATP 酶活性降低，水解 ATP 的作用减弱，不能正常利用 ATP 中的化学能，使之转变成为机械能的过程发生障碍，从而引起心肌收缩性减弱。

肌球蛋白头部 ATP 酶活性改变的机制，目前认为与该酶肽链结构的表型变异有关。肌球蛋白由两条重链和两条轻链组成，具有 ATP 酶活性的重链有两种同工型，MHC-α 及 MHC-β，构成三种同工酶即 V_1、V_2 和 V_3。V_1(αα)活性最高，V_2(αβ)活性次之，V_3(ββ)活性最低。负荷过重所致的心肌肥大，由于 MHC-β(胎儿型)表达增强，使原来高活性的 V_1 型 ATP 酶逐步转变为低活性的 V_3 型 ATP 酶，故 ATP 酶活性降低，心肌用能减少。此时，虽然心肌收缩力减弱和收缩速度减慢，但从心肌耗氧量降低的角度来看，这种同工酶的转变又可视为心脏对过度负荷产生的一种保护性反应。

（三）心肌兴奋-收缩偶联障碍

在心肌兴奋-收缩偶联过程中，胞浆内 Ca^{2+} 浓度的迅速增加在心肌收缩中起着关键性的作用。临床观察到，血清游离钙浓度增加可使心肌收缩性增强。甲状旁腺功能减退引起低血钙者可导致心力衰竭，静脉滴注钙剂可使心力衰竭好转。肾功能衰竭的病人接受透析治疗，以及肥厚型心肌病 β 受体下调者可引起严重心力衰竭。因此，Ca^{2+} 转运失常所导致的兴奋-收缩偶联障碍，在心力衰竭时心肌收缩性减弱中的作用很受重视。常因以下几个环节障碍，影响兴奋-收缩偶联而引起心力衰竭。

1. 肌浆网摄取、贮存和释放 Ca^{2+} 障碍　心肌兴奋去极化时，胞浆中 Ca^{2+} 浓度的升高主要来自肌浆网。在衰竭和过度肥大的心肌中，由于缺血、缺氧，ATP 供应不足，肌浆网 Ca^{2+} 泵活性减弱以及 Ca^{2+} 泵本身酶蛋白含量的减少，导致心肌复极化时肌浆网摄取、贮存的 Ca^{2+} 不足，以致心肌兴奋时肌浆网向胞浆中释放的 Ca^{2+} 减少。如伴有细胞内酸中毒，H^+ 还可使肌浆网与 Ca^{2+} 牢固结合，导致肌浆网释放 Ca^{2+} 减少。结果在心肌兴奋时，胞浆中 Ca^{2+} 浓度不能迅速达到引起心肌收缩的阈值(10^{-5}mol)，从而发生兴奋-收缩偶联障碍。

在肌浆网摄取 Ca^{2+} 减少的同时，线粒体摄取和贮存 Ca^{2+} 增多。但在心肌兴奋时，线粒体向胞浆释放的 Ca^{2+} 量极少且速度非常缓慢，以致胞浆内 Ca^{2+} 浓度不能迅速提高，导致兴奋-收缩偶联障碍。另外，线粒体内 Ca^{2+} 增多，还可损害其氧化磷酸化过程，使 ATP 生成减少。

2. Ca^{2+} 内流障碍　主要见于伴有严重心肌肥大的心力衰竭。心肌收缩时，胞浆中的 Ca^{2+} 除来自肌浆网外，还可来自细胞外液。细胞外液的 Ca^{2+} 内流主要是通过两种钙通道完成的：①“膜电压依赖性”Ca^{2+} 通道：由膜电位调节通道的启闭。去极化时，膜内电位暂时变正，钙通道开放，细胞外 Ca^{2+} 顺浓度差进入细胞内；复极化时，膜内电位变负，钙通道关闭，Ca^{2+}内流终止。另外，细胞外液H^+、K^+的浓度亦影响该通道的启闭。在心力衰竭时，因机体缺氧，引起酸中毒和高钾血症，H^+、K^+便与Ca^{2+}竞争通过该通道，使Ca^{2+}内流受阻。②“受体操纵性”Ca^{2+}通道：其启闭受心肌细胞膜上β受体和某些激素的调控。当交感神经兴奋并释放去甲肾上腺素(NE)时，NE与心肌细胞膜上的β受体结合，激活腺苷酸环化酶，使ATP转变为cAMP，后者再激活膜上“受体操纵性”钙通道，使其开放并促进Ca^{2+}内流。心力衰竭时，不但心肌细胞膜β受体数量及其与去甲肾上腺素的亲和力显著降低，且心肌内源性去甲肾上腺素含量亦明显减少。后者可能与心肌酪氨酸羟化酶活性降低导致NE合成减少，以及NE消耗过多有关。此外，过度肥大心肌重量的增加通过心脏交感神经元轴突的增长，使单位重量心肌交感神经分布的密度显著降低，“受体操纵性”Ca^{2+}通道难以开放，导致Ca^{2+}内流受阻。Ca^{2+}内流减少，不仅能直接影响胞浆Ca^{2+}浓度的提高，而且还可使诱发肌浆网释放Ca^{2+}的作用减弱，以致心肌去极化时胞浆中Ca^{2+}浓度不能迅速增加。

3. 肌钙蛋白与Ca^{2+}结合障碍　在心肌完成兴奋-收缩偶联时，不但需要胞浆中Ca^{2+}浓度迅速提高，而且还需与肌钙蛋白迅速结合。当心肌因缺血等原因出现酸中毒时，H^+和Ca^{2+}竞争性与肌钙蛋白相结合，而H^+与肌钙蛋白的亲和力远大于Ca^{2+}。故当酸中毒时，由于心肌细胞内H^+增多，大量H^+与肌钙蛋白结合，导致肌钙蛋白与Ca^{2+}结合障碍，从而妨碍兴奋-收缩偶联过程。

二、心室舒张功能和顺应性异常

心脏的射血功能不仅取决于心脏的收缩性，还取决于心室的舒张功能和顺应性。正常心室的舒张功能保证了血液的流入，是完成心脏射血功能的重要因素之一。临床上约有30%的心力衰竭与心室舒张功能异常有关。

（一）心脏舒张功能障碍

心室的舒张功能主要与等容舒张期室内压下降的速度和持续的时间，以及在心室充盈期心室的充盈量和速度有关。导致心室舒张功能异常的机制主要有：

1. 钙离子复位延缓　在心肌缺血、缺氧、cAMP缺乏、钙调素不足或酸中毒等情况下，由于ATP生成减少和肌浆网Ca^{2+}泵活性降低，使Ca^{2+}的复位（移至细胞外或被重新摄入肌浆网）延缓，胞浆中Ca^{2+}浓度不能迅速降至正常水平，以致Ca^{2+}难以与肌钙蛋白脱离，导致心肌舒张延缓。

2. 肌球-肌动蛋白复合体解离障碍　心肌舒张首先要使肌球-肌动蛋白复合体解离，亦即横桥拆除。完成这一过程不但需要Ca^{2+}从肌钙蛋白的结合处及时脱离，而且还需要ATP的参与。心力衰竭时，可能由于肌钙蛋白与Ca^{2+}的亲和力增加使Ca^{2+}难以脱离，或因ATP不足，使肌球-肌动蛋白复合体解离障碍，致使心肌处于不同程度的收缩状态，舒张功能受到限制，严重地影响了心脏的充盈。

3. 心室舒张负荷降低　主要包括：① 心室收缩末期心脏几何构型的改变：正常心室收缩末期心脏的几何构型发生了改变，由此产生了促使心脏舒张的势能。心力衰竭时，由于心肌收缩性减弱，收缩末期心脏的几何构型改变不明显，产生的舒张势能减少，因而影响心室充分舒张。② 冠状动脉充盈减少：正常情况下，冠状动脉的血液迅速灌注，是促进心室舒张的重要因素。当冠状动脉阻塞时，阻抗增大、室壁张力和室内压增大（见于高血压和心肌病）、心率过快等，均可导致冠状动脉充盈不足，影响心脏舒张。

（二）心室顺应性降低

心室顺应性是指心室在单位压力变化下所引起的容积改变(dV/dP)，其倒数为心室僵硬度。心室顺应性（或僵硬度）常以心室舒张末期压力（纵轴）-容积（横轴）曲线(P-V 曲线)表示。当心室顺应性降低（或僵硬度升高）时，曲线向左上移位；反之，则向右下移位（图 12-3）。

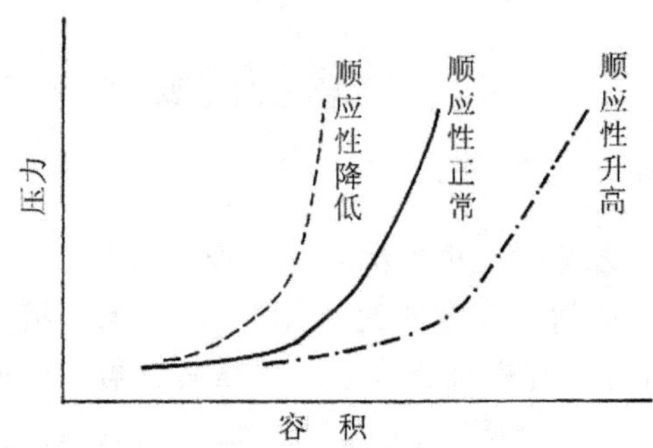

图 12-3　心室压力-容积(P-V)曲线

引起心室顺应性降低的主要原因是室壁厚度增大（如心肌肥大）和（或）室壁组成成分的改变，如炎症细胞浸润、水肿、间质增生和心肌纤维化等。另外，当心包炎或心包填塞时，早期心肌本身舒张顺应性可能正常，以后因心脏舒张受限，可导致心室顺应性降低。

心室顺应性降低，妨碍了心室舒张期的血液充盈，并升高心室舒张末期压力，影响冠状动脉血液灌注，进而降低心泵功能。

另外，引起心力衰竭的原因，特别是心律失常、心肌梗死、心肌炎等，可使心肌各部分的生化代谢、电活动和舒缩性能受损的程度和顺序不同，导致心脏各部分的舒缩活动时间上和空间上的不协调性，从而影响心脏的舒张充盈和心泵功能，使心排血量减少，在心力衰竭的发生中也起一定的作用。有人估计，房室活动不协调时，心排血量可下降 40%；两侧心室不同步舒缩时，心排血量也有明显下降，当然较房室活动不协调时要小些。同一心室，由于病变（如心肌梗死）呈区域性分布，病变轻的区域心肌舒缩活动减弱，病变重的完全丧失收缩功能，非病变区心肌功能相对正常，三种心肌共处一室，特别是病变面积较大时，必然使全室舒缩活动不协调，最终导致心排血量下降。

最后，应当强调指出，心肌的收缩性、心室的舒张功能以及顺应性是密切相关的，临床上心力衰竭的发生发展，往往是多种机制共同作用的结果。但由于引起心力衰竭的原因不同，心力衰竭发生的基本机制也不同。多数心力衰竭主要是由于心肌收缩力减弱所致，有的主要是心脏舒张功能障碍和心室顺应性异常的结果，也有的是两者兼有。另外，随着心力衰竭发展阶段和程度的不同，参与作用的基本机制也有所不同。在一些病例中，心室各部舒缩活动的不协调性，在心力衰竭的发生中也可能起着一定作用。

第四节 心力衰竭时机体的主要功能、代谢变化

心力衰竭时，机体最基本的关键性变化是心泵功能降低。由于心排血量减少，以致动脉系统血液充盈不足，静脉系统淤血，继而引起一系列功能、代谢变化。这些变化主要取决于心力衰竭的急缓、程度和发生部位。

一、心血管系统的变化

（一）心功能的变化

心功能降低是心力衰竭时最根本的变化。通常评价心功能的指标有：

1. 心力贮备降低　心力贮备亦称泵功能贮备，包括心搏量贮备和心排血量贮备。心力贮备降低是各种心脏疾病导致心功能降低时最早出现的改变。

2. 心泵功能变化　心力衰竭时，心泵功能降低，具体表现在心排血量(cardiac output,CO)减少及心指数(cardiac index,CI)降低。正常成人 CO 为 3.5～5.5L/min，CI 为 2.5～3.5L/(min · m^2)。低排血量性或高排血量性心力衰竭时，CO 和 CI 都有绝对或相对降低。多数病人 CO 低于 3.5L/min，CI 低于 2.2L/min. m^2。

3. 射血分数(ejection fraction，EF)降低　EF 是指搏出量(SV)占心室舒张末期容量(VEDV)的百分比，因此，它较少受 VEDV 的影响，能较好地反映心肌收缩能力的变化。其正常值为 0.56～0.78。心力衰竭特别是急性心力衰竭时，EF 降低。

4. 心室舒张末期压力(或容积)增高　由于：① EF 降低，心室射血后剩余血量(即心室收缩末期容积，VESV)增大；② 容量负荷增大；③ 心肌舒张性能降低或心室充盈受限，心力衰竭早期阶段即可有心室充盈压(即舒张末压，VEDP)升高或(和)VEDV 增大。通常以肺毛细血管楔嵌压(pulmonary capillary wedge pressure，PCWP)及中心静脉压(central venous pressure，CVP)分别反映左心房压、左心室舒张末压(left ventricular end diastolic pressure，LVEDP)及右心房压、右心室舒张末压(right ventricular end diastolic pressure，RVEDP)。PCWP 正常值为 0.8～1.6kPa(6～12mmHg)，CVP 正常值为 0.4～1.2kPa(4～12mmHg)。

（二）动脉血压的变化

急性心力衰竭时，因心排血量急剧减少，可使动脉血压下降，甚至发生心源性休

克；慢性心力衰竭时，机体通过外周小动脉收缩、心率加快以及血容量增多等代偿活动，可使动脉血压维持在正常水平，有利于心、脑的血液供应，但也加重了心脏负荷。

（三）淤血和静脉压升高

左心衰竭时，肺静脉血液流入左心受阻，引起肺淤血、肺水肿；右心衰竭时，血液回流受阻，以致体循环静脉淤血和静脉压升高，早期表现为颈静脉怒张、颈静脉搏动，晚期出现全身性水肿和一系列器官功能、代谢变化。

（四）血容量增加与血流缓慢

血容量增加主要见于慢性充血性心力衰竭。其发生机制是由于肾缺血、肾素-血管紧张素系统激活、醛固酮、ADH分泌增多，引起钠、水潴留，结果使血浆量代偿性的增加。另外，因肾脏分泌的促红细胞生成素增多，增强骨髓造血功能，使红细胞生成增多。血容量的增加在一定程度上可以改善组织的血液供应，减轻组织缺氧，但同时又加重心脏的负荷，促进心力衰竭发生。

血流速度缓慢也是心力衰竭时常见的变化之一。由于血流缓慢，可引起组织缺氧，并加重各器官的功能障碍。

二、呼吸功能变化

呼吸功能改变是左心衰竭时最早出现的症状，主要表现为：

（一）呼吸困难

呼吸困难(dyspnea)是指病人主观感到呼吸费力或“喘不过气”，实际上还伴有呼吸肌用力，呼吸频率、幅度以及呼气与吸气时间比等各种客观变化。

1. 呼吸困难的机制　呼吸困难的发生是由于肺淤血、水肿所致，引起呼吸困难的机制可能与以下因素有关：

（1）肺顺应性降低：肺淤血、水肿使肺顺应性降低，病人要吸入与正常同量的气体，呼吸肌须做更大的功和耗费更多的能，故易感到呼吸费力；同时，因肺泡顺应性降低，不易被扩张，吸气时呼吸道的扩张程度相对加大，对呼吸道平滑肌牵张感受器的刺激也相对加强，使吸气的反射性抑制出现较快，结果吸气深度变浅，频率加快。

（2）肺血管旁感受器受刺激：当肺毛细血管淤血、肺泡壁间质水肿时，可刺激肺泡毛细血管旁感受器(J-感受器)，经迷走神经传入中枢，反射性引起呼吸运动增强，使病人感到呼吸费力。

（3）气体代谢异常：当肺淤血、肺水肿严重时，肺毛细血管和肺泡间气体交换障碍，引起低氧血症及酸中毒，可成为呼吸困难的重要原因。

（4）呼吸道阻力增加：肺淤血、水肿时，支气管静脉血量增多，使支气管黏膜肿胀，呼吸道阻力增加，病人感到呼吸费力。

2. 呼吸困难的表现形式

(1) 劳力性呼吸困难：是心力衰竭早期即可发生于体力活动时的一种呼吸困难，休息后减轻或消失。其发生机制与活动时血液循环速度加快，回心血量增加及心率加快、耗氧量增加引起肺淤血和缺氧加重有关。

(2) 端坐呼吸：这是严重的左心衰病人在安静时即感到呼吸困难，平卧时尤甚，故被迫采取坐位或半卧位，以减轻呼吸困难的一种状态。其发生主要是由于：① 坐位可使身体上部血液部分地(可达15%)转移到腹腔脏器和下肢，以致回心血量减少，肺淤血减轻；② 坐位使膈肌下降，胸腔容积增大，有利于呼吸，从而增加肺活量；③ 坐位时下肢水肿液吸收减少，使肺淤血减轻。

(3) 夜间阵发性呼吸困难：为左心衰早期的典型表现，或见于已发生端坐呼吸的病人，常于夜间平卧熟睡中，因胸闷、气急而突然惊醒，被迫立即坐起或站立，可伴咳嗽、咯泡沫样痰或哮鸣性呼吸音(故又称心源性哮喘)。其发生机制可能是由于：① 卧位使静脉回心血量增加，肺淤血加重；②卧位时膈肌上抬，肺活量减小；③睡眠时迷走神经兴奋性增高，使支气管平滑肌收缩，口径缩小，通气阻力增大；④熟睡时中枢神经系统敏感性降低，只有当肺淤血、水肿比较严重，PaO_2降到一定水平时，才刺激呼吸中枢，引起一次突然的发作。

(二) 急性肺水肿

急性肺水肿是急性左心衰竭最严重的表现，多因突发严重左心室或左心房排血受阻，引起肺静脉及肺毛细血管压力急剧升高所致。当肺毛细血管内压力超过血浆胶体渗透压(约3.3kPa即25mmHg)时，就可发生急性肺水肿。此外，因缺氧使肺毛细血管通透性增大，或因水肿液破坏肺泡表面活性物质，使肺泡表面张力增大，均可导致血浆或水分滤入或被吸入肺泡和肺间质中，引起急性肺水肿。此时，病人出现发绀、呼吸困难、端坐呼吸、咳嗽、咯粉红色(或无色)泡沫样痰等症状和体征。

三、其他器官功能的改变

(一) 肝功能变化

右心衰时，因体循环淤血和肝动脉血灌流不足，造成肝脏淤血、肿大，肝功能障碍，可有压痛和上腹部不适感。长期肝淤血可引起肝脂肪变性、坏死和纤维组织增生，甚至可出现黄疸和淤血性肝硬化(心源性肝硬化)。

(二) 胃肠功能变化

因胃肠淤血、水肿而表现为消化不良、食欲不振等，有时也可出现恶心、呕吐和腹泻等。

(三) 肾功能变化

肾因淤血、血流量减少，肾功能降低，常出现少尿或夜尿。

（四）脑功能变化

严重心力衰竭时，因大脑供血不足，病人常出现头晕等症状。

此外，因心排血量减少，肌肉血流量不足，常使病人感到肌肉无力，体力活动时更加明显。

四、水、电解质和酸碱平衡紊乱

（一）水平衡紊乱

心力衰竭时，可引起心性水肿。心性水肿的分布和心力衰竭的发生部位有关。左心衰竭主要引起肺水肿（心源性肺水肿）。右心衰竭主要引起全身性皮下水肿，随体位变动，可波及躯体各部，严重时可有腹水、胸水和心包积水。

（二）电解质平衡紊乱

心力衰竭时，往往由于胃肠功能的变化、摄入过少以及长期应用强效利尿剂等，引起低钠血症、低钾血症、低镁血症等电解质紊乱。

（三）代谢性酸中毒

心力衰竭时，体循环静脉淤血和血流速度减慢可引起循环性缺氧；肺淤血、水肿又可发生低张性缺氧。缺氧往往引起酸性代谢产物（乳酸）生成增多，如伴有肾排酸保碱功能障碍，更易发生代谢性酸中毒，加重心力衰竭。

第五节 心力衰竭的防治原则

虽然近年来心力衰竭的治疗进展十分迅速，但根据心力衰竭的病理生理机制，除需依据心力衰竭的类型、程度、发展时程而遵循个体化原则外，总的防治原则是一致的。

（一）防治原发病和消除诱因

积极采取药物或手术治疗方法，有效地控制引起心力衰竭的原发病。对有明显诱因的心力衰竭病人，经有针对性地清除诱因后，病情往往较易控制。

（二）改善心脏的舒缩功能

1. 改善心肌的收缩性　主要用于因收缩性减弱而发生的心力衰竭。可选用适当的正性肌力药物（如洋地黄类）、非洋地黄类正性肌力药物如磷酸二酯酶抑制剂（氨联吡啶酮、三联吡啶酮）、拟交感胺类（多巴胺、多巴酚丁胺）等，提高心肌的收缩性，使心排血量增加。

2. 改善心肌舒张顺应性能　主要适用于室壁顺应性降低和心室舒张不全所致

的心力衰竭，可合理选用钙拮抗剂、β受体阻断剂、硝酸酯类等药物以改善心肌舒张功能。

（三）减轻心脏前、后负荷，提高心排血量

1. 降低心脏后负荷　常用动脉血管扩张剂（如肼屈嗪等），不但可降低左室的射血阻抗，提高心脏的搏出量和改善外周灌流，还可因射血阻抗和血压的降低以及室壁张力减少，使心肌耗氧量降低。

2. 调整前负荷　在给心肌梗死病人或其他心力衰竭病人输液时，应慎重掌握输液的量和速度。当前负荷过重时，可用静脉扩张剂（如硝酸甘油、硝苯地平等）减少回心血量，不但可减少左室舒张末期容积，使肺循环淤血减轻和心肌耗氧量降低，而且可使左室舒张末期压力降低、增加冠状动脉的灌流量。

（四）其他

1. 控制水肿，纠正水、电解质和酸碱平衡紊乱　应用利尿药控制水肿并降低血容量，是治疗慢性充血性心力衰竭的重要措施。在心力衰竭时出现的水、电解质和酸碱平衡紊乱，可加重心力衰竭并妨碍其治疗效果，故应及时纠正。

2. 防治感染　心力衰竭病人易合并肺部感染，应积极防治。长期卧床者，也应注意防止褥疮的发生。

3. 保持病人身心安静　根据病人心功能情况，确定活动量，如因身体活动而引起呼吸困难者，则应绝对卧床，并静心休息。对失眠、精神紧张者，给予适当镇静、安眠药。

4. 减轻病人呼吸困难　采取适当的体位（如坐位或半卧位），减少回心血量，减轻肺淤血。呼吸困难严重者可给氧。

5. 饮食　宜进低盐、低热量、易消化的饮食。但低盐不宜过久，以免发生低钠血症。有水肿者，还应适当限制水分的摄入。

在治疗过程中，应注意观察病人是否出现心力衰竭的表现，特别是：① 呼吸困难、咳嗽、咳痰；② 水肿、尿量和体重；③ 心率、心律、血压和体温等变化；④ 药物治疗后的疗效及毒性反应，必要时进行心电图监测。

（戚晓红）

病例及思考题

病人女性，35 岁，因发热、呼吸急促及心悸 2 周入院。4 年前病人开始于劳动时自觉心跳气短，近半年来此症状加重，同时出现下肢水肿。1 个月前，曾在晚间睡梦中惊醒，气喘不止，经急诊抢救好转而回家。近两周来，出现怕冷发热，咳嗽，痰中时有血丝，心悸、气短加重。病人于七、八岁时曾因常患咽喉肿痛而做扁桃体摘除术。16 岁屡有膝关节肿痛史。体检：体温 39.8℃，脉搏 160 次/min，呼吸 32 次/min，血

压 14.7/10.7kPa(110/80mmHg)。重病容，口唇青紫，半卧位，嗜睡。颈静脉怒张。心界向两侧扩大，心尖区可听到明显的收缩期及舒张期杂音，肺动脉第 2 音亢进。两肺有广泛的湿音。腹膨隆，有移动性浊音。肝在肋下 6cm，有压痛，脾在肋下 3cm。指端呈杵状，下肢明显凹陷性水肿。实验室检查：红细胞 3.0×10^{12}/L，白细胞 18×10^{9}/L，中性粒细胞 0.90，淋巴细胞 0.10，痰中找到心力衰竭细胞。尿量每日 300～500ml，有少量蛋白和红细胞。尿胆红素(＋＋)，血胆红素 31μmol/L(1.8 mg/dl)，凡登白试验呈双相阳性反应。血浆非蛋白氮 25mmol/L(35mg/dl)。入院后即给予抗生素、洋地黄和利尿剂治疗。于次日夜晚突然出现呼吸困难，病人烦躁不安，从口鼻涌出泡沫样液体，经抢救无效死亡。

(1) 病人的原发疾病是什么？引起心力衰竭的直接原因和诱因有那些？简述其发生机制。

(2) 你认为病人发生了哪种类型的心力衰竭？有何根据？

(3) 该病人先后出现了哪些形式的呼吸困难？最后的死亡原因是什么？

(4) 根据该病人的病情，找出水肿发病机制中的依据。

第十三章

呼吸衰竭

人体的呼吸全过程包括三个环节：外呼吸、气体在血液中运输、内呼吸。其中外呼吸过程包括外界空气与肺泡气之间以及肺泡气与毛细血管血液气之间的气体交换。

正常机体通过外呼吸过程摄取氧和排出二氧化碳，以维持动脉血氧分压(PaO_2)与二氧化碳分压($PaCO_2$)在正常范围。成人静息时在海平面上的 PaO_2 受年龄影响，约为[(13.3－0.043×年龄)±0.667]kPa，$PaCO_2$ 较少受年龄影响，约为[5.33±0.667]kPa。当外呼吸功能出现严重障碍，以致在海平面上，静息状态吸入空气的条件下，PaO_2 低于 8kPa(60mmHg)，伴有或不伴有 $PaCO_2$ 高于 6.67kPa(50mmHg)，并有一系列临床表现的病理过程，称为呼吸衰竭(respiratory failure)。

有人将因外呼吸功能障碍而不能维持血气正常但未达上述水平，或在静息状态时血气值正常，但在体力活动或其他原因使呼吸负荷加重时血气明显异常，称为呼吸功能不全(respiratory insufficiency)。但通常这一术语仍然是指呼吸衰竭。

呼吸衰竭的分类：根据病程经过可分为急性和慢性呼吸衰竭；根据原发病的部位可分为中枢性和外周性呼吸衰竭；根据主要发病机制可分为通气性和换气性呼吸衰竭，根据血气变化特点可分为Ⅰ型和Ⅱ型呼吸衰竭，Ⅰ型者仅有 PaO_2 下降，Ⅱ型者除有 PaO_2 下降外，尚有 $PaCO_2$ 上升。

第一节　呼吸衰竭的原因与发病机制

外呼吸包括通气和换气两个过程，肺通气是指肺泡与外界环境进行气体交换的过程，肺换气是指肺泡气与血液气之间的气体交换过程。任何病因，只要使肺通气或(和)换气过程发生严重障碍，就会导致血气异常，引起呼吸衰竭。肺换气功能障碍又包括弥散障碍和肺泡通气与血流比例失调。以下就肺通气功能障碍、弥散障碍以及肺泡通气与血流比例失调三方面来讨论。

一、肺通气功能障碍

正常成人静息时，肺通气量约为 6L/min，其中死腔通气约占 30%，肺泡通气量约为 4L/min。肺泡通气量是有效通气量，在通气功能发生严重障碍使肺泡通气不足时可引起呼吸衰竭。

（一）肺通气障碍的类型与原因

正常的肺通气有赖于肺的正常扩张、回缩与气道的通畅。所以，肺通气功能障碍可由肺的扩张、回缩受限制以及气道阻塞引起。由前者引起的通气不足称限制性通气不足（restrictive hypoventilation）；由后者引起的称阻塞性通气不足（obstructive hypoventilation）。

1. 限制性通气不足　吸气运动是吸气肌收缩引起肺扩张的主动过程，而平静呼气则是肺泡弹性回缩和胸廓借重力作用复位的被动过程。主动过程更易发生障碍，导致肺泡扩张受限。其发生机制有：① 呼吸肌活动障碍，常见于：中枢或周围神经的器质性病变，如脑外伤、脑血管意外、脑炎、脊髓灰质炎、多发性神经炎等；呼吸中枢抑制，如使用镇静药、安眠药、麻醉药过量、代谢产物（如尿毒症毒素）堆积；呼吸肌本身收缩功能障碍，如重症肌无力、低钾血症、长时间呼吸用力与呼吸运动增强所引起的呼吸肌疲劳、营养不良引起的呼吸肌萎缩等，均可累及吸气肌收缩功能引起限制性通气不足。② 胸廓顺应性降低，常见于：严重的胸廓畸形、胸壁皮肤硬化、纤维性胸膜增厚、胸腔积液、气胸等可限制其扩张的疾病，使扩张时弹性阻力增加引起限制性通气不足。③ 肺顺应性降低，常见于：肺泡表面活性物质减少（如成人呼吸窘迫综合征时其生成减少，肺通气过度、肺水肿时其过度消耗、稀释与破坏），使肺泡表面张力增加；肺组织病变（如严重的肺纤维化）可使肺泡扩张的弹性阻力增加，引起限制性通气不足；肺总容量降低（如肺不张、肺叶或肺段切除）也会使肺顺应性降低。

2. 阻塞性通气不足　在呼吸过程中，气体分子之间和气体分子与气道内壁之间的摩擦力形成气道阻力。成人气道阻力正常约为 0.1～0.3 kPa·s/L，其中 80%以上在直径大于 2mm 的支气管与气管中，直径小于 2mm 的外周小气道阻力仅占总阻力的 20%以下。

影响气道阻力的因素有气道内径、长度与形态，气流的速度与形式，气体的密度与黏度等。在这些因素中，最主要的是气道内径。当管壁痉挛、管腔阻塞、气道塌陷等均可使气道内径变小或不规则，而增加气道阻力，引起阻塞性通气不足。如支气管哮喘发作时，小气道痉挛缩窄，可使气道阻力增高达正常的 10～20 倍，严重者可引起呼吸衰竭。

气道阻塞可分两类：① 中央气道阻塞：指气管分叉以上的气道阻塞。若阻塞位于胸外（如喉头水肿、声带麻痹等），吸气时气体流经病灶引起压力降低，可使气道内压明显低于大气压，导致气道狭窄加重；呼气时气道内压大于大气压而使阻塞减轻，病人表现为吸气性呼吸困难。若阻塞位于中央气道的胸内部位（如肿瘤、炎症等），吸气时胸内压降低使气道内压大于胸内压，阻塞减轻；用力呼气时胸内压升高压迫气道，使气道狭窄加重，病人表现为呼气性呼吸困难（图 13-1）。② 外周气道阻塞：外周气道是指内径小于 2mm 的细支气管，其无软骨支撑、管壁薄，与周围肺泡结构紧密相连，在呼吸时随着跨壁压改变，其内径也随之改变。吸气时肺泡扩张，细支气管受周围弹性组织牵拉口径变大管道伸长，呼气时缩短变窄，病人表现为呼气性呼吸困难。临床上多见的慢性阻塞性肺疾患（慢性支气管炎、支气管哮喘、慢性阻塞性肺气肿等）者，病变主要侵犯小气道。黏液腺增生，黏膜充血水肿和纤维组织增生，使管壁增厚，管腔狭窄；黏液分泌增多且清除障碍使管道阻塞；管壁平滑肌敏感性增高，收缩乃至痉挛使管道缩窄；肺泡壁萎缩断裂，小气道周围弹性组织对管壁牵引力减弱，内径变小。以上病变除造成气道狭窄外，还可使气道弯曲、扩张、表面不光滑而形成湍流，这些都将造成气道阻力的增加。

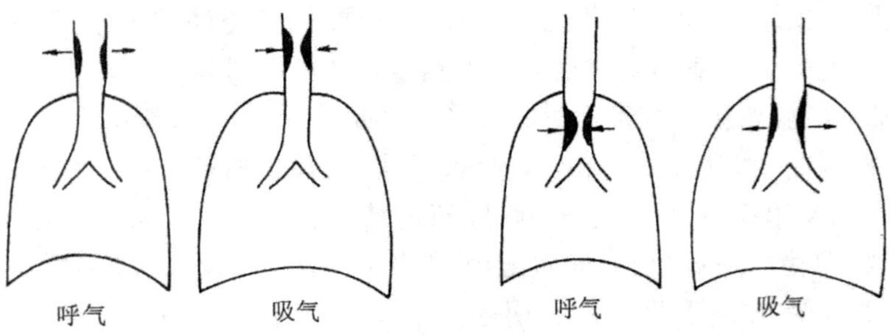

图 13-1 不同部位气道阻塞所致呼气与吸气时气道阻力的变化

慢性阻塞性肺疾患的病人在用力呼气时，小气道阻力更大，甚至小气道闭合，使肺泡气难以呼出，残气量增加。这是因为用力呼气时胸内压为正压，均匀地作用于肺泡和胸内气道，是压迫气道的力量，肺泡内压（胸内压加肺泡回缩压）也为正压，推动肺泡气沿气道呼出，气道内压从肺泡到鼻腔呈进行性下降。在用力呼气时，气道内必有一点，其气道内压与胸内压相等，称为等压点（isobaric point）。等压点的鼻侧端气道内压小于胸内压，气道可能被压缩。但正常人此点位于软骨性气道，气道不会被压缩。慢性支气管炎病人小气道阻力异常增大，用力呼气时阻塞部位产生较大压力差，使等压点移向肺泡侧。肺气肿病人肺泡弹性回缩力减弱使肺泡内压降低，也可使等压点移向肺泡侧。当等压点移至无软骨支撑的小气道，可使小气道压缩甚至闭合（图 13-2）。

（二）肺通气不足时的血气变化

限制性与阻塞性通气不足都可使肺泡通气量减少，氧的吸入和二氧化碳的排出均受阻，使肺泡气的氧分压（P_AO_2）降低而肺泡气二氧化碳分压（P_ACO_2）升高，血液流经肺泡壁毛细血管时，不能得到足够的氧与排出应排的二氧化碳，使 PaO_2 下降与 $PaCO_2$ 升高，此时 $PaCO_2$ 的增值与 PaO_2 降值成一定的比例关系，约为 0.8，相

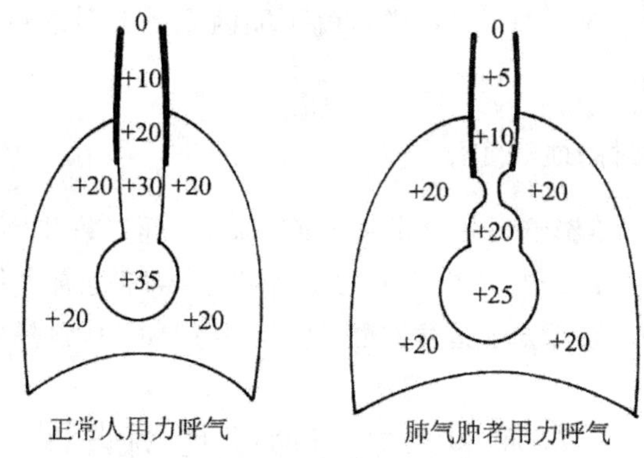

图 13-2 气道等压点上移使用力呼气引起气道闭合

正常人等压点位于有软骨支撑的气道，故用力呼气不易引起气道闭合；肺气肿者由于肺泡弹性降低，使等压点上移至小气道，用力呼气可使小气道闭合（压力单位为 cmH_2O，$1cmH_2O=0.098kPa$）

当于呼吸商，这是单纯性肺通气不足血气变化的特点。总肺泡通气量减少必然会引起 $PaCO_2$ 相应增高，一般认为 $PaCO_2$ 是反映总肺泡通气量变化的最佳指标。

由肺部疾病引起通气障碍，病变往往是局部的、散在而不均匀的，故不仅存在肺通气不足，通常还存在肺泡通气与血流比例失调与弥散障碍。

二、弥散障碍

弥散障碍(diffusion impairment)是指氧与二氧化碳通过肺泡膜进行交换的过程发生障碍。影响肺内气体弥散的因素有：肺泡膜两侧的气体分压差，气体的弥散能力，具有气体交换功能的肺泡膜面积，肺泡膜的厚度或弥散距离以及血液与肺泡膜接触时间。

（一）弥散障碍的原因

1. 肺泡膜面积减少　正常人约有 3 亿个肺泡，总面积约 $80m^2$，静息时参与换气的面积约 $40m^2$ 左右，运动时可增加至 $60m^2$ 左右。由于它的贮备代偿力极大，只有当弥散面积减少 1/2 以上时，才会引起换气功能障碍。肺叶切除、肺实变、肺不张或肺泡大量破坏的疾病（如肺结核、肺肿瘤）均会使弥散面积减少。

2. 弥散距离增加　气体交换所通过的肺泡膜是由肺泡上皮、毛细血管内皮及二者共有的基底膜所构成，其厚度小于 $1\mu m$。若从肺泡腔气体到达红细胞来计算还需经过肺泡表面液体层、血浆层和红细胞膜，总厚度也不足 $5\mu m$，氧和二氧化碳均易透过。当肺纤维化、肺泡透明膜形成、肺水肿、肺泡毛细血管扩张或稀血症导致血浆层变厚等，均可使弥散距离增加而影响气体弥散。

在静息状态下，血液流经肺毛细血管的时间约 0.75s，但正常时只需 0.25s 就可使血气与肺泡气达到平衡。上述弥散障碍发生时，肺泡气与血气达到平衡所需时间较正常人要长，一般在静息时的气体交换仍可在 0.75s 内达到平衡，但运动时，因血流加块，血液与肺泡接触时间缩短，就可能因无足够时间进行气体交换而发生明显的弥散障碍。

（二）弥散障碍时的血气变化

单纯弥散障碍主要影响氧的弥散使 PaO_2 降低。而二氧化碳的弥散能力比氧大20倍，所受影响极小，P_ACO_2与 $PaCO_2$ 很快平衡。若肺泡通气量正常则 P_ACO_2 与 $PaCO_2$ 正常。如果存在代偿性通气过度，P_ACO_2 与 $PaCO_2$ 会降低。

三、肺泡通气与血流比例失调

有效的换气不仅要求足够的通气量与充分的血流量，而且要求二者必须保持一定的比例。正常成人在静息状态下，平均每分肺泡通气量（$\dot{V}$）约为 4L/min，平均每分血流量（$\dot{Q}$）约为 5L/min，二者比值（$\dot{V}/\dot{Q}$）约为 0.8 。在直立位时，肺泡通气量与血流量都是自上而下递增的，但血流递增程度更大。其结果是各部分肺泡的 V/Q 比值自上而下递减：肺上段约为 1.7 ，中段约为 0.9 ，下段约为 0.6 ，且随年龄增长比值变动范围更大。这种生理性的肺泡通气与血流比例不协调是造成正常 PaO_2 比 P_AO_2 稍低的主要原因，但仍能保持 PaO_2 与 $PaCO_2$ 在正常范围。在肺疾患时，如肺的总通气量虽然正常，但肺通气或（和）血流不均匀，造成部分肺泡通气与血流比例失调，可引起气体交换障碍。这是肺部疾患引起呼吸衰竭最常见最重要的机制。

（一）肺泡通气与血流比例失调的类型和原因

1. 静脉血掺杂增加　部分肺泡通气不足，而血流未相应减少，会引起静脉血未经氧合或氧合不全就流入体循环动脉血中。这种情况类似动-静脉短路，被称为静脉血掺杂（venous admixture）或功能性分流（functional shunt）。正常成人由于肺内通气分布不均，有功能性分流存在，但仅占肺血流量的 3%左右。肺疾患时，若病变部分肺出现通气障碍就可能发生静脉血掺杂增加。慢性阻塞性肺疾患时功能性分流可增加到相当于肺血流量的 30%～50%，严重影响换气功能。

静脉血掺杂的另一种情况是静脉血经动-静脉交通支直接流入肺静脉与体循环，称为解剖分流（anatomic shunt）。正常人有一部分静脉血经由支气管静脉和心内最小静脉流入肺静脉与左心，但仅占心排血量的 2%～3%，对血气影响不大。在支气管扩张、严重创伤、休克时，动-静脉短路开放，使解剖分流增加，引起血气异常。肺严重病变（如肺实变、肺不张等）时，病变部分可完全无通气，但仍有血流，流经血液未进行气体交换就掺入动脉血，类似解剖分流。常将这样的分流和解剖分流统称为真性分流（true shunt），以便于和 $\dot{V}/\dot{Q}$ 比值降低但仍有气体交换的功能性分流区别。吸纯氧对真性分流者的 PaO_2 无显著影响，而可提高功能性分流者的 PaO_2，用这种方法可鉴别功能性分流与真性分流。

2. 死腔样通气增加 部分肺泡血流不足时，$\dot{V}/\dot{Q}$比值可显著大于正常，肺泡通气不能被充分利用，类似死腔通气的效果，称之为死腔样通气(dead space like ventilation)。正常人生理死腔约占潮气量的30%，在肺动脉栓塞、弥散性血管内凝血、肺血管收缩或受压等情况下，均可引起相应部位肺组织血流量减少，死腔样通气量增加，甚至可使总死腔气量占潮气量的60%～70%，因肺总的有效通气量减少而引起血气异常(图13-3)。

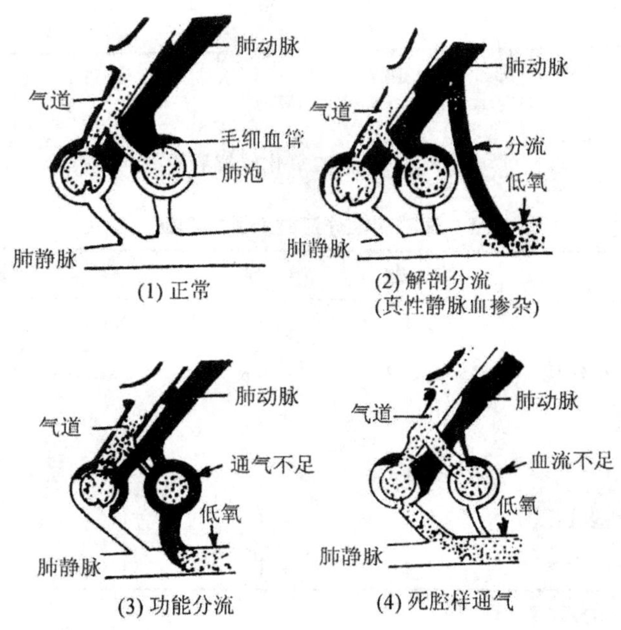

图13-3 肺泡通气与血流比例失调模式图

(二) 肺泡通气与血流比例失调时的血气变化

在实际病例中，$\dot{V}/\dot{Q}$比值减少与增大一般常在不同部位同时存在。当病变部分肺泡通气不足，造成功能性分流增加($\dot{V}/\dot{Q}$比值小于正常，可低达0.1以下)，流经该处的静脉血不能充分动脉化，氧分压与氧含量降低而二氧化碳分压与含量升高。此时，其余的肺泡则可能发生代偿性过度通气($\dot{V}/\dot{Q}$比值显著大于正常)，流经该处的血液氧分压有所升高，但氧含量不见明显增加，因为血氧解离曲线呈S形，当PaO_2为13.3kPa(100mmHg)，血氧饱和度已达95%～98%。氧分压的再度提高也不能明显地提高血中的氧饱和度与氧含量。而二氧化碳分压与含量均明显降低，因为反映二氧化碳分压与含量改变关系的血液二氧化碳解离曲线在分压为5.33～8.0kPa(40～60mmHg)时几乎呈直线(图13-4)，血中二氧化碳含量随分压增减而增减。上述两部分血混合后，出现PaO_2降低，而$PaCO_2$的变化则取决于代偿性通气增强的程度。若代偿性通气增强过度，可使$PaCO_2$低于正常；如通气障碍范围较大，加上代偿性通气增强不足，使总的肺泡通气量低于正常，则$PaCO_2$高于正常；如两部分程度相当，$PaCO_2$ 可在正常范围(表 13-1)。

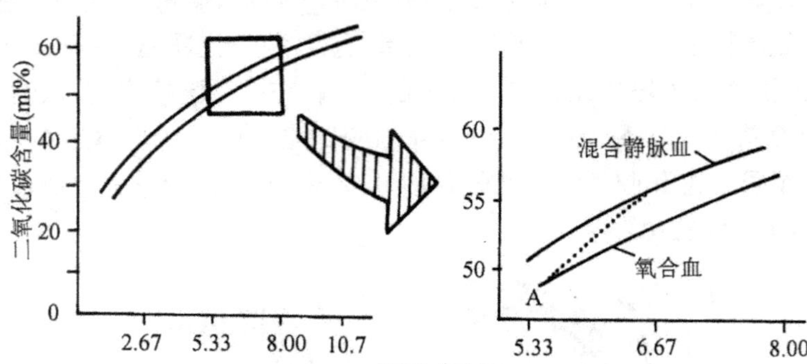

图 13-4 血液二氧化碳解离曲线

表 13-1 肺功能性分流时肺通气与血气变化

项　目	病　肺	健　肺	全　肺
肺泡通气量	↓↓	↑↑	N(↑　↓)
肺泡通气与血流比例	<0.8	>0.8	=0.8 (>0.8 <0.8)
动脉血氧分压	↓↓	↑↑	↓
动脉血氧含量	↓↓	↑	↓
动脉血二氧化碳分压	↑↑	↓↓	N(↓　↑)
动脉血二氧化碳含量	↑↑	↓↓	N(↓　↑)

注：↑ 增高；↓ 降低；N 正常

在部分肺泡血流不足时，病变区肺泡 $\dot{V}/\dot{Q}$ 大于正常，可高达 10 以上，流经血液的氧分压可异常升高，而氧含量无明显增加，二氧化碳分压与含量明显降低。但健肺却因血流增加而使其 $\dot{V}/\dot{Q}$ 低于正常，流经血液不能充分动脉化，氧分压与氧含量均显著降低，二氧化碳分压与含量明显增高。最终混合而成的动脉血 PaO_2 降低，$PaCO_2$ 的变化也将有不同情况。

总之，部分肺泡通气与血流比例失调时，早期常可因代偿性呼吸增强，只引起 PaO_2 降低而无 $PaCO_2$ 升高，有时甚至因代偿性通气过度而使 $PaCO_2$ 降低。到晚期，由于病人不能增加通气以维持足够的肺泡通气量，$PaCO_2$ 才会升高。

在呼吸衰竭的发病过程中，单纯的通气功能障碍、单纯的弥散障碍或单纯的肺泡通气与血流比例失调是很少见的，常常是多种因素同时存在或相继发生作用。通常在通气不足时，由于病变不是均匀的，故不仅有肺泡通气不足，而且常伴有通气与血流比例失调。如在慢性支气管炎出现阻塞性肺气肿时，随着病情发展，以下各因素都参与了呼吸衰竭的发生：① 支气管腺体增生、肥大、黏液分泌增多，管壁充血、肿胀、痉挛和纤维组织增生等，造成气道阻塞，引起阻塞性通气不足，这是最重要的因素。② 肺纤维化和胸膜增厚、粘连等，使肺胸顺应性降低，引起限制性通气不足。③ 肺内炎性变化、纤维化、肺气肿时肺泡融合、肺泡毛细血管网破坏等，可使弥散面积减少与弥散距离增加，导致弥散障碍。④ 因病变不均匀，部分支气管阻塞，甚至发生小叶肺不张，使部分肺泡通气减少甚至丧失，静脉血掺杂增加；部分肺血管闭塞、破坏，使肺泡血流减少，死腔样通气增加。上述诸因素作用的结果，使血气出现明显异常。

第二节　呼吸衰竭时主要代谢与功能变化

呼吸衰竭时，引起机体各系统代谢与功能变化的最根本原因是低氧血症、高碳酸血症以及由此引起的酸碱平衡紊乱。它们对机体影响的程度取决于其发生的速度、程度、持续时间以及机体原有的功能代谢状况。缺氧、二氧化碳潴留与酸碱平衡紊乱三者之间关系密切，使机体出现复杂情况。在发病过程中，尤其是慢性呼吸衰竭病人，常首先出现一系列代偿适应性反应，来增加组织供氧、调节酸碱平衡和改善组织器官的功能代谢以适应新的内环境。严重时，如代偿不全，则可出现严重的功能紊乱。

一、酸碱平衡及电解质代谢紊乱

呼吸衰竭时可发生呼吸性酸中毒、代谢性酸中毒、呼吸性碱中毒，也可发生呼吸性酸中毒合并代谢性碱中毒。

（一）呼吸性酸中毒

Ⅱ型呼吸衰竭时，大量二氧化碳潴留，造成血浆碳酸原发性增多，引起呼吸性酸中毒。如发病急骤，往往因代偿不全而出现失代偿性呼吸性酸中毒。如发病缓慢，肾脏充分发挥代偿作用，可出现代偿性呼吸性酸中毒。呼吸性酸中毒时，电解质的变化有：① 血清[K^+]增高。其发生机制是血浆内 H^+ 向细胞内转移，胞内 K^+ 向胞外转移；肾小管上皮细胞在酸中毒时排 H^+ 增多，排 K^+ 减少。② 血清[Cl^-]降低。其发生机制是血中二氧化碳潴留时，红细胞中二氧化碳在碳酸酐酶作用下形成大量碳酸，并解离成 HCO_3^-，与胞外 Cl^- 进行交换；肾小管上皮细胞重吸收 $NaHCO_3$ 增多与产生 NH_3 增多，在尿中有较多的 Cl^- 以 NH_4Cl 和 NaCl 形式排出。

（二）代谢性酸中毒或呼吸性酸中毒合并代谢性酸中毒

严重缺氧可使无氧代谢增强，酸性代谢产物增多，引起代谢性酸中毒或呼吸性酸中毒合并代谢性酸中毒。呼吸衰竭时，如合并肾功能衰竭、肾小管排酸保碱功能降低、感染或休克等，则可因肾代偿功能障碍或酸性代谢产物产生过多，使代谢性酸中毒加重。此类病人，血清[K^+]也增高。代谢性酸中毒时，由于 HCO_3^- 降低可使肾排出 Cl^- 减少，血[Cl^-]增高，故当呼吸性酸中毒合并代谢性酸中毒时，血[Cl^-]

可正常,甚至增高。

(三)呼吸性碱中毒

Ⅰ型呼吸衰竭的病人如有通气过度,使 $PaCO_2$ 明显降低,可发生呼吸性碱中毒。此时血清[K^+]降低,血清[Cl^-]升高。其常发病急骤,多为失代偿呼吸性碱中毒。

(四)呼吸性酸中毒继发或合并代谢性碱中毒

多属医源性,发生在呼吸衰竭病人的治疗过程中或治疗后。如使用人工呼吸机不当,过快排出大量二氧化碳,而已代偿增加的 HCO_3^- 不能迅速排出,故可出现代谢性碱中毒。又如钾摄入不足,利尿剂和肾上腺皮质激素的应用使钾排出增加,均可引起低钾性碱中毒。纠正酸中毒时,补碱过量也会引起代谢性碱中毒。

二、呼吸系统变化

引起呼吸衰竭的原发病会引起呼吸幅度、频率及节律的变化。例如在肺顺应性降低所致的限制性通气障碍性疾病中,因牵张感受器或肺毛细血管旁感受器受刺激而反射性地引起浅快呼吸。阻塞性通气不足时,常表现为深慢呼吸,且随阻塞部位不同,可表现为吸气性呼吸困难或呼气性呼吸困难。中枢性呼吸衰竭往往出现呼吸浅慢或节律不整,表现为周期性呼吸(如潮式呼吸、间歇呼吸等),其发生机制,可能是由于呼吸中枢兴奋性过低而引起呼吸暂停,从而使血中二氧化碳增多,增多到一定程度使呼吸中枢兴奋,出现呼吸运动,呼出二氧化碳使血中二氧化碳减少到一定程度又可导致呼吸暂停,如此形成周期性呼吸运动。

外呼吸功能障碍导致的低氧血症与高碳酸血症也影响了呼吸功能,PaO_2 降低作用于颈动脉体和主动脉体外周化学感受器,反射性地使呼吸中枢兴奋。但此作用需 PaO_2 低于 8kPa(60mmHg)时才明显。二氧化碳与 H^+ 主要作用于中枢化学感受器,使呼吸中枢兴奋,引起呼吸加深加快,增加肺通气量。当吸入气二氧化碳浓度为1%~2%时,呼吸活动加强;浓度达 4%时通气量增加 1 倍;达 10%时通气量可增加 10 倍。

缺氧对呼吸中枢的直接作用为抑制,当 PaO_2 低于 4kPa(30mmHg)时,此作用可大于反射性兴奋作用而抑制呼吸中枢。$PaCO_2$ 超过 10.7kPa(80mmHg)时,也将抑制呼吸中枢。慢性Ⅱ型呼吸衰竭的病人,中枢化学感受器常被抑制,对二氧化碳敏感性降低,呼吸中枢的兴奋性主要靠 PaO_2 降低对外周化学感受器的刺激来维持。此时若吸入高浓度的氧,虽可使 PaO_2 回升到正常水平,缓解缺氧,但也解除了因缺氧而反射性地兴奋呼吸中枢的作用,反而引起呼吸中枢的进一步抑制,造成严重后果。所以对慢性Ⅱ型呼吸衰竭病人的吸氧问题需持谨慎态度,以吸入低浓度氧(24%~30%)为宜。

正常人静息时呼吸运动的耗氧量约占全身耗氧量的1%～3%(肺通气1L呼吸肌耗氧约0.5ml)。呼吸衰竭时,若存在长时间增强的呼吸运动,呼吸肌耗氧增加,加上血氧供应不足,可导致呼吸肌疲劳,呼吸肌收缩力减弱,加重限制性通气障碍,呼吸变浅而快,呼吸衰竭更趋严重。

三、循环系统变化

缺氧与二氧化碳潴留对心血管的作用相似,两者具协同作用。一定程度的缺氧与二氧化碳潴留可兴奋心血管运动中枢,使心率加快,心肌收缩力加强,心排血量增加,以及皮肤与腹腔脏器血管收缩,血压轻度升高。而心脑血管除受神经调节外,尚受局部产生的代谢产物如腺苷等的影响,故无明显收缩,尚能保证血供。这些变化在急性呼吸衰竭时较为明显,具有一定的代偿意义。缺氧与二氧化碳潴留对心血管系统的直接作用是抑制心脏活动和使血管扩张(肺血管除外)。严重的缺氧与二氧化碳潴留可直接抑制心血管中枢,抑制心脏活动,广泛扩张外周血管与收缩肺、肾小动脉,引起心收缩力降低、血压下降、心律失常等严重后果。

慢性支气管炎等引起的慢性呼吸衰竭,常可累及右心,引起右心肥大与衰竭,即肺源性心脏病。其发生机制与肺动脉高压和心肌受损有关。

肺动脉高压由以下原因引起:① 缺氧引起的肺血管收缩,二氧化碳潴留与血液pH降低可使肺血管对缺氧的敏感性增加,加强了缺氧对肺血管的收缩作用,使肺循环阻力显著增加,是导致肺动脉高压的重要原因。② 原发性肺部疾患引起的肺血管改变,如肺毛细血管床破坏与减少、肺栓塞、肺小动脉炎使管壁增厚、管腔狭窄等均可引起肺动脉压力增高。③ 长期肺小动脉收缩、缺氧,可引起无肌型肺微动脉肌化、肺血管平滑肌细胞与成纤维细胞肥大增生、胶原蛋白合成增加,使肺血管壁增厚、变硬、管腔狭窄,可形成持久稳定的肺动脉高压。④ 慢性呼吸衰竭病人因长期缺氧所引起的代偿性红细胞增多,使血容量增加,血液黏滞性增高,肺血流阻力增大,加重了肺动脉高压。

心肌受损的可能原因有:① 缺氧、高碳酸血症与电解质代谢紊乱可直接损害心肌,降低心肌舒缩功能,长期缺氧还可引起心肌变性、坏死及纤维化等病变。② 长期肺动脉高压使右心负荷加重,可引起右心室肥大及损伤。③ 出现呼吸困难时,用力呼气使胸内压增高,心脏受压,不利于心脏舒张,用力吸气使胸内压降低即负压增大,右心收缩时负荷增加,促使心力衰竭发生。

临床资料显示,肺源性心脏病病人心功能失代偿时,半数有左心功能不全的证据。成人呼吸窘迫综合征的死亡病例中也有半数发生左心衰竭。故目前一般认为呼吸衰竭也可累及左心。其机制为:① 缺氧、高碳酸血症与电解质代谢紊乱可同样损害左心,降低左心舒缩功能。② 用力呼吸时引起的胸内压变化同样也影响左心的舒缩功能。③ 右心扩大与肥厚将室间隔推向左心侧,降低左心室顺应性,左心室舒张功能降低。

四、中枢神经系统变化

呼吸衰竭时，常出现中枢神经系统功能障碍。开始有淡漠、恍惚、记忆力下降、失眠、头痛、性格改变等，继而表现为精神错乱、动作离奇、定向障碍、嗜睡，最后发生昏迷、抽搐和反射消失。通常把由呼吸衰竭引起的脑功能障碍称为肺性脑病(pulmonary encephalopathy)。

中枢神经系统对缺氧十分敏感，当 PaO_2降至 8kPa(60mmHg)时，可出现智力与视力轻度减退；迅速降至 5.33～6.67kPa(40～50mmHg)以下，可引起一系列神经精神症状，如头痛、不安、定向与记忆障碍、神经错乱、嗜睡，甚至惊厥和昏迷；低于 2.67kPa(20mmHg)时，只需几分钟就可造成神经细胞不可逆损害。二氧化碳潴留对脑功能也有明显影响，当 $PaCO_2$ 超过 10.7kPa(80mmHg)时，可引起头痛、头晕、烦躁不安、言语不清、扑翼样震颤、精神错乱、嗜睡、昏迷、抽搐和呼吸抑制等，此即所谓的二氧化碳麻醉。

在急性呼吸衰竭时，缺氧是造成机体危害的主要原因。因为呼吸停止后，$PaCO_2$ 上升较慢，每分钟约上升 0.40～0.80kPa(3～6mmHg)，需 10～15min 才能达到 12.00～13.33kPa(90～100mmHg)的危险水平。而机体内氧贮备很少，呼吸停止后只能维持 4～6min，且代偿功能来不及发挥。故急性呼吸衰竭病人 PaO_2 达 3.53kPa(27mmHg)即可昏迷，而慢性呼吸衰竭者 PaO_2 低达 2.67kpa(20mmHg)时，神志仍可清醒。一般认为慢性呼吸衰竭时二氧化碳潴留的危害作用更大。

肺性脑病常见于慢性Ⅱ型呼吸衰竭的患者。其发病机制尚未完全阐明，一般认为是由缺氧、二氧化碳潴留及酸碱平衡紊乱等共同作用的结果。对Ⅱ型呼吸衰竭来说，二氧化碳与酸中毒的作用大于缺氧的作用，分述如下：

1. 二氧化碳潴留与酸中毒　单纯高碳酸血症并不都出现肺性脑病，其发生还决定于pH值，若 $PaCO_2$ 增高而无明显pH下降，一般不会出现神经精神症状。在慢性二氧化碳潴留时，由于肾脏的代偿使血中 HCO_3^-增加，pH 可以变化不大，临床上有人 $PaCO_2$ 达 12.00kPa(90mmHg)时仍可清醒。而只要短时间内 $PaCO_2$ 迅速升高到 9.33kPa(70mmHg)，即可出现不同程度的意识障碍。

高碳酸血症与酸中毒都可直接作用于脑血管，使脑血管扩张，毛细血管通透性增强，导致脑间质水肿。现已证明，$PaCO_2$ 升高 1.33kPa(10mmHg)，就可使脑血管扩张、脑血流量增加 50%。

正常脑脊液的 pH 较低(7.33～7.40)，而 PCO_2 比动脉血高 1.07kPa(8mmHg)左右，且其缓冲能力较血液弱。因 H^+与 HCO_3^-较难透过血-脑屏障，故脑脊液的酸碱调节需时间较长。高碳酸血症与酸中毒时脑脊液的 pH 变化较血液更明显。当脑脊液 pH 低于 7.25 时，脑电变慢，低于 6.8 时脑电活动完全停止。神经细胞内酸中毒一方面可增加脑谷氨酸脱羧酶活性，使抑制性介质 γ-氨基丁酸生成增多；另一方面增强磷脂酶活性，使溶酶体酶释放，引起神经细胞与组织损伤。

部分肺性脑病患者表现为兴奋、躁动，可能是由于出现代谢性碱中毒的缘故。这种碱中毒常常是治疗措施不当所致，如应用利尿剂过量或利尿过快导致低 K^+、低 Cl^- 性碱中毒；使用辅助呼吸机通气过度，二氧化碳排出过快所致继发性碱中毒等。它是否应属肺性脑病的发病机制之一有待商榷。但患者合并碱中毒将使氧离曲线左移，不利于血氧释放，加重脑组织缺氧。且碱中毒时呼吸中枢抑制，又加重缺氧与二氧化碳潴留。故肺性脑病合并碱中毒者的病死率较合并呼吸性酸中毒与混合性酸中毒者高出两倍。

2. 缺氧　中枢神经系统对缺氧十分敏感，这与脑组织本身的代谢特点有关。脑缺氧使能量生成减少，供能不足可引起脑功能障碍。钠泵供能不足，使胞内钠水增多，形成脑细胞水肿。缺氧也能使脑血管扩张，血管通透性增高，导致脑间质性水肿。脑充血、水肿使颅内压增高，压迫脑血管加重脑缺氧，形成恶性循环。此外，缺氧还可加重代谢性酸中毒。缺氧引起的这些功能代谢障碍也是肺性脑病发生的重要因素。

五、其他器官功能变化

呼吸衰竭时，肾功能常遭损害，轻者仅尿中出现蛋白、红细胞、白细胞及管型等，严重时可发生急性肾功能衰竭，出现少尿、氮质血症与代谢性酸中毒等相应变化。此时常为功能性肾功能衰竭，肾脏结构无明显改变。只要外呼吸功能改善，肾功能可较快恢复。肾功能衰竭的发病机制是由于缺氧与高碳酸血症反射性地通过交感神经使肾血管收缩，肾血流量严重减少所致。

呼吸衰竭时，常出现消化道功能障碍，表现为食欲不振、消化不良等。这主要是消化道缺氧所致。严重时可引起上消化道出血，这是因为严重缺氧可使胃壁血管收缩，降低胃黏膜的屏障作用。二氧化碳潴留可增强胃壁细胞碳酸酐酶活性，使胃酸分泌增多，以致出现胃黏膜糜烂、坏死、出血与溃疡形成等改变。

呼吸衰竭时，由于缺氧、酸中毒等，可引起血管内皮与组织损伤，同时出现血流缓慢、瘀滞与红细胞增多，使血液黏滞性增加，故易导致DIC的发生。DIC发生后可加重各系统功能障碍。

第三节　ARDS——临床常见的呼吸衰竭

急性呼吸窘迫综合征(acute respiratory distress syndrome，ARDS)是由急性肺损伤，主要是肺泡-毛细血管膜损伤所引起的呼吸衰竭。病人常在严重感染、休克和创伤后出现以进行性缺氧和呼吸困难为特征的急性呼吸衰竭症候群。发病早期症状隐匿，后期才被发现，在急救医学中发病率与死亡率都很高。在20世纪60年代后期曾引起人们广泛注意，以往曾被称之为休克肺、创伤后肺功能不全、败血症肺、肺透明膜病等。由于ARDS不仅仅发生在成人，也不仅仅发生在休克，1992年，美国胸科协会和欧洲加强护理医学协会联合建议用急性呼吸窘迫综合征取代成人呼吸窘迫综合征的命名，其缩写仍为 ARDS。

引起 ARDS 的原因很多。有些病因可直接损伤肺，如吸入毒气、烟尘、胃内容物等化学性因素；肺挫伤、放射性损伤等物理因素；肺部感染等生物性因素以及脂肪、羊水引起的肺栓塞等。某些全身性病理过程可以引起，如休克、败血症、大面积烧伤等。某些治疗措施，如体外循环、血液透析等也可引起。Petty 认为临床最常见的病因有：败血症、休克、创伤、输液过量、误吸、病毒性肺炎、DIC 和脂肪栓塞等。其中以败血症与休克引起者预后最差。

ARDS 主要病理变化是肺的急性炎症。突出表现是肺小血管内中性粒细胞的聚集、黏附和微血栓的形成，由于中性粒细胞活化，使血管壁通透性升高，出现间质性肺水肿。随着病情加重，出现肺泡水肿，水肿液中富含蛋白，当其中纤维蛋白覆盖于肺泡上皮表面，就形成了所谓的"透明膜"。晚期可发展成肺纤维化。

已知许多致病原因可引起非特异性的全身炎症反应，此全身反应引起的病征称全身炎症反应综合征(systemic inflammatory response syndrome，SIRS)。目前认为 SIRS 的本质是机体失去控制的、自我持续放大和自我破坏的炎症，表现为播散性炎细胞活化，炎症介质溢出到血浆，并由此引起远隔部位的炎症反应。理论上，在发生 SIRS 时，机体可通过加强抗炎机制来代偿，以恢复促炎-抗炎的平衡，如果代偿过度，则发生抗炎反应综合征(compensatory anti-inflammatory response syndrome，CARS)，此时会引起免疫功能下降和感染的易感性增加。有学者认为，SIRS 是 ARDS 发病的基础，ARDS 是全身炎症反应在肺部的表现，ARDS 的发病是 SIRS 和 CARS 的失衡，导致炎症反应失控所致。

ARDS 时，急性肺损伤的机制十分复杂，尚未完全阐明。有些致病因素可直接损伤肺泡-毛细血管膜，如烟雾、毒气、胃内容物的吸入、肺及全身感染时细菌毒素的作用。大量证据表明，更重要的机制是激活的白细胞和血小板等引起的继发性损伤。在趋化因子如肿瘤坏死因子-α(TNF-α)、补体激活产物 C5a、白三烯 B_4(LTB_4)、血栓素 A_2(TXA_2)、血小板活化因子(PAF)、纤维蛋白降解产物(FDP)等的作用下，中性粒细胞聚集在肺，黏附于肺泡毛细血管内皮，释放出氧自由基、蛋白酶和炎症介质等物质，损伤了肺泡-毛细血管膜。此外，在病程中，血管内膜损伤和激活的中性粒细胞与损伤的肺组织释放促凝物质，导致血管内凝血，形成微血栓，这也可通过阻断血流，生成 FDP 与释放 TXA_2 等血管活性物质，加重肺泡-毛细血管内膜的损伤。

ARDS 所引起的外呼吸功能障碍以肺泡通气-血流比例失调为主，加上弥散功能障碍，表现为低氧血症性呼吸衰竭。极严重病例有总的肺泡通气量减少时，可出现二氧化碳潴留，分述如下：

1. 肺泡通气-血流比例失调　肺泡-毛细血管膜损伤使Ⅱ型上皮细胞合成肺泡表面活性物质减少，肺泡水肿使表面活性物质被稀释与破坏，过度通气使表面活性物质消耗增加，其结果均导致肺泡表面张力升高，肺顺应性下降，出现限制性通气障碍。中性粒细胞等释出的某些介质(如 LTB_4)可使支气管收缩，肺水肿形成后，水肿液堵塞小气道等导致阻塞性通气障碍。这些通气障碍使肺泡通气-血流比例失调，形成功能性分流甚至真性分流。ARDS 病人的分流量可达肺血流量的 30%。肺血管内微血栓形成，血管活性物质引起肺血管的不均匀收缩，间质性肺水肿对血管的压迫均可造成部分肺泡血流不足，使死腔样通气增加。因此，肺泡通气-血流比例失调是 ARDS 病人发生呼吸衰竭最主要的原因。

2. 弥散功能障碍　间质性肺水肿与肺泡水肿、透明膜形成、晚期出现肺纤维化等，均可导致弥散功能障碍。

3. 肺泡通气量变化　以上病变的分布是不均匀的。当肺顺应性降低引起的限制性通气障碍和小气道阻塞性通气障碍使部分肺泡通气不足，未受累或病变较轻的肺泡反而代偿性通气增强，排出过多的二氧化碳，使总的肺泡通气量增加，故病人 $PaCO_2$ 降低。当肺泡-毛细血管膜损伤广泛而严重时，全肺总的肺泡通气量就会减少，二氧化碳潴留，$PaCO_2$ 升高，此时 PaO_2 将进一步下降(图 13-5)。

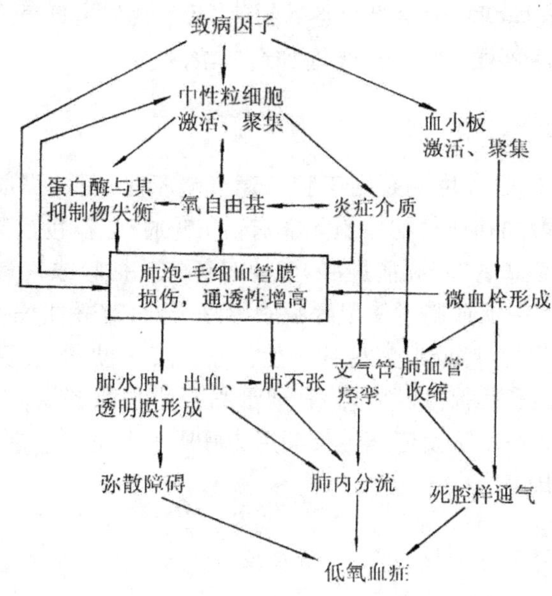

图 13-5　ARDS 发病机制示意图

呼吸的窘迫是 ARDS 的主要表现，且最早出现。它的出现是由于肺通气障碍、PaO_2 降低对血管化学感受器的刺激以及肺充血和水肿对感受器(位于肺泡毛细血管旁，能感受毛细血管压力刺激)的刺激，使呼吸运动加深加快以致感觉到呼吸困难。

第四节　呼吸衰竭的防治原则

(一) 防治原发病，预防与去除诱因

积极防治各种可能引起呼吸衰竭的原发病，原发病得不到控制与治愈，呼吸功能难以改善。对于可能引起呼吸衰竭的疾病，必须防止与去除诱因的作用，如防治呼吸道感染，慎用呼吸中枢抑制药物，需手术者，术前需检查病人肺功能储备力等。以避免任何增加呼吸负荷或加重呼吸功能障碍的因素。在慢性阻塞性肺疾患患者合并呼吸道感染时，可诱发呼吸衰竭与右心衰竭，应注意预防呼吸道感染，一旦发生，应积极控制感染。

（二）给氧

呼吸衰竭时一定存在低张性缺氧，给氧的目的在于尽快使 PaO_2 提高到能供给组织必需氧的水平，当 PaO_2 升至 8kPa(60mmHg)时，血氧饱和度可达 85%。

对于无二氧化碳潴留的Ⅰ型呼吸衰竭病人，可吸入较高浓度的氧(一般不超过50%)。而对有二氧化碳潴留的Ⅱ型呼吸衰竭患者，给氧应谨慎，宜采取持续性低浓度给氧，如鼻管给氧，氧浓度为 30%，流速为 1～2L/min，使 PaO_2 维持在 8kPa(60mmHg)左右。这样既能供给组织必需的氧，又不致失去低氧血症反射性兴奋呼吸中枢的作用。然后再根据病情逐步增加给氧浓度。

（三）改善通气

Ⅱ型呼吸衰竭 $PaCO_2$ 增高是由于肺总通气量不足所致，需通过增加肺泡通气量以降低 $PaCO_2$。增加肺通气的措施无非有：① 畅通气道，包括清除气道内容物与分泌物解除支气管痉挛、减轻黏膜肿胀，必要时行气管插管或气管切开术。② 增强呼吸动力。如对呼吸中枢抑制者使用呼吸中枢兴奋药，对慢性呼吸衰竭伴营养不良者，注意补充营养以减少呼吸肌疲劳的发生。③ 人工辅助通气。用人工呼吸维持必需的通气量，也可使呼吸肌得以休息，有利于呼吸肌功能的恢复，这也是治疗呼吸肌疲劳的有效方法。呼吸肌疲劳是由长期用力呼吸引起的呼吸肌衰竭，它是Ⅱ型呼吸衰竭的重要发病因素。

（四）密切监护，综合治疗

注意纠正酸碱失衡与电解质代谢紊乱，以改善内环境，注意维持心、脑、肾等重要器官功能，防治严重并发症。

（卫开斌）

病例及思考题

病人男性，64 岁。因反复咳嗽、咯痰 22 年，心悸、气急、浮肿 2 年，10 天来因“受凉”症状加重，发热、咯黄色脓性痰而住院。体格检查：体温 37.5℃，脉搏 104 次/min，呼吸 32 次/min，血压 12.0/8.0kPa(90/60mmHg)。慢性病容，神志清楚，半坐卧位，呼吸困难，烦躁。唇发绀，咽部充血，颈静脉怒张。桶状胸，肋间隙增宽，两侧呼吸运动对称，未触及胸膜摩擦感及握雪感，叩诊两肺反响增强，呈过清音，两肺呼吸音较弱，呼气音延长，两肺上部可闻及干性啰音，两肩胛下区可闻及细湿啰音。剑突下可见搏动，范围较弥散。心界叩不出，心率104次/min，律整，未闻及病理性杂音，$P_2 > A_2$。腹平软，肝肋缘下3cm，剑突下5cm，质中，肝颈静脉反流征阳性，脾未触及。双下肢小腿以下呈凹陷性水肿。

实验室检查：红细胞4.8×10^{12}/L，血红蛋白156g/L，白细胞11×10^{9}/L，中性粒细胞0.83，淋巴细胞0.17。pH 7.31，PaO_2 6.7kPa(52mmHg)，$PaCO_2$ 8.6kPa(64.8mmHg)，BE −2.8mmol/L。胸部X线片：两肺透亮度增加，纹理增多，肋间隙增宽，右肺下动脉干横径18mm(正常值：<15mm)，心影大小正常。心电图：肺性P波，电轴右偏，右心室肥大。

(1) 本病人初步诊断有哪些？

(2) 此病人引起血气异常的机制有哪些？

(3) 为什么会出现右心肥大的征象？简述其发生机制。

(4) 此病人酸碱平衡紊乱属哪一类型？为什么？

(5) 此病人吸氧时应注意什么？为什么？

第十四章

肝功能衰竭

肝脏是人体最大的腺体器官，其功能主要是参与糖、蛋白质、脂类、激素等多种物质的中间代谢，并具有分泌和排泄胆汁、屏障解毒、生物转化和凝血、免疫等作用，因此，肝脏疾病所引起的功能障碍是多方面的。但由于肝脏具有强大的适应代偿能力，故发生轻度或局限性肝损伤时，往往可不引起肝功能障碍。

肝脏的这种适应代偿能力主要体现在肝脏具有巨大的功能贮备和肝细胞旺盛、活跃的再生能力上。如肝实质细胞，具有迅速核分裂的能力。实验证明，切除大鼠肝的中叶与右叶（为肝重量的68%）后，约10～20d 即恢复到原来的肝重量。临床观察表明，当人的肝行部分切除术后1 个月，残存的肝叶可明显增大，6 个月后即可恢复到切除前的大小，而且往往不出现肝功能障碍。肝的迅速再生，不仅在肝部分切除术后，而且在化学、药物中毒与肝炎病毒损伤时亦是如此。当药物中毒后，即使残存20%的正常肝细胞，仍可迅速再生，肝功能在数周内便可恢复正常。据报道，在暴发性病毒性肝炎病人血浆中查到一种具有抑制家兔肝细胞再生作用的因子，可使大量肝细胞坏死后不能再生，从而导致暴发性肝功能衰竭的发生。由此可见，只有当肝脏遭受严重损伤，而且适应代偿能力显著低下的情况下，才能导致明显的肝功能障碍。

肝功能不全（hepatic insufficiency）是指各种致肝损伤因素，使肝细胞（包括肝实质细胞和库普弗细胞）发生严重损害，使其代谢、分泌、合成、解毒与免疫功能发生严重障碍，机体往往出现黄疸、出血、继发性感染、肾功能障碍、脑病等一系列临床表现的综合征。近年来很多资料表明，肝功能不全综合征的出现均直接或间接与库普弗细胞（Kupffer cell）功能障碍所形成的肠源性内毒素血症有关。因此，应把肝功能不全视为肝实质细胞与库普弗细胞功能严重障碍综合作用的结果。

肝功能衰竭（hepatic failure）一般是指肝功能不全的晚期阶段。肝功能衰竭病人几乎都以肝昏迷而告终。在肝昏迷发生前或发生时，往往伴有肾功能衰竭（少尿或无尿）。因此，肝功能衰竭的主要临床表现为肝昏迷与肾功能障碍（肝肾综合征）。

第一节　肝功能衰竭的分类和病因

肝功能衰竭按病情经过可分为急性和慢性两种。

一、急性肝功能衰竭

急性肝功能衰竭起病急骤，病情凶险，故又称暴发性肝功能衰竭。一般发病12～24h后出现黄疸，2～4d后即由嗜睡进入昏迷状态，并有明显的出血倾向。其原因主要是严重而广泛的肝细胞变性（主要为脂肪变性）或坏死。引起这种肝损伤的常见病因是病毒性肝炎，其次是非病毒性肝炎，包括药物性或中毒性肝炎（如异烟肼、对乙酰氨基酚、对氨基水杨酸钠、利血平、四氯化碳、氯仿、毒蕈以及砷剂等所引起的肝炎）以及妊娠期急性脂肪肝等。

二、慢性肝功能衰竭

慢性肝功能衰竭病情进展缓慢，病程较长，往往在某些诱因作用下病情突然加剧，进而发展为昏迷。慢性肝功能衰竭多发生于肝硬化的失代偿期及肝癌的晚期。已知引起肝硬化的原因颇多，如慢性活动性肝炎、慢性酒精中毒、肝寄生虫病（血吸虫）等，均可使肝细胞不断坏死、纤维增生，最后发展为肝硬化。在多种致癌因素作用下，肝细胞可发生异常增生，最终形成肝癌。值得注意的是，约有70％～75％的肝癌病人伴有肝硬化。因此，凡引起肝硬化、肝癌的致病因素，也可被视为引起慢性肝功能衰竭的原因。

第二节　肝性脑病

肝性脑病（hepatic encephalopathy）是继发于严重肝脏疾病的神经精神综合征。它是多种严重肝病的并发症或终末表现。由于肝脏不能清除血液中有毒代谢产物，或因门-腔静脉间有手术分流，或因自然形成的侧支循环，使门静脉血中的有毒物质绕过肝脏，不经解毒，就进入体循环，导致中枢神经系统代谢紊乱。

肝性脑病的病程包括从轻度的精神、神经症状到陷入深度昏迷的整个过程，可人为地分为四期：一期，有轻微的性格和行为改变；二期，可继发精神错乱、定向障碍、行为异常，具有特征性的扑翼样震颤；三期，以昏睡和严重精神错乱为主；四期，病人完全丧失神志，不能唤醒，呈深度昏迷，临床上也称肝昏迷（hepatic coma）。由于肝病病人常是在出现一系列神经精神症状之后才发展为昏迷，而且某些慢性肝功能不全病人，其神经精神症状可持续若干年而不发生昏迷，故仍以肝性脑病一词更为确切。肝昏迷可视为肝性脑病的最后阶段，是肝功能衰竭的最终表现。

一、肝性脑病的发病机制

肝性脑病发生时脑组织并无明显的特异性形态学改变。因此,目前多数学者主张肝性脑病的发生主要是脑组织的代谢和功能障碍所致,并提出了以下几个学说。

(一) 氨中毒学说

长期以来,多数人认为氨代谢障碍与肝性脑病的发生关系密切。根据是:① 正常人血氨浓度甚微,一般不超过 59μmol/L(100μg/dl)。80%的肝性脑病病人有血氨升高。② 肝性脑病病人脑脊液中的氨解毒产物——谷氨酰胺常增多。③ 肝硬化病人在口服铵盐、尿素等含氮物质或进食大量蛋白质后血氨水平升高,可发生肝性脑病样症状及脑电图改变。

正常情况下,血氨的生成和清除保持着动态平衡,一般不会超过 59μmol/L(100μg/dl)。维持此平衡的关键在于氨在肝中合成尿素。因此,当肝功能严重受损时,尿素合成发生障碍,血氨水平升高。升高的血氨通过血-脑屏障进入脑组织,从而引起脑功能障碍。此即氨中毒(ammonia intoxication)学说的基本论点。

1. 血氨升高的原因　血氨升高可能是氨生成过多或清除不足所致。一般而言,仅在肝清除氨功能发生障碍时血氨才会升高。

(1) 氨的产生过多:全身各组织氨基酸分解代谢都能生成氨,但血氨主要来自肠道内含氮物质的分解,少部分来自肾和肌肉。肠道细菌产生尿素酶,能催化从肠壁弥散至肠腔的尿素分解生成氨。肠道细菌还能产生氨基酸氧化酶,催化肠道中未被吸收的氨基酸,使之分解生成氨。正常人每天在肠内(主要在结肠)生成的氨约为 240mmol(4g),其中由尿素形成的约 210mmol(3.5g)。肝功能不全时,导致氨产生过多的因素有:① 肝功能不全病人常有上消化道出血,血液蛋白质在肠道细菌作用下可产生大量氨;② 肝硬化时,由于门静脉血流受阻,致使肠黏膜淤血、水肿,或由于胆汁分泌减少,使食物消化、吸收和排空都发生障碍,细菌丛生,使氨生成显著增多;③ 肝硬化晚期可因合并肾功能障碍而发生氮质血症,使弥散至胃肠道的尿素增加,经肠道细菌尿素酶作用,产氨增多。

正常时肾和肌肉亦可产氨,但产量甚少。但在病人禁食的情况下,可成为血氨较为重要的来源。在肾脏,氨主要由肾小管上皮细胞内的谷氨酰胺在谷氨酰胺酶作用下生成。所生成的氨,当尿 pH 值较低时,以向肾小管管腔扩散为主,并与 H^+结合形成铵(NH_4^+),以铵盐形式随尿排出,只有少部分氨弥散入血。严重肝病病人往往由于过度通气而发生呼吸性碱中毒,由于碱中毒时尿液 pH 值偏高,故氨向血中的弥散增加,使 NH_4^+随尿排出减少。尤其是当肝硬化伴腹水病人使用乙酰唑胺利尿剂(碳酸酐酶抑制剂)进行利尿时,由于肾小管上皮细胞内碳酸酐酶被抑制,因而碳酸生成不足,H^+分泌减少,致使管腔内氨不能充分与 H^+结合生成 NH_4^+,使氨弥散入血增加。目前认为,肌肉中腺苷酸分解是重要的产氨方式。当肌肉收缩加剧时,这种分解代谢可加强,因而使产氨增多。肝性脑病前期,病人高度不安与躁动,使肌肉活动增强，产氨增多，从而促进病情的发展。

（2）氨的清除不足：氨的清除主要是在肝脏，经鸟氨酸循环合成尿素，再经肾脏排出体外。通常每生成 1mol 的尿素能清除 2mol 的氨，同时消耗 3mol 的 ATP。此外，还需多种酶（如氨基甲酰磷酸合成酶、鸟氨酸氨基甲酰转移酶等）参与完成尿素的合成。肝功能严重障碍时，一方面由于鸟氨酸循环所需之底物缺失，另一方面由于代谢障碍，致使 ATP 供给不足，同时肝内各种酶系统亦受损严重，致使鸟氨酸循环难以正常进行，尿素合成明显减少。此外，在已建立肝内、外侧支循环的肝硬化病人和门-体静脉吻合术后的病人，其血氨浓度升高主要是由于来自肠道的氨绕过肝脏直接进入体循环所致。

除上述因素致使血氨增高外，肠道中氨的吸收情况也影响血氨的水平。肠道中氨的吸收与肠道的 pH 有密切关系。当肠道 pH 较低时，NH_3 与 H^+结合成不被吸收的 NH_4^+而随粪便排出体外。实验证明，当结肠内环境 pH 降至 5.0 时，不但不再从肠腔吸收氨，反而可向肠道内排氨，此情况称为酸透析。近些年来，临床上应用乳果糖治疗肝性昏迷获得一定效果，就是因为乳果糖在小肠内不被分解，大部分进入结肠，由结肠内乳酸杆菌、厌氧杆菌、大肠杆菌等将其分解为乳酸和醋酸，使肠腔内 pH 明显降低，从而达到酸透析的效果。

2. 氨对脑组织的毒性作用

（1）干扰脑组织的能量代谢：大脑皮质是人类精神和意识活动的高级中枢，皮质细胞本身的代谢和功能正常是保持意识清醒和精神正常的基本条件。由于脑功能复杂、活动频繁，需要能量特别多，而能量主要来自葡萄糖氧化。脑内可贮存的糖原甚微，无中性脂肪，故脑组织随时都要依赖血液输送的葡萄糖供给能量。因此，血糖浓度的高低，葡萄糖生物氧化过程是否顺利，可以直接影响脑的能量代谢与人的意识和精神状态。

氨干扰脑组织的能量代谢主要是干扰葡萄糖生物氧化过程的正常进行。其具体作用环节尚未完全清楚。可能是：① 大量氨与 α-酮戊二酸结合，形成谷氨酸，而血液中的 α-酮戊二酸又不易通过血-脑屏障进入脑组织，致使脑组织中消耗了的 α-酮戊二酸得不到补充，三羧酸循环不能顺利进行，ATP 生成减少；② 氨与 α-酮戊二酸结合生成谷氨酸后，又与氨结合生成谷氨酰胺，这是一个耗能过程，使 ATP 被大量消耗；③ 在谷氨酸形成过程中，消耗了大量还原型辅酶 I（NADH），从而阻碍了呼吸链中的递氢过程，使 ATP 生成不足（图 14-1）。

此外，研究还发现，氨可抑制丙酮酸脱羧酶的活性，阻碍丙酮酸的氧化脱羧过程，使乙酰辅酶 A 的生成减少，从而干扰三羧酸循环的正常进行，使能量的产生减少。总之，由于上述原因，造成 ATP 生成不足，消耗过多，使脑的能量代谢发生障碍，不能维持正常的功能活动而出现昏迷。

（2）使脑内神经递质发生改变：有人认为，脑氨增多可使脑内兴奋性神经递质（谷氨酸、乙酰胆碱）减少和抑制性神经递质（γ-氨基丁酸、谷氨酰胺）增多，致使神经递质之间的作用失去平衡，导致中枢神经系统功能发生紊乱。其机制可能是：

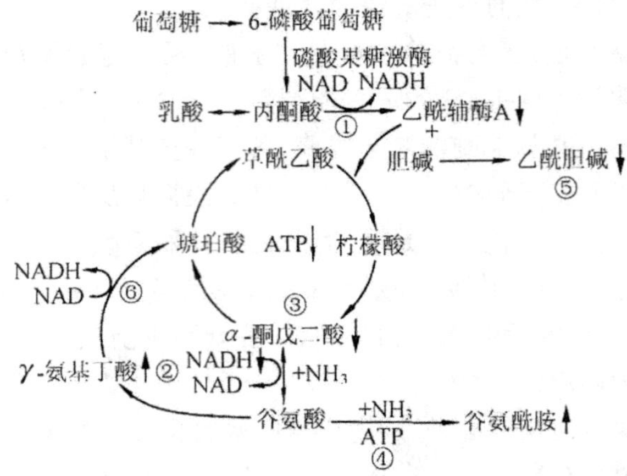

图 14-1 氨对脑组织的毒性作用示意图

①丙酮酸氧化脱羧障碍；②NADH 减少呼吸链递氢过程受抑；③α-酮戊二酸减少；④合成谷氨酰胺时消耗 ATP，谷氨酰胺增多；⑤乙酰胆碱合成减少；⑥γ-氨基丁酸蓄积

① 氨能抑制丙酮酸的氧化脱羧过程，使乙酰辅酶 A 生成不足，乙酰胆碱的合成减少。② 氨和谷氨酸结合生成谷氨酰胺，使脑内重要的兴奋性递质谷氨酸减少，谷氨酰胺含量升高。现已知谷氨酰胺是一种电生理惰性物质，它不能产生任何生理反应。大量谷氨酰胺在神经末梢中取代氨基酸类神经递质，可以引起脑生理功能异常。③ 氨还可影响 γ-氨基丁酸(GABA)的分解与合成。GABA 是中枢神经系统抑制性神经递质，是谷氨酸经谷氨酸脱羧酶脱羧而成的，又可经转氨酶分解。一般认为，氨中毒时，脑内 GABA 的含量先减少后增多。这是因为在肝性脑病的初期，脑组织在解毒过程中消耗了大量谷氨酸，致使 GABA 生成减少。另外，由于此时病人常伴碱中毒，导致 GABA 转氨酶活性增强，使 GABA 分解加速，临床上出现躁动、精神错乱、抽搐等精神神经性症状。到晚期，由于氨抑制了 GABA 转氨酶，因而 GABA 在脑组织内蓄积，而引起脑功能抑制。

(3) 氨对神经细胞膜的抑制作用：有人提出，氨干扰神经细胞膜上的 Na^+-K^+-ATP 酶的活性，这可影响到复极后膜的离子转运，使膜电位变化和兴奋性异常。氨与 K^+有竞争作用，以致影响 Na^+、K^+在神经细胞膜内外的正常分布，从而干扰神经冲动的传导。

综上所述，血氨升高虽然与肝性脑病的发生密切相关，但氨中毒学说很难完满解释肝性脑病发生的一些临床现象：① 约有 20%肝性昏迷病人血氨是正常的，有的肝硬化病人血氨虽然很高但不发生昏迷；② 有些病人在昏迷初期血氨虽然明显升高，但经处理(血液透析、异体肝灌洗)后血氨转为正常时，昏迷程度与脑电图波形却无相应好转；③ 暴发性肝炎病人的动脉血氨水平与其临床表现无相关性，降氨疗法也无效果，等等。上述现象使氨中毒学说受到挑战。

（二）假性神经递质学说

1970 年，Parkes 首先报道左旋多巴治疗肝性昏迷获得成功，因暴发性肝炎而昏迷的病人经左旋多巴治疗神志迅速恢复，虽然尚未达到治愈的标准，但此效果为进一步探讨暴发性肝炎产生昏迷的机制提供了启示。其后，Fischer 等对肝性昏迷的发生提出了假性神经递质学说(false neurotransmitter hypothesis)。该学说认为，位于脑干网状结构内的上行激动系统对维持大脑皮质的兴奋性，使机体处于觉醒状态具有特殊作用。此激动系统在传递信息时，需要多次更换神经元，需要通过许多突触，需要神经递质。而中枢神经递质有乙酰胆碱、单胺类(包括去甲肾上腺素、多巴胺与 5-羟色胺)和氨基酸类(谷氨酸、γ-氨基丁酸和天门冬氨酸)。按其作用的效果可分为兴奋性和抑制性递质两类。假如网状结构中正常的真性神经递质减少或被假性神经递质所取代，就会导致神经冲动传递障碍，大脑皮质从兴奋转入抑制，进入睡眠。当其活动极度降低或无活动时便昏睡不醒。

1. 假性神经递质及其产生　正常情况下，蛋白质在肠中分解成氨基酸，再经肠道细菌的脱羧酶作用形成胺类。其中芳香族氨基酸，如苯丙氨酸和酪氨酸转变为苯乙胺和酪胺，再经门静脉输送到肝，经单胺氧化酶作用而被分解清除。当肝功能严重障碍或有门-体侧支循环时，这些胺类即可通过体循环进入中枢神经系统，在脑细胞非特异性 β- 羟化酶的作用下被羟化，形成苯乙醇胺(phenylethanolamine)和羟苯乙醇胺(octopamine)。苯乙醇胺和羟苯乙醇胺的化学结构与正常的神经递质去甲肾上腺素和多巴胺极为相似，但生理效能却远较去甲肾上腺素为弱，故称为假性神经递质(图 14-2)。

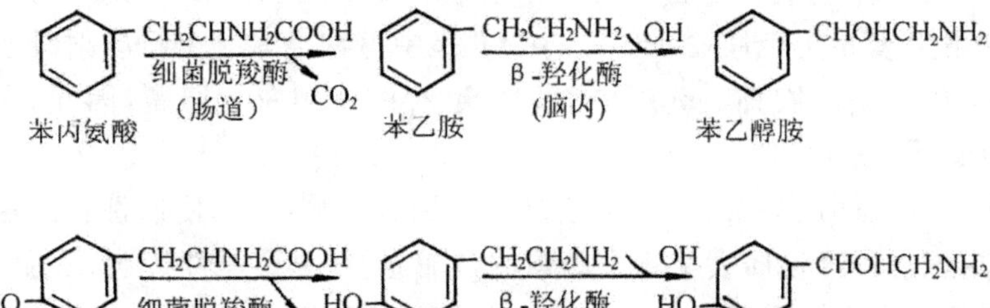

图 14-2　假性神经递质形成过程

2. 假性神经递质与肝性脑病　当脑干网状结构中假性神经递质增多时，可竞争性地取代正常神经递质而被神经末梢所摄取和贮存，每当发生神经冲动时再释放出来。因假性神经递质作用效能远不及正常神经递质强，致使网状结构上行激动系统功能失常，传至大脑皮质的兴奋冲动受阻，以致大脑功能发生抑制，出现意识障碍乃至昏迷。如果锥体外系中的神经递质被假性神经递质取代，就可能出现扑翼样震颤。

（三）血浆氨基酸失衡学说

许多研究均证实，在肝性昏迷发生前或发生时，血浆内假性神经递质的增多与血浆氨基酸型式（或称血浆氨基酸间的比值）改变有关。

实验观察发现，正常人、狗和大鼠的血浆支链氨基酸（BCAA）/芳香族氨基酸（AAA）之比值接近3～3.5，而肝性昏迷病人和动物往往有支链氨基酸（缬氨酸、亮氨酸和异亮氨酸）减少，芳香族氨基酸（苯丙氨酸、酪氨酸和游离色氨酸）增多，二者比值降至0.6～1.2。若用中性氨基酸混合液将此比值矫正到3～3.5，中枢神经系统功能即会得到改善。至于血浆氨基酸失衡的原因，一般认为是由于肝功能严重障碍或门-体侧支循环形成，致使胰岛素在肝内灭活减少，而进入体循环增多，高浓度胰岛素可增强骨骼肌和脂肪组织对BCAA的摄取和分解，故血浆BCAA浓度下降。肝功能衰竭时，胰岛素和胰高血糖素的降解都减低，因而血中的浓度均升高。但胰高血糖素较胰岛素升高更为显著，致使胰岛素/胰高血糖素比值下降，体内分解代谢大于合成代谢。由于蛋白质分解代谢占优势，大量AAA从肌肉和肝脏蛋白质中被分解出来，同时又由于受损肝脏将AAA转化为糖（糖异生作用）的能力减弱，于是血中AAA明显增多。由于AAA的分解代谢只能在肝内进行，在肝功能严重受损的情况下，血浆AAA浓度明显升高。鉴于这两类氨基酸在生理pH值的情况下，都是不电离的氨基酸，它们都由同一载体转运通过血-脑屏障入脑，因此，在通过血-脑屏障时，相互发生竞争。因AAA过多而先进入脑内，使脑细胞中苯丙氨酸、酪氨酸和色氨酸浓度均升高，通过抑制酪氨酸羟化酶或（和）多巴脱羧酶，使多巴胺和去甲肾上腺素合成减少。同时，在芳香族氨基酸脱羧酶作用下，分别生成羟苯乙醇胺和苯乙醇胺。色氨酸在脑内可能先羟化形成5-羟色氨酸，再通过芳香族氨基酸脱羧酶作用生成5-羟色胺（5-HT）。5-HT是中枢神经系统上行投射神经元的抑制性递质，可被儿茶酚胺神经元摄取而取代贮存的去甲肾上腺素，因此，它也是一种假性神经递质（图14-3）。

总之，苯丙氨酸、酪氨酸、游离色氨酸大量进入脑细胞，使假性神经递质生成增多，并抑制正常神经递质去甲肾上腺素的合成，最终导致肝性昏迷。因此不难看出，血浆氨基酸失衡学说是假性神经递质学说的补充和发展。

然而目前有很多动物实验和临床资料不完全支持此学说：①在动物实验中，使正常大鼠脑的多巴胺和去甲肾上腺素减少90%，动物仍然清醒。自脑室内滴入羟苯乙醇胺，使脑内羟苯乙醇胺浓度增加20 000倍，动物也未见昏迷。②有人对不同病因与严重程度的慢性肝病患者进行BCAA/AAA比值下降的测定，发现这些病人不管有无脑病，其比值均明显低于对照组，同时还发现，此比值与肝损伤程度密切相关。由此认为，BCAA/AAA比值下降并不是诱发肝性昏迷的原因，而是肝损伤的结果。③有临床资料表明，给伴有昏迷的肝硬化病人输注BCAA，矫正了血浆氨基酸的失衡，但脑病未见明显改善。由此可见，假性神经递质学说与血浆氨基酸失衡学说的确定仍有待更多事实来证明。

（四）GABA 学说

近年来，越来越多的学者开始注意到GABA在肝性脑病发病中的作用。GABA被认为是哺乳动物最主要的抑制性神经递质。正常情况下，中枢神经系统的GABA是由突触前神经元利用谷氨酸在谷氨酸脱羧酶作用下脱羧而成，贮存于突触前神经元的细胞质囊泡内，并无生物活性。当突触前神经元兴奋时，GABA从贮存囊泡释放到突触间隙，并结合至突触后神经元的特异性GABA受体上，通过增强细胞膜对 Cl^- 的通透性而产生其抑制作用。

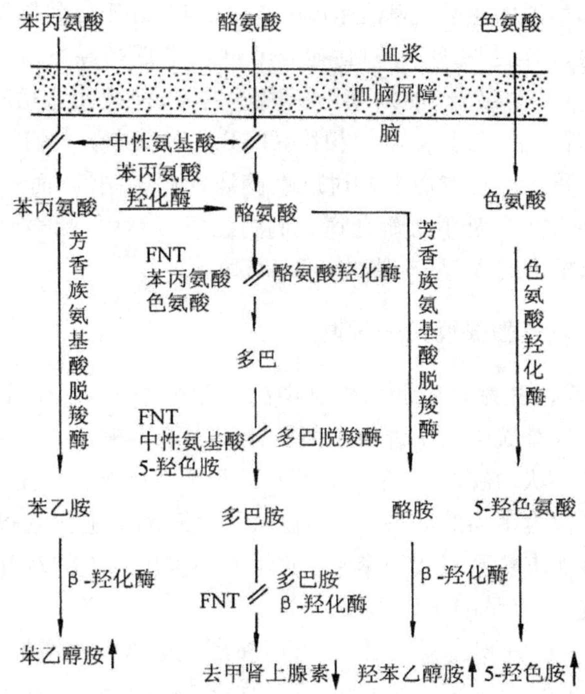

图 14-3　脑内假性神经递质生成模式图

表示抑制；FNT代表假性神经递质

中枢神经系统以外的GABA主要来源于肠细菌丛。大肠杆菌、脆弱类杆菌等均可合成GABA。合成的GABA经门静脉血吸收入肝，在肝内经线粒体中的GABA转氨酶进行分解代谢。当肝功能衰竭或门-体分流形成时，GABA将过多地通过肝脏（因肝细胞摄取和代谢降低）或绕过肝脏进入体循环，使血中GABA含量明显增高。当肝硬化病人并发胃肠道出血时，血液将成为良好的底物，使肠道细菌形成更多的GABA，血中GABA水平升高更加明显。

正常情况下，GABA一般不能穿过血-脑屏障，因而也不参与神经系统的生理过程。然而，在测定急、慢性肝功能衰竭引起的肝昏迷患者脑切片中放射性核素标记的^{14}C α-氨基丁酸(^{14}C-AIB)从血液运输到脑中之量时，发现肝昏迷发生前数小时^{14}C-AIB进入脑的量已明显增加，表明此时血-脑屏障的通透性已大大增强，血中的GABA即可通过通透性增强的血-脑屏障进入脑组织，导致脑突触后膜GABA受体增加并与之结合，使细胞外Cl^-内流，神经元即呈超极化状态，抑制中枢神经系统功能。不仅如此，研究还发现，在肝功能衰竭时，脑内GABA受体复合体上还可出现某些诱发昏迷的药物(如巴比妥类和苯二氮革类)的结合位点增加，从而增强了脑对这类中枢神经抑制性药物的敏感性，故在肝功能严重受损时，应用这类麻醉剂和镇静剂可诱发肝性脑病的发生。

总之，GABA学说的主要内容是：肝功能衰竭时，肝不能清除肠源性GABA，使血中浓度升高，通过通透性增强的血-脑屏障进入中枢神经系统，导致脑突触后膜GABA受体增加并与之结合，使细胞外氯离子内流，神经元即呈超极化状态，造成中枢神经系统功能抑制。与其他学说相比，GABA学说是从大脑主要抑制性神经递质GABA和相应受体相互作用上探讨肝性脑病发病机制的，而不仅限于神经活性物质及其代谢物的含量，因而逐渐受到人们的注意。然而，此学说是以动物实验为基础提出的，临床报道甚少，故有待进一步验证。

(五)高血氨-氨基酸失衡统一学说

对氨基酸失衡在肝性脑病发生机制中的作用的研究，不仅补充和发展了假性神经递质学说，而且对氨中毒学说有了新的认识。近年来，James提出了高血氨-氨基酸失衡统一学说，认为在肝性脑病发病中不同毒性物质的作用不是孤立的，而是在代谢、转化上有较为密切的联系。如高血氨不仅对脑细胞代谢和功能具有直接的毒性作用，还可以加重氨基酸代谢紊乱。此学说的提出使人们对肝性脑病的发生机制有了一个比较全面完整的认识。

1. 高血氨既能促进胰岛素分泌，也可使胰高血糖素分泌增加　胰岛素使肌肉、脂肪组织对BCAA的摄取和分解加强，导致血浆BCAA水平下降。BCAA降解所产生的氨基可引起血氨进一步升高。由于胰高血糖素能促进肌肉组织蛋白质分解，使大量AAA释放入血，从而使血浆氨基酸失衡，同时可使氨基酸异生葡萄糖增多，使血氨增加。即高血氨促使血浆氨基酸失平衡，氨基酸代谢紊乱又可促使高血氨形成及恶化，二者相互作用、相互影响。在没有外源性氨进入体内的条件下，严重肝功能不全时，血氨也可以维持在较高水平，这就是高血氨的自家维持。

2. 高血氨在脑内与谷氨酸结合，形成谷氨酰胺　谷氨酰胺增多可刺激血-脑屏障的中性氨基酸载体，使其活性增强，促进血-脑氨基酸转运系统活化。一方面脑内增多的谷氨酰胺可经该转运系统排到外周血液，同时也促进血浆中的中性氨基酸通过血-脑屏障入脑，或减少中性氨基酸从脑内流出。根据上述假说，肝性脑病的发生不但依赖于血浆氨基酸之比值，而且还取决于氨的水平，从而补充了假性神经递质学说和血浆氨基酸失衡学说。因此，当血浆氨基酸失衡，血浆中AAA水平增高时，在高血氨条件下，可有较多的AAA进入脑内，加重脑内氨基酸失衡，假性神经递质合成增多，而正常神经递质合成受到阻抑，从而诱发昏迷。此外，在高血氨时，谷氨酰胺合成增多，消耗了大量的谷氨酸，而谷氨酸的补充是通过 BCAA 的降解实现的，因此促进了 BCAA 在外周组织的降解。这是血浆内 BCAA 与 AAA 比值降低的原因之一。

3. 高血氨时，γ-氨基丁酸转氨酶有抑制作用　使 GABA 不能形成琥珀酸半醛，进而变成琥珀酸进入三羧酸循环，而蓄积于脑内，导致中枢神经系统抑制加深。

由此不难看出，高血氨与血浆氨基酸失衡互为因果，共同促进肝性脑病的发生。两者之间的密切关系是通过它们的代谢、转化而连结的。给肝功能衰竭的病人注射 BCAA 溶液，将有助于控制高血氨的毒性作用。这是因为 BCAA 的分解可形成谷氨酸，后者与氨结合生成谷氨酰胺，加强了对氨的利用，从而使血氨降低。现已充分注意到，肝功能衰竭时蛋白质的代谢紊乱，不仅要纠正高血氨，更要强调氨基酸失衡的防治。目前对肝性脑病的发生机制虽然尚未完全定论，但看法逐渐趋向一致。应指出的是，对不同类型的肝性昏迷应作动态观察与研究。慢性肝性昏迷时，高血氨是较主要的发病因素，继而可引起血浆氨基酸的失衡；暴发性肝炎引起的肝性昏迷，与肝细胞急性大量坏死、代谢障碍造成氨基酸失衡有更直接的关系。

（六）其他因素的作用

1. 低血糖　肝功能受损时，糖原合成和糖异生功能均降低，血中胰岛素水平又无相应地升高，病人易出现低血糖。由于低血糖，使脑组织能量供应不足，可促进肝性脑病的发生。

2. 脑水肿　某些急性肝功能衰竭的病人可出现脑水肿，其发生可能是与毒物、缺氧使脑细胞 Na^+-K^+泵失灵有关。脑细胞水肿使颅内压升高，导致精神神经症状和昏迷。

3. 碱中毒　肝功能不全时，可因血氨升高刺激呼吸中枢，引起通气过度而发生呼吸性碱中毒；也可因呕吐、腹泻和长期使用利尿剂等，使机体缺钾和血容量降低，造成代谢性碱中毒。血液的酸碱度可直接影响游离氨（NH_3）和离子铵（NH_4^+）之间的平衡：

$$NH_3 + H^+ \underset{pH\downarrow}{\overset{pH\uparrow}{\rightleftharpoons}} NH_4^+$$

在血液 pH 正常的情况下，NH_3 仅占 2%，NH_4^+占 98%。在碱中毒时，上述平衡有利于 NH_3 的形成，并且因肾脏泌 H^+和排 NH_4^+减少，促使血 NH_3 增多。NH_3 易透过血-脑屏障和细胞膜。大量的 NH_3 进入神经细胞，导致肝性脑病的发生。另外，严重的碱中毒和低钾血症本身也可引起中枢神经系统症状，甚至昏迷。

综上所述，肝性脑病发病机制是多种因素综合作用于中枢神经系统的结果，在不同类型的肝病病人和同一病人在疾病的不同阶段，这些因素所起的作用可不相同。因此，在临床实践中应作具体分析，研究其发生发展规律，制订出相应的治疗措施，是治疗肝性脑病的关键。

二、肝性脑病的诱发因素

诱发肝性脑病的因素很多，熟悉这些诱发因素将有助于慢性肝性脑病的防治。

1. 消化道出血　这是肝硬化病人常见的并发症，也是肝性脑病的重要诱因。因为病人多有食管下端静脉曲张，曲张的静脉一旦破裂，大量血液将进入消化道。每升血液中约含蛋白质150～200g，经肠道细菌作用可产生大量氨、硫醇和其他毒性产物。此外，出血还可引起低血压、低血容量和缺氧，不仅加重脑、肝和肾等器官的功能障碍，而且还可增强脑对毒性物质的敏感性，故易诱发脑病。

2. 摄入过量蛋白质饮食　有人统计，因摄食过量蛋白质食品而诱发脑病的病例，约占总发病数的一半，尤其是已建立门-体侧支循环的病人，对肠内蛋白代谢终产物的毒性作用更为敏感。

3. 氮质血症　氮质血症可直接向脑提供过多的氨，提高脑氨水平。这种情况可见于低血容量、休克所引起的肾前性氮质血症时。由于血尿素氮增高，过多尿素将向肠腔弥散，并在肠内分解成氨，导致血氨升高。

4. 利尿剂的使用不当　利尿除导致低血容量和肾前性氮质血症外，呋塞米和依他尼酸等利尿剂还能引起低钾性碱中毒，增强氨对脑的毒性作用。

5. 止痛、镇静、麻醉药使用不当　临床观察发现，肝功能严重受损的病人，对上述药物常显示极低的耐受性，服用后极易诱发脑病。其原因在于：① 肝脏是代谢和清除这类药物的器官，因此，长期使用这些药物的肝病病人，往往在体内已有不同程度的药物蓄积，并已对中枢产生了抑制作用。② 如前所述，在肝功能衰竭时，脑内GABA受体复合体上对这些镇静、麻醉药的结合位点增加。因此，在上述两因素协同作用下极易诱发脑病。

6. 感染　当肝功能障碍病人并发重症感染（如肺炎、细菌性腹膜炎、肾盂肾炎等）时，也极易诱发脑病。感染可导致组织蛋白分解代谢增强，又可引起发热、呼吸性碱中毒、脱水、缺氧以及肾脏受累等。这些因素不仅可造成内源性氮负荷增加、血氨升高，而且还可增强脑对氨、硫醇等毒性物质的敏感性，故为常见的重要诱因之一。

7. 其他因素　如对肝硬化腹水病人腹腔大量放液，可由于腹腔内压突然下降，使氨和其他含氮物质由肠道吸收增多，同时又可引起钾缺乏和脱水。偶尔服用含铵药物（如NH_4Cl）可增加外源性氨；外科手术可增加内源性氮负荷；酒精中毒和肝炎病毒感染可使肝实质细胞再度受损而加重肝功能障碍。此外，饮酒、便秘和腹泻等，均可促进肝性脑病的发生。

慢性肝功能衰竭病人往往是在上述诱发因素作用下而发生脑病的。这些因素大体都是通过：① 使神经毒质产生增多或提高神经毒质的毒性效应；② 提高脑组织对各种毒性物质的敏感性；③ 增加血-脑屏障的通透性而发挥作用的。

第三节　肝性肾功能衰竭

肝功能不全晚期常伴有肾功能衰竭。有报告称，死于肝昏迷的肝硬化病人，84%伴有肾功能衰竭。100例进展到Ⅲ或Ⅳ级肝性脑病的暴发性肝功能衰竭者，有78例发生了肾功能衰竭。“肝肾综合征”(hepato-renal syndrome，HRS)这一术语，曾被广泛应用于所有同时侵犯肝肾的疾病。近年来试将肝肾综合征分为真性和假性两种。本节所要讨论的是真性肝肾综合征，是指肝硬化病人在失代偿期所发生的功能性肾功能衰竭(肝性功能性肾衰竭)及重症肝炎所伴随的急性肾小管坏死。目前看来，将真性肝肾综合征改称为肝性肾功能衰竭似更确切。除此之外，凡是同一病因使肝和肾同时受到损害的情况，均属假性肝肾综合征。

一、肝性肾功能衰竭的类型

1. 肝性功能性肾衰竭　大多数肝硬化晚期(失代偿期)和少数暴发性肝炎病人多伴有功能性肾衰竭。肝性功能性肾衰竭是指在肾功能障碍的早期阶段，由于肾血流量减少，肾小球滤过率降低，出现尿量减少，而肾脏并无明显器质性病变，肾小管没有明显损害，功能基本正常。因此，这种功能障碍是可逆的，只要引起功能障碍的原因得到纠正，肾脏功能也可得到恢复。所谓狭义的肝肾综合征即指此类而言。

此类病人大多数有黄疸、肝脾肿大、低蛋白血症及顽固性腹水等肝功能衰竭的表现。少尿与氮质血症突然或逐渐发生。疾病末期的特点是深昏迷、严重少尿和血压进行性下降。

2. 肝性器质性肾衰竭　此型多见于急性肝功能衰竭。失代偿性肝硬化病人因消化道出血而发生休克时，亦可导致急性肾小管坏死。功能性肾衰竭的晚期，常发生不可逆改变，转化为急性肾小管坏死，是病情进展到非常险恶的阶段。

器质性肾衰竭的主要病理变化是肾小管坏死。目前认为其发病机制主要是肠源性内毒素血症所致，此外，还与重症肝病的大失血等因素有关。

二、肝性功能性肾衰竭的发病机制

肝硬化病人在失代偿期发生的少尿是功能性的。其根据是：① 死于肾功能衰竭的肝硬化病人，其肾经组织学检查未见任何异常；② 死于肾功能衰竭的肝硬化病人的肾移植给尿毒症病人，被移植的肾可迅速发挥正常功能；③ 将功能正常的肝移植给发生肾功能衰竭的肝硬化病人，肾的功能可恢复正常。

现已知，这种功能性肾衰竭发生的原因有以下几方面：

1. 肾血流量减少　由于出现腹水、水肿，大量液体渗入腹腔和组织间隙，或因出血使血容量减少、血液浓缩、血流缓慢、血压下降，使肾脏血流量减少，肾小球滤过率降低，尿量随之减少。

2. 肾血管收缩　给肝性功能性肾衰竭病人做肾动脉造影,发现肾叶间动脉与弓形动脉呈念珠状或扭曲状,同时发现造影剂反流到腹主动脉,证明了有肾动脉血管收缩。由于动脉血管收缩,使肾血流量减少,造成肾缺血,特别是皮质缺血更为严重。因为血液在肾内从皮质向髓质分流,加剧肾皮质缺血,使肾小球血流量减少,滤过率下降。因此,肾动脉收缩是造成肝性功能性肾衰竭发病的关键环节。肝功能衰竭时引起肾血管收缩的因素有:

(1) 交感神经兴奋:在肝功能严重受损的情况下,下列因素可使肾交感神经张力增高:

1) 血容量减少:造成低血容量的原因可能与腹水形成、胃肠出血、利尿、腹腔放液以及肝功能衰竭时体内代谢紊乱有关。因为这些因素可使有效循环血量减少、血压下降,反射性使交感神经兴奋,通过交感-肾上腺髓质系统的作用,使儿茶酚胺分泌增多。肾皮质含有丰富的自主神经,对交感神经的兴奋性特别敏感,首先肾动脉发生收缩,肾血流量减少。此外,由于肝功能不全,病人往往有低蛋白血症、低钾血症与低钠血症。这些因素均可使血容量减少,从而诱发肾功能衰竭。

2) 内脏血流动力学改变:肝硬化病人大多有门脉高压,即使急性肝功能衰竭病人也往往有急性门脉高压的存在。由于门脉高压使大量血液淤积在门静脉所属的内脏血管床内,从而使有效循环血量减少。

无论是血容量减少,还是由于内脏血流动力学改变,均使大量血液淤滞在门脉系统,致使有效循环血量减少,从而反射性引起交感-肾上腺髓质系统兴奋性加强,肾血管收缩。

(2) 肾素-血管紧张素系统活动增强:在肝病晚期,一般都有明显的肾素-血管紧张素系统活动的增强。这是由于有效循环血量减少,肾血流量降低,肾皮质缺血,刺激球旁细胞释放肾素增多。当交感神经兴奋和儿茶酚胺分泌增多时,也可使肾素分泌增多。

(3) 激肽释放酶-激肽系统活动异常:近年来发现,激肽有明显的对抗血管紧张素对肾血管的收缩作用。有资料报告,肝硬化病人血浆中激肽释放酶和缓激肽减少,而血浆肾素与血管紧张素Ⅱ的活性增强。其减少的原因,是否与肝功能衰竭,激肽释放酶原生成减少,使激肽释放酶降低有关,尚需进一步研究。这些综合性变化,即血管扩张剂(缓激肽)活性降低,而血管收缩剂(血管紧张素Ⅱ)活性增强,在肝硬化病人发生功能性肾衰竭时特别明显。目前多数学者认为,功能性肾衰竭是血管紧张素增多和缓激肽含量降低同时作用的结果。

(4) 前列腺素合成不足:现已证明,肝硬化腹水病人在不伴有肾功能衰竭时,肾素-血管紧张素系统和交感神经活动虽然增强,但因肾产生前列腺素增多,肾血液灌注仍可维持。因而,严重肝病伴有功能性肾衰竭时,肾血流量和肾小球滤过率下降可能是肾血管收缩增强而肾合成前列腺素不足的结果。近年发现,肝性功能性肾衰竭病人尿中 PGE_2 减少的同时,TXA_2 水平明显增高,而不伴有功能性肾衰竭的肝硬化腹水病人则无此种改变,推测 TXA_2 在发病中有重要作用。

(5) 内毒素血症:重症肝炎病人肠道内毒素产生和吸收增多,肝功能衰竭使内毒素分解作用减弱，形成内毒素血症，加重肝细胞坏死和促进肝性脑病的发展。这是因为：① 内毒素可作用于交感-肾上腺髓质系统，使其兴奋性增高，儿茶酚胺大量释放；② 内毒素还具有拟交感神经作用，可直接引起血管的收缩，使血管紧张度增高；③ 内毒素可提高肾素-血管紧张素系统和儿茶酚胺的活动；④ 有人认为内毒素可刺激 TXA_2 生成增多，后者与功能性肾衰竭的发生有密切关系。

（6）假性神经递质蓄积：在正常情况下，交感神经对骨骼肌和皮肤血管支配最为丰富，其次是内脏器官，对脑血管的支配最少。因此，当血容量减少，发生低血压或休克时，首先是皮肤和肌肉的血管收缩，其次是内脏血管，特别是肾脏血管收缩。因此，皮肤、肌肉和肾血流量减少最为明显，以保证心、脑等重要器官的血液供应。在肝功能衰竭时，由于外周神经末梢的正常神经递质去甲肾上腺素不足或被假性神经递质所取代，导致血管扩张和动-静脉短路开放，使皮肤和肌肉的血流量明显增加，血液大量淤积，使肾血流量减少。由于肾血流量减少，使肾素-血管紧张素活性增强，血管紧张素Ⅱ增多和反射性引起交感神经兴奋，使肾血管发生痉挛性收缩，加剧了肾血流量的减少，最后导致功能性肾衰竭。

综上所述，肝功能衰竭时所发生的肾血管收缩可归纳为两大类：一类是肝功能严重障碍时产生的，或受损的肝不能从循环中清除有毒物质，如内毒素、假性神经递质等；另一类是低血容量与门脉高压引起的，如腹水、门脉系统内淤血所致的有效循环血量减少等。两者主要通过交感-肾上腺髓质系统和肾素-血管紧张素系统兴奋性增强以及其他血管活性物质综合作用而使肾血管持续收缩。由于肾血管持续收缩，导致血液重新分布，肾皮质缺血与肾小球滤过率下降，进而发展为功能性肾衰竭。

应当指出，在功能性肾衰竭阶段，24h 尿量一般还可维持在 1000ml 以上，血中尿素氮还可维持正常或轻度增高，给予利尿剂或补充血容量后，可出现疗效，使尿量增加。但随着病情的发展，肝细胞的继续坏死，腹水和全身性水肿的发生，使血容量急剧减少，肾动脉痉挛性收缩，肾间质水肿和肾实质内出血，肾内压增高，肾小管变性坏死，肾脏功能损害也急骤发展，尿量急速减少，严重者甚至发生尿闭。由于肾功能障碍，使体内代谢产物和各种毒素不能排出，使尿素氮急速升高，出现严重的尿毒症、高钾血症和代谢性酸中毒，使病情急剧恶化。因此，肝性功能性肾衰竭可加剧病情发展，促进死亡，预后极为险恶，应加强预防和治疗。

第四节　肠源性内毒素血症

近年来，肠源性内毒素血症与肝病的关系日益受到重视。许多动物实验及临床观察表明，内毒素与肝损害之间存在着密切的关系，二者可互为因果。无论急性肝功能衰竭还是慢性肝功能衰竭患者发生内毒素血症之后，不仅原有肝损害会进一步加重，而且可诱发全身代谢和血流动力学紊乱，参与种种并发症的发生和发展，严重影响肝功能衰竭患者的预后。

人类肠道聚集有大量革兰阴性细菌，此菌死亡后细胞壁崩解，释放大量内毒素。在正常情况下间歇地进入门静脉(门脉内毒素血症),或漏入肠淋巴并转漏至腹腔,在进入肝后迅速被枯否细胞的吞噬作用所清除,故一般情况下,正常人末梢血中测不到内毒素。如在循环血中出现可检出的内毒素,且病人伴有 G^- 菌感染,称内毒素血症。如不伴有 G^- 细菌感染,其内毒素主要来自肠道,称肠源性内毒素血症(intestinal endotoxemia,IETM)。

一、肠源性内毒素血症的发生机制

肠源性内毒素血症的发生与下列因素有关。

(一) 肠道内毒素的生成和吸收增多

1. 肠道微生物移位 正常情况下,肠黏膜上皮是肠道主要的局部防御屏障,防止肠腔内所含的微生物和内毒素进入全身循环。但在各种病理情况下,肠道中细菌、真菌、某些病毒以及内毒素等均可穿过上皮屏障,进入肠系膜淋巴结和其他远处器官。这种肠内微生物侵入肠外组织的过程称为肠道微生物移位。研究表明,严重肝病患者常有肠道细菌过度生长,内毒素产生增多,溢出肠道,导致内毒素血症的发生。

2. 肠道黏膜屏障损害 肝硬化伴门脉高压时,患者肠黏膜淤血、水肿、出血、血管扭曲扩张,通透性增加,加之同时存在炎性变化,更有利于内毒素的吸收。因此,肝病时,肠源性内毒素吸收增多是内毒素血症发生的主要机制之一。

3. 肠道菌群失调 肝硬化伴门脉高压时,胃肠道淤血、肠腔内胆盐缺乏等均有利于肠道菌群失调的形成,细菌异常增生,内毒素生成增多。

(二) 肝脏清除功能减退

肠源性内毒素主要由单核巨噬系统清除,除库普弗细胞外,肝实质细胞也是内毒素解毒系统的重要组成部分。重症肝病时,库普弗细胞功能严重受损,肝实质细胞数目减少,功能下降,加之肝内血液循环紊乱,大量内毒素未经解毒溢入体循环。

(三) 门-体分流

门-体分流时,内毒素绕过肝脏,未经灭活解毒,进入体循环,形成内毒素血症。

(四) 淋巴液生成增加

腹腔淋巴管-胸导管是内毒素进入体循环的重要替代途径。重症肝病,尤其是肝硬化门脉高压,由于血管内流体静压升高和血浆胶体渗透压下降,肝脏、肠系膜淋巴液生成增加。有研究证实,正常大鼠门静脉、胸导管和动脉内内毒素水平极低,其顺序是门静脉大于动脉,后者大于胸导管;而腹膜炎动物则三种管道内内毒素水平均显著升高,其顺序为胸导管大于门静脉,后者大于动脉。

（五）外周血内毒素灭活功能减弱

内毒素解毒的第三道防线(肠黏膜-库普弗细胞-血浆)功能减弱。现已证明，外周血参与内毒素灭活的因子主要有白细胞及其水解酶、补体系统、内毒素结合蛋白(如高密度脂蛋白、转铁蛋白和白蛋白)，在应急状态下还有急性期反应蛋白(α_1抗胰蛋白酶、触珠蛋白、α_1酸性糖蛋白)等。

二、肠源性内毒素血症在肝损伤中的作用机制

内毒素损伤肝脏的机制是很复杂的。可能与其直接毒性作用和单核巨噬细胞系统介导的细胞毒作用有关。

（一）直接毒性作用

内毒素通过激活膜磷脂酶A_2(PLA_2)，介导膜磷脂降解与诱发产生自由基，引起脂质过氧化作用损伤肝细胞。此外，肝细胞接触一定量的内毒素后，与特异性受体结合，抑制ATP合成酶和NADH脱氢酶，使能量生成受阻，并因呼吸链电子传递受干扰，氧分子接受电子产生自由基，损害生物膜，导致有氧代谢和细胞ATP产生减少，最终引起肝细胞坏死。

（二）单核巨噬细胞系统介导的细胞毒作用

内毒素更重要的是通过激活库普弗细胞释放促炎症的细胞因子TNFα、IL-1、IL-6等，白三烯、血小板活化因子、血栓素等脂类炎性介质，自由基、蛋白酶类等，扩大炎症反应，引起间接性肝损伤。其中TNFα是最关键的细胞因子，可吸引中性粒细胞，并产生超氧阴离子；促使库普弗细胞与单核细胞发生呼吸爆发，释放氧自由基；并能诱导肝窦内皮细胞大量表达细胞间黏附分子-1(ICAM-1)损伤肝细胞；同时还可加重肝微循环障碍，使肝组织发生缺血缺氧性损伤。在严重的肠源性内毒素血症时往往引起过度炎症反应，发生严重肝坏死，甚至发生急性肝功能衰竭；轻度肠源性内毒素血症情况下，可出现反复与持续肝细胞损伤和炎症细胞浸润而诱发肝纤维化，甚至发生肝硬化以至肝癌。

三、肠源性内毒素血症与肝功能衰竭

肠源性内毒素血症可诱发和加重肝损伤进而发生肝功能衰竭。

1. 胆汁淤积　暴发性肝功能衰竭时早期即有黄疸出现，并在短期内迅速加深。根据推断，此种黄疸除肝细胞性黄疸外，还会有肝内胆汁淤积性黄疸存在。实验结果表明，内毒素主要通过抑制肝毛细胆管上Na^+-K^+-ATP酶活性，使毛细胆管发生排泄障碍，非胆盐依赖性胆汁流减少，或启动肝实质细胞线粒体膜脂质过氧化作用，使自由基含量增多，致使能量生成障碍，ATP减少，以致肝实质细胞对胆汁酸

的主动摄取、代谢和分泌所需能量不足，导致胆汁淤积的发生。

2. 门脉高压　内毒素所致肝细胞损害可因肝细胞体积增大、缩小肝内血管间隙、肝窦内微血栓形成及肝窦内皮细胞的去窗孔化使肝内血管阻力升高，或诱导血管上皮合成一氧化氮使血管扩张，通过内脏高动力循环状态增加门脉血流量，参与门脉高压的形成并维持其持续存在。

3. 腹水形成　内毒素及其诱导机体产生的细胞因子和炎性介质可通过增加肝内血管阻力和门脉血流量而升高门脉压，同时亦可增加毛细血管通透性，促发腹水形成。

4. 肝肾综合征(前述)。

5. 肝性脑病　现已知内毒素可增加血-脑屏障通透性，促进肠源性毒性物质透过血-脑屏障；损害脑细胞线粒体的氧化代谢，减少肝硬化患者对氧的利用，干扰脑细胞能量代谢，引起脑水肿等。

6. DIC　循环血中存在的内毒素可活化凝血系统，激发纤溶与 DIC；加之库普弗细胞功能障碍，清除血中凝血或纤溶物质能力下降，极易导致 DIC 的发生，从而损害包括肝脏在内的多个脏器。

综上所述，肠源性内毒素血症是肝功能衰竭综合征发生的共同物质基础；是重症肝病发展为肝功能衰竭的重要诱因。临床工作者在治疗肝病时，除关注“原发性肝损伤”外，还应对肠源性内毒素血症所致的继发性肝损伤给予足够的重视。

第五节　肝功能衰竭的防治原则

肝功能衰竭是各种严重肝病的归宿，其主要表现为肝性脑病与肾功能衰竭，病情严重，治疗困难，预后极差。肝组织对各种致病因素的应答方式均是肝细胞的变性、坏死和肝间质的渗出、增生。因此，抑制肝细胞的变性、坏死，促进肝细胞的再生，控制炎症反应与纤维组织增生是治疗各种类型肝炎，进而防止肝功能不全发生发展的几个要素。

(一) 肝性脑病的防治原则

肝性脑病的发病机制是许多因素综合作用的结果。因此，必须采用综合治疗方能收到良好的效果。其中很重要的是防治并发症和预防诱因。慢性和急性肝性脑病的防治原则不同，如肝硬化伴有门-腔侧支循环和暴发性肝炎，虽然都能引起肝性脑病，但两者的治疗重点不同。前者以降氨为主，而后者尽管肝细胞大量坏死可致肝清除血氨能力衰减，但往往血氨并未明显升高即已陷入昏迷，故治疗重点以护肝为主。应采用积极支持疗法，以争取时间，使坏死的肝脏能得到再生的机会。

1. 保护肝脏，注意营养　采用高糖、多种维生素和能量合剂，同时忌食高脂肪、高蛋白质饮食和有害于肝与脑的药物。

2. 降低血氨　包括限制蛋白质，预防消化道出血，口服不易被肠道吸收的广谱抗生素(如新霉素)，以抑制肠道细菌的产氨作用；灌肠(可用生理盐水或弱酸性溶液)或导泻,以清除肠内残留的食物或积血,减少氨或其他毒物的生成与吸收;口服乳果糖,使肠道变成酸性环境,减少氨的形成;使用降氨药(如谷氨酸、精氨酸)等。谷氨酸的作用在于可结合氨生成谷氨酰胺,精氨酸的作用则在于维持鸟氨酸循环,促进尿素合成,但效果均不尽理想。

3. 氨基酸治疗　近年来,有些研究者试图利用支链氨基酸以矫正肝性昏迷时血浆氨基酸的失衡。临床上已证明输入复方氨基酸溶液(FO_{80})能获得较好疗效。分析近年所报道的材料,发现氨基酸制剂对慢性肝病与肝硬化病人所发生的昏迷疗效较佳,对暴发性肝炎病人疗效较差。

4. 胰高血糖素-胰岛素　这两种激素联合应用对肝细胞坏死有保护作用,又有促进肝细胞再生的作用,故最适合于暴发性肝炎所致的昏迷。

5. 左旋多巴　可以通过血-脑屏障(去甲肾上腺素与多巴胺不易通过血-脑屏障),使脑内正常神经递质增多,昏迷病人苏醒,对治疗急慢性肝昏迷有一定效果。

6. 其他防治措施　病人应慎用催眠、麻醉、镇静药,即使用最低量,也要警惕药物蓄积的可能;保持大便通畅;及时纠正水、电解质和酸碱平衡紊乱;避免使用大量排钾利尿剂和大量放腹水;防止上消化道出血及继发性感染。

(二) 肝性功能性肾衰竭的治疗原则

Lee Veen 曾报告一种新式腹腔-颈静脉分流术。在分流术后,每当病人吸气时,膈下降,腹腔内压力增大,腹水即不断自腹腔进入上腔静脉。有人应用此分流术治疗肝性功能性肾衰竭病人,并在术前、术后做一系列检查。结果表明,术后腹水减退,肾素-血管紧张素系统受到抑制,功能性肾衰竭逆转。此静脉分流术的本质是输入扩容剂与放腹水的结合,是一种很有希望的疗法。

有些药物曾被试用于纠正或改善肾血流动力学的变化。八肽加压素是一种有前途的药物。该药既能保持其升压作用,又可降低肾血管的阻力,从而增加肾小球滤过率。

(三) 人工肝

人工肝辅助系统目前主要有两种:一种是通过透析的方法,一种则是通过吸附的方法。近年来倾向于应用选择性透析膜,如聚丙烯腈进行血液透析,其优点是能清除分子量 500～5000 的物质,而这些物质正是引起肝性昏迷的主要有害物质(如氨、游离脂肪酸、氨基酸及胆汁酸等)。临床所采用的活性炭吸附法,是因为活性炭能吸附肝性昏迷病人血液中的某些毒性物质,如芳香族氨基酸、硫醇、甲硫氨酸、有机酸、酚类及假性神经递质等。

(四) 肝移植

自 1963 年第 1 例人类肝移植以来,全世界肝移植总数已达 1000 例以上,存活最长的 1 例已超过 15 年。手术技术的进步,器官采取和保存方法的改善,尤其是新型免疫抑制剂环孢素 A 的问世是器官移植史上的里程碑,使肝移植由实验阶段走向临床应用的新时期,成为挽救严重肝病病人的有效方法。

(戚晓红)

病例及思考题

1. 病例:病人男性,59岁,因肝炎第三次发病,黄疸逐渐加深1个月,神志模糊2天入院。病人于3年前曾患急性肝炎,1年前再次发作。1周前曾在门诊检查,SGPT为260U/L。入院后体检:神志不清,血压14.7/10.1kPa(110/76mmHg),皮肤、巩膜明显黄染,有蜘蛛痣和肝掌,皮下有多处出血斑。腹壁静脉轻度显露,腹部有移动性浊音。肝上界在第6肋间,下缘在肋下2cm处,质硬,脾在肋下2cm。实验室检查:SGPT 56U/L,AKP20.5U/L。血清胆红素318μmol/L(18.6mg/dl),凝血酶原时间24s(对照13s),血小板62×10^9/L(6.2万/mm^3),3P试验阳性,血NH_3 143μmol/L(244μg/dl),BUN 13.2mmol/L(36.9mg/dl),A∶G为1.15∶1,血尝试验阳性,尿胆红素阳性。病人于入院后第2天昏迷加深,呕吐咖啡色内容物,无尿。第4天早晨呼吸、心跳停止,经抢救无效死亡。

(1) 病人肝功能不全的发生原因是什么?有何根据?

(2) 病人为什么发生昏迷?简述其发生机制。

(3) 病人的肾功能如何?为什么会发生?

(4) 病人是否已发生了DIC?有何根据?简述其发生机制。

2. 病例:男性病人,55岁,3个月来自觉全身乏力,恶心、呕吐、食欲不振,腹胀,常有鼻衄。近半个月来腹胀加剧而入院。既往有肝病史。体检:营养差,面色萎黄,巩膜轻度黄染,面部及上胸部可见蜘蛛痣,腹部胀满,有明显移动性浊音,下肢轻度凹陷性水肿。实验室检查:红细胞3×10^{12}/L(300万/mm^3),血红蛋白100g/L(10g/dl),血小板61×10^9/L(6.1万/mm^3),血清凡登白试验呈双相阳性反应,胆红素51μmol/L(3mg/dl),血钾3.2mmol/L,血浆白蛋白25g/L(2.5g/dl),球蛋白40g/L(4.0g/dl)。入院后给予腹腔放液及大量呋塞米等治疗,次日病人陷入昏迷状态。经应用谷氨酸钾治疗,神志一度清醒。以后突然大量呕血,输库血1000ml,抢救无效死亡。

(1) 该例的原发病是什么?请说出诊断依据。

(2) 分析本例的水、电解质平衡状况。

(3) 分析本例的凝血功能。

(4) 分析本病例昏迷的发生机制及诱发因素。

(5) 治疗措施上有无失误之处,提出你的正确治疗措施。

第十五章

肾功能衰竭

肾脏是机体最重要的排泄器官，机体通过肾脏的泌尿功能排出代谢废物，并维持水、电解质和酸碱平衡，以保持机体内环境稳定。此外，肾脏还能分泌肾素、前列腺素、促红细胞生成素、1，25-二羟维生素 D_3 等物质，并使某些激素，如胃泌素、甲状旁腺激素等在肾内灭活，因而肾脏亦是体内一个重要的内分泌器官。

肾功能衰竭(renal failure)是由于某些原因使肾脏泌尿功能严重障碍，体内代谢产物不能充分排出，并有水、电解质和酸碱平衡紊乱，以及肾脏某些内分泌功能障碍的临床综合征。它是肾功能不全的晚期阶段。而肾功能不全是指病情由轻到重、从代偿到失代偿的全过程。但是在临床应用中，这两者往往属同一概念而不加区别。

根据病因与发病的急缓，肾功能衰竭又可分为急性和慢性两种。各种病因引起的肾功能衰竭，其基本发病环节是肾小球滤过功能和(或)肾小管重吸收、排泄、分泌功能障碍，以及肾脏内分泌功能障碍。无论是急性还是慢性肾功能衰竭发展到严重阶段时，均以尿毒症而告终。因此，尿毒症可看做是肾功能衰竭的最终表现。本章将着重论述急性肾功能衰竭、慢性肾功能衰竭和尿毒症三个问题。

第一节　急性肾功能衰竭

急性肾功能衰竭(acute renal failure，ARF)是指各种原因引起的两肾排泄功能在短期内急剧下降，导致代谢产物在体内迅速积聚，水、电解质和酸碱平衡紊乱，出现氮质血症、高钾血症和代谢性酸中毒，并由此发生的机体内环境严重紊乱的临床综合征。多数病人的一个重要临床表现是少尿(成人每日尿量＜400ml)或无尿(成人每日尿量＜100ml)。也有一部分病人尿量不减少，称为非少尿型急性肾功能衰竭。

一、病因与分类

急性肾功能衰竭可有许多原因引起，根据发病环节可分为肾前性、肾性和肾后性三大类。

（一）肾前性急性肾功能衰竭

肾前性肾功能衰竭(prerenal failure)是指肾脏血液灌流量急剧减少所致的急性肾功能衰竭。肾脏无器质性病变，一旦肾灌流量恢复，则肾功能也迅速恢复。所以这种肾功能衰竭又称功能性肾功能衰竭或肾前性氮质血症。

1. 病因

(1) 低血容量：见于大量失血、外科手术、创伤、烧伤、严重的呕吐、腹泻等引起的低血容量性休克。

(2) 心功能衰竭：见于急性心肌梗死等心源性休克，心排血量急剧下降时。

(3) 血管床容量扩大，使有效循环血量减少：见于过敏性休克及败血症休克时血管床容量扩大，血液淤滞。

(4) 肝-肾综合征：肝硬化、门脉淤血引起肾小动脉强烈收缩，肾灌流量降低。

(5) 其他各种外科因素引起的肾血流障碍。

上述因素直接影响血压和肾灌流，当血压低于 10.7kPa(80mmHg)时，肾小球毛细血管压低于 6.4kPa(48mmHg)，引起肾灌流减少和肾缺血。

2. 临床特点　由于肾前性急性肾功能衰竭主要是有效循环血量减少和肾血管收缩，导致肾小球滤过率急剧降低，而肾小管功能尚属正常；同时，因继发性醛固酮和抗利尿激素分泌增加，又可加强远曲小管和集合管对钠、水的重吸收，因而其临床特点有少尿（尿量＜400ml/d），尿钠浓度低（＜20mmol/L），尿比重较高（＞1.020）和氮质血症，血浆肌酐和血尿素氮明显升高，尿肌酐/血肌酐比值大于40。

（二）肾性急性肾功能衰竭

肾性肾功能衰竭(intrarenal failure)是由于各种原因引起肾实质病变而产生的急性肾功能衰竭，又称器质性肾功能衰竭(parenchymal renal failure)。

1. 病因

(1) 肾小球、肾间质和肾血管疾病：如急性肾小球肾炎、狼疮性肾炎、急进型高血压病、急性肾盂肾炎、坏死性肾乳头炎和肾动脉粥样栓塞都能引起急性肾功能衰竭。

(2) 急性肾小管坏死：急性肾小管坏死(acute tubular necrosis ,ATN)是临床上引起 ARF 的最常见也是最重要的原因，它所引起的 ARF，约占所有 ARF 的 75%～80%。引起 ATN 的因素主要有以下几种：

1) 急性肾缺血：肾前性肾衰的各种病因(如休克)，在早期未能得到及时的抢救，因持续的肾缺血而引起ATN，即由功能性肾衰转为器质性肾衰。这种肾小管坏死的病理特点是呈局灶性坏死，部位弥散，基底膜破坏，上皮细胞刷状缘丧失、线粒体溶解。目前研究认为，急性肾缺血损伤更容易出现在再灌注之后，其中再灌注产生的氧自由基可能是导致ATN的主要因素之一。

2）急性肾中毒：引起肾中毒的毒物包括：① 药物：如氨基甙类抗生素、四环素族和两性霉素B等，静脉注射或口服X线造影剂也可直接损伤肾小管；② 有机溶剂：如四氯化碳、乙二醇和甲醇等；③ 重金属：如汞、铋、铅、锑、砷等化合物；④ 生物毒素：如生鱼胆、蛇毒、蜂毒等。上述这些毒物随肾小球滤液流经肾小管时，均能引起肾小管损害。因毒物引起的ATN的病理特点是：肾小管坏死呈片段状，核固缩，细胞水肿常局限于近曲小管，基底膜完整，线粒体没有溶解。

3）血红蛋白和肌红蛋白对肾小管的阻塞及损害：这是引起ATN的常见病因，如输血时血型不合或葡萄糖-6-磷酸脱氢酶(G-6-PD)缺乏和疟疾引起的溶血、挤压综合征、创伤和外科引起的横纹肌溶解症，过度运动、中暑、妊娠高血压综合征、长期昏迷、病毒性心肌炎引起非创伤性横纹肌溶解症，从红细胞和肌肉分别释出的血红蛋白和肌红蛋白，经肾小球滤过而形成肾小管色素管型，堵塞并损害肾小管，引起ATN。

4）传染性疾病：如流行性出血热、钩端螺旋体病等引起的急性肾小管坏死。其中流行性出血热最常见，约占急性肾衰总发病率的18.6%。出血热的病理基础主要是：① 肾小球和肾小管基底膜有免疫复合物沉积；② 外周循环障碍，血压降低，导致肾缺血，加重肾小管损害。

ATN的病情虽然很严重，但是只要处理得当，情况是可以逆转的，因为坏死发生后3～4d就开始修复过程，坏死的肾小管上皮细胞逐渐被再生的肾小管上皮细胞所取代，肾功能和内环境也可望逐渐恢复正常。

2. 临床特点　肾性肾功能衰竭临床分为少尿型和非少尿型两种，前者多见。少尿型一般出现少尿甚至无尿，非少尿型尿量大于400ml/d。由于肾小管有器质性损伤使浓缩和稀释功能丧失，尿比重固定在1.010左右，称为等渗尿；同时也因重吸收钠的能力降低，尿钠浓度增高(>40mmol/L)；尿常规可发现血尿，镜检有多种细胞和管型(色素管型、颗粒管型和细胞管型)。血液尿素氮和血浆肌酐进行性升高，肌酐与尿素从尿中排出障碍，尿肌酐/血肌酐<20，与功能性肾衰有明显区别。

（三）肾后性急性肾功能衰竭

由肾以下尿路(即从肾盏到尿道口任何部位)梗阻引起的急性肾功能急剧下降称肾后性急性肾功能衰竭(postrenal failure)，又称肾后性氮质血症。

1. 病因　由于肾有强大的代偿功能，膀胱以上的梗阻(肾盏、肾盂、输尿管梗阻)一定是双侧性完全梗阻，见于结石、肿瘤或坏死组织引起的输尿管内梗阻；肿瘤、粘连和纤维化引起的输尿管外梗阻。如一侧通畅即可排除肾后性肾衰。膀胱以下梗阻见于前列腺肥大、盆腔肿瘤等压迫。

尿路梗阻引起肾盂积水，肾间质压力升高，肾小球囊内压升高，引起肾小球有效滤过压下降，直接影响肾小球滤过率。

2. 临床特点　尿量突然由正常转变为完全无尿（<100ml/d），梗阻部位以上尿潴留，氮质血症日益加重。

用X线、肾图或超声检查，查明病因及梗阻部位，解除梗阻，肾功能可迅速恢复正常。如长期梗阻，可发展到尿毒症而死亡。

二、发病机制

各种原因引起的急性肾功能衰竭，其发病机制亦各不相同。下文仅对ATN少尿型的发病机制进行论述。

（一）肾血流量的变化

临床和动物实验研究表明，在ATN初期，有肾血流量减少和肾内血液分布异常，表现为肾皮质外层血流严重缺乏及肾髓质淤血，而且肾缺血的程度与形态学损害及功能障碍之间存在着平行关系，因此，现在多数学者肯定肾缺血是ATN初期的主要发病机制。

1. 肾皮质缺血　引起肾皮质血流量减少的原因，主要与肾血管收缩和肾血液流变学的变化有关。

（1）肾血管收缩：肾皮质血管收缩的机制主要与以下因素有关：

1）交感-肾上腺髓质系统兴奋：在ATN时，因有效循环血量减少或毒物的作用，致使交感-肾上腺髓质系统兴奋，血中儿茶酚胺水平升高。皮质肾单位分布在肾皮质外1/3，其入球小动脉对儿茶酚胺敏感，因而皮质呈缺血改变。动物实验证明：在肾动脉灌注肾上腺素后再做肾动脉造影，肾皮质血管不显影，而髓质血管显影正常。这与急性肾功能衰竭少尿期肾动脉造影相似。

2）肾素-血管紧张素系统激活：有效循环血量减少使肾血管灌注压降低，以及交感神经兴奋，均可刺激入球小动脉球旁细胞分泌肾素。在肾缺血和肾中毒时，因近曲小管和髓袢升支粗段受损，对Na^+和Cl^-重吸收减少，到达远曲小管致密斑处的NaCl增多，从而刺激肾素分泌。肾素产生增多，促使肾内血管紧张素Ⅱ增加，引起入球小动脉收缩。因肾皮质中的肾素含量丰富，故肾素-血管紧张素系统激活，致使肾皮质缺血更甚。一般认为，该系统激活既是引起也是维持肾血管收缩的因素。

3）前列腺素产生减少：肾是产生前列腺素（PGE）的主要器官，许多实验证明前列腺素与急性肾衰竭有密切关系。如庆大霉素引起的肾中毒，在GFR下降前，PGE减少。使用前列腺素合成酶抑制剂（吲哚美辛），引起血管收缩，加重甘油所致的急性肾衰竭。

4）肾激肽释放酶-激肽系统的作用：激肽释放酶90%存在于肾皮质内，主要位于远曲小管，可活化激肽原并释放激肽。肾内合成的激肽，可作为局部血管扩张剂调节肾内血流，当其合成减少时，肾皮质血流量可以受到一定影响。

5）内皮细胞源性收缩及舒张因子的作用：多年来不少学者强调血管内皮源性

收缩因子(如内皮素)病理性分泌增多以及血管内皮源性舒张因子(如一氧化氮)释放障碍对ATN血流动力学改变起重要作用。实验性肾血管内持续注射内皮素可引起肾血管明显收缩,从而引起肾入球和出球小动脉收缩阻力升高,且以入球小动脉阻力增加更为明显,故肾血流和GFR平行下降。正常血管内皮尚能释放舒张因子,协同调节血流量以维持血循环,对肾脏则有增加血流量、降低入球与出球小动脉阻力的作用。ATN早期血管内皮舒张因子的释放即有障碍,缺血再灌注后氧自由基增多亦影响舒张因子的释放。在此情况下对肾血流动力学改变可能较为突出。目前认为内皮细胞收缩与舒张因子调节失衡可能对某些类型ATN的发生和发展起重要作用。

(2) 血液流变学的变化:血液流变学(hemorheology)是研究血液流动变形与血管变形的边缘学科。其变化直接影响脏器微循环状态。

1) 血液黏度升高:血液黏度用以反映血液流动状态,全血黏度升高可以影响肾小球毛细血管床的微循环状态。引起血黏度升高的因素复杂,纤维蛋白原增多、血浆黏度升高、红细胞聚集及其变形能力下降、红细胞破裂、血红蛋白释出、血小板聚集以及全身或局部血细胞压积增高,均能引起全血黏度升高。其中纤维蛋白原增高可能是血黏度升高的主要原因。

2) 微血管改变:肾血管内皮细胞的结构损伤和功能受损是ATN时常见的细胞损伤之一。当血管内皮细胞受损时可引起:① 血管内皮细胞肿胀,血管管腔变窄,血流阻力增加,肾血流量减少。② 内皮细胞受损激发血小板聚集与微血栓形成以及肾毛细血管内凝血,使肾缺血进一步加剧。

导致内皮细胞损伤的机制主要与细胞能量代谢及膜转运系统功能变化有关。肾缺血、缺氧及肾中毒时,肾脏细胞代谢受影响,使ATP生成不足,Na^{+}-K^{+}-ATP酶活性减弱,细胞内钠、水潴留,细胞发生水肿。随着细胞水肿的发生,细胞膜通透性改变,大量的Ca^{2+}涌入细胞内,形成细胞内Ca^{2+}超载。细胞内游离钙增加又可妨碍线粒体的氧化磷酸化功能,使ATP生成更加减少,从而形成恶性循环。此外,由于缺氧时大量增加的ADP可由线粒体进入胞浆并直接抑制Na^{+}-K^{+}-ATP酶的活性,而且肾毒物(如氨基苷类抗生素)也可直接使Na^{+}-K^{+}- ATP酶活性减弱,这更加重了细胞内钠、水潴留及细胞水肿,妨碍细胞的代谢与功能。

3) 白细胞与肾血管阻力:白细胞在微血管灌注中起着重要作用。白细胞呈球形、体积大、僵硬、有黏附于血管壁的特性。实验研究证明,短暂肾缺血以后,肾髓质外带出现不能再通现象可能与微循环阻塞有关,其中白细胞阻塞微血管,增加血流阻力和降低血流量可能是一个重要因素。

2. 肾髓质淤血 在缺血型ATN模型中观察到,肾髓质外区和皮质内区受损最为明显,且肾髓质淤血程度与ATN损害程度明显相关。髓质淤血缺氧首先影响髓袢升支粗段肾小管细胞血供。由于髓袢升支粗段是一高耗能区,对缺氧异常敏感,缺氧的小管细胞对主动重吸收NaCl能力降低。髓袢升支粗段损伤可使T-H糖蛋白易在粗段中沉积,引起远端肾小管腔阻塞及管腔液外溢。故认为缺血性ATN时髓质淤血也是重要发病因素。

（二）肾小管损害

1. 肾小管阻塞　ATN 的病理组织切片检查发现，肾小管管腔中被管型和坏死脱落的上皮细胞碎片阻塞，近端小管扩张。在急性肾功能衰竭动物模型中发现，微穿刺测定的近曲小管内压力比正常升高 3 倍左右，由于管内压升高，从而使肾小球有效滤过压降低而发生少尿。血管内急性溶血、挤压综合征等所引起的 ATN，分别为血红蛋白和肌红蛋白管型阻塞。其他如磺胺结晶、尿酸盐结晶等均可阻塞肾小管。目前一般认为，肾小管阻塞可能在某些急性肾功能衰竭持续少尿中，是导致 GFR 降低的重要因素。

2. 肾小管原尿反漏　许多临床和实验研究表明，在缺血和中毒所致的急性肾功能衰竭中，均可发现肾小管上皮细胞广泛坏死，甚至基底膜断裂，原尿经受损的部位进入间质，并向管周血管系统反漏入血。未进入血管的液体使间质水肿，间质压升高，从而压迫肾小管和管周毛细血管。这不仅加重肾小管阻塞和进一步降低 GFR，而且还使肾血流更加减少，并加重肾损害，形成恶性循环。在人类严重的急性肾功能衰竭中，有 20%～50%存在肾小管原尿反漏；但在轻度急性肾功能衰竭中，也可无此反漏现象。因此，一般认为在某些急性肾功能衰竭中，原尿反漏对持续少尿的发生机制有较大的意义。

（三）肾小球超滤系数降低

缺血或中毒性肾损伤时，有许多内源性及外源性的活性因子释放，如血管紧张素Ⅱ、抗利尿激素，这些物质多数可引起肾小球系膜细胞收缩。庆大霉素、腺苷、硝酸铀等毒物也可直接促进系膜细胞收缩。系膜细胞收缩可导致肾小球滤过总面积减少，引起超滤系数(Kf)降低。严重的肾缺血或缺血后再灌注损伤，也可造成肾小球滤过膜结构破坏，Kf 减低。

（四）肾缺血-再灌注损伤

肾脏组织在急性缺血、缺氧后恢复血供，如挤压综合征躯体解除挤压和休克复苏后，可产生大量氧自由基。同时，由于缺血引起内源性自由基清除系统的代谢底物（如还原型谷胱甘肽）、过氧化物歧化酶等缺乏也可使自由基清除减少，导致组织与细胞内自由基增加。此外，有些肾毒物如氯化汞等亦可促进自由基的产生，而且肾毒性免疫性损伤时白细胞可释放大量的自由基。自由基在组织细胞内增高可引起各种细胞成分受损，致使细胞膜液体流动性和通透性发生改变，各种酶活性降低，毛细血管通透性增加，从而导致：① 肾小球内皮细胞肿胀、窗孔变小甚至减少，可直接影响其超滤系数，使 GFR 降低；② 肾血管内皮细胞肿胀，管腔狭窄，管壁通透性增加，血浆外渗，血液浓缩，血液黏度增大，肾血流灌注减少。严重时可引起红细胞和血小板聚集，形成微血栓，堵塞微循环，造成无复流（no-reflow）现象；③ 肾小管（特别是近曲小管和髓袢升支粗段）上皮细胞肿胀、坏死。

肾缺血-再灌注损伤也造成钙内流增多，使细胞内钙超负荷（参见缺血-再灌注损伤章)，Ca^{2+}可进一步激活黄嘌呤氧化酶，导致更多的氧自由基产生，造成恶性循环。而且细胞内Ca^{2+}浓度升高可激活多种磷脂酶(如磷脂酶A)，因而不仅大量释放脂肪酸，而且使细胞骨架结构解体，各种膜被降解。大量的脂肪酸如AA，还可被分解产生PGs、LTs等产物，从而影响血管张力、血小板聚集以及肾小管上皮细胞的功能。

三、发病过程及功能、代谢变化

(一) 少尿型急性肾小管坏死

少尿型ATN按其病程演变，一般可分为少尿期、多尿期和恢复期三个阶段。

1. 少尿期　在肾缺血或毒物损害后1～2d内出现少尿。此期一般持续1～2周。持续时间愈短，预后愈好。少尿期超过1个月，常表示肾脏损害严重，肾功能较难恢复。本期是ATN病情最危重的时期，不仅尿量显著减少，而且还伴有严重的内环境紊乱，常有以下主要的功能代谢变化。

(1) 尿的变化：① 尿量锐减：发病后尿量迅速减少而出现少尿或无尿。少尿的发生，是由于肾血流减少、肾小管损害及超滤系数降低等因素综合作用所致(参阅前文)；② 尿成分改变：尿比重低(＜1.015，常固定于1.010～1.012之间)，尿渗透压低于350mmol/L，尿钠含量超过40mmol/L(正常＜20mmol/L)，尿肌酐/血肌酐比值降低，尿钠排泄分数(FE_{Na})升高。这些变化均与肾小管损害有关。另外，尿常规检查可发现明显异常改变。因此，ATN少尿期与肾前性急性肾衰竭少尿的尿成分有本质上的差异，并且临床上常以此作为对这两种性质不同的急性肾功能衰竭进行鉴别(表15-1)。

表15-1　两种急性肾功能衰竭的主要区别

尿指标	肾前性肾功能衰竭	ATN少尿期
尿比重	＞1.020	＜1.015
尿渗透压(mmol/L)	＞500	＜350
尿钠(mmol/L)	＜20	＞40
尿肌酐/血肌酐	＞40	＜20
尿钠排泄分数	＜1	＞2
尿常规	正常	坏死脱落的上皮细胞、红细胞和白细胞、各种管型、蛋白尿
甘露醇试验	尿量增多	尿量不增

注：尿钠排泄分数(FE_{Na})$=\dfrac{\text{尿钠/血钠}}{\text{尿肌肝/血肌酐}}\times 100$

(2) 水中毒：由于尿量减少，体内分解代谢加强以致内生水增多以及输入葡萄糖溶液过多等原因，可发生体内水潴留并从而引起稀释性低钠血症。除可发生全身软组织水肿以外，水分还可向细胞内转移而引起细胞内水肿。严重时可发生脑水肿、肺水肿和心力衰竭，为ATN的常见死因之一。因此，对急性肾功能衰竭患者，应严密观察和记录出入水量，严格控制补液速度和补液量。

（3）电解质改变：

1）高钾血症：这是急性肾功能衰竭最危险的并发症，常为少尿期致死的原因。患者即使不从体外摄入钾亦常出现高钾血症。高钾血症的主要原因有：① 尿量减少和肾小管损害使钾随尿排出减少；② 组织破坏，释放大量钾至细胞外液；③ 酸中毒时，H^+从细胞外液进入细胞，而K^+则从细胞内逸出至细胞外液。如果再加上摄入含钾量高的饮食、或服用含钾或保钾药物、输入库存血液，则更会迅速发生高钾血症。高钾血症可引起心脏传导阻滞和心律失常，严重时可导致心室纤维颤动或心脏停搏。

2）高镁血症：高镁血症的原因与高钾血症的原因相似，主要也是因为镁随尿排出减少，以及组织破坏时细胞内镁释出至细胞外液中。高镁血症可抑制心血管和神经系统的功能。ATN时的某些中枢神经系统的症状可能与高镁血症有关。

3）高磷血症和低钙血症：由于肾排磷功能受损，常有高磷血症，尤其是广泛组织创伤、横纹肌溶解等高分解代谢病人，血磷可高达1.9～2.6mmol/L（6～8mg/dl）。由于高磷血症，肾生成1,25-$(OH)_2$-D_3及骨骼对PTH的钙动员作用减弱，因而，低钙血症也较常见。但因同时有酸中毒存在，血中游离Ca^{2+}常不降低，故临床上很少出现低钙症状。若在纠正酸中毒之前不补充钙，则在纠正之后可发生低钙性手足搐搦。

（4）代谢性酸中毒：因肾脏排酸保碱功能障碍，GFR降低以及体内分解代谢加强，使酸性代谢产物（硫酸、磷酸和氧化不全的有机酸）在体内蓄积，引起代谢性酸中毒。酸中毒可抑制心血管系统和中枢神经系统的功能，促进高钾血症的发生，使病情更为严重。

（5）氮质血症：血中尿素、肌酐、尿酸、肌酸等非蛋白含氮物质的含量显著增高，称为氮质血症。其发生机制主要是由于肾脏不能充分排出体内蛋白质代谢产物。感染、中毒、组织破坏还会迅速增加血尿素氮和肌酐水平，每日尿素氮可升高达3.6～10.7mmol/L（10～30mg/dl），肌酐可增加88.4～176.8μmol/L（1～2mg/dl）。有学者认为，与日俱增的进行性血尿素氮和血肌酐升高，是诊断急性肾功能衰竭的可靠依据。

（6）尿毒症：ATN少尿期患者可以发生尿毒症。详见本章第三节。

2. 多尿期　当尿量增加到每日大于400ml时标志着病人已进入多尿期，说明病情趋向好转，尿量逐日增加，经5～7d左右达到多尿高峰，每日尿量可达2000 ml或更多。按一般规律，少尿期体内蓄积水分和尿素氮越多，多尿期尿量也越多。多尿期平均持续约1个月左右。

多尿期产生多尿的机制有：① 肾血流量和肾小球滤过功能逐渐恢复，而损伤的肾小管上皮细胞虽已开始再生修复，但其浓缩功能仍然低下，故发生多尿；② 原潴留在血中的尿素等物质从肾小球大量滤出，从而引起渗透性利尿；③ 肾小管阻塞被解除，肾间质水肿消退。

在多尿期早期，因肾小管功能未恢复，GFR 仍然低于正常，因而氮质血症、高钾血症和代谢性酸中毒等还不能立即得到改善。至多尿期后期，这些变化才能逐渐恢复正常，但可因多尿而引起脱水、低钾血症、低钠血症，故应注意补充水和电解质。

3. 恢复期　多尿期过后，肾功能已显著改善，尿量逐渐恢复正常，血尿素氮和血肌酐基本恢复到正常水平。肾功能恢复正常约需 3 个月至 1 年的时间。一般来说，少尿期越长，肾功能恢复需要的时间也越长。此期经严格检查仍有一部分病人遗留不同程度的肾功能损害。1 年后约 2/3 病人的 GFR 较正常低 20%～40%，肾小管浓缩功能及酸化功能也低于正常。影响肾功能恢复的因素主要与引起急性肾功能衰竭的病因或原发病的病种和严重程度、病人的年龄、并发症以及治疗措施等有关。

（二）非少尿型急性肾小管坏死

非少尿型 ATN，系指患者在进行性氮质血症期内每日尿量持续在 400ml 以上，甚至可达 1000～2000ml。过去统计，这类病人只占 20%，近年来有增多趋势高达 30%～60%。其原因在于：① 血、尿生化参数异常的检出率提高；② 药物中毒急性肾功能衰竭的发病率升高，如氨基苷类抗生素肾中毒引起非少尿型急性肾功能衰竭；③ 大剂量强效利尿药及肾血管扩张剂的预防性使用，使此类病人尿量不减；④ 危重病人的有效抢救与适当的支持疗法；⑤ 与过去的诊断标准不同，目前采用血肌酐进行性增高来判断急性肾功能衰竭。由于上述综合因素使非少尿型急性肾功能衰竭的发病率明显增加。

非少尿型急性肾功能衰竭时，GFR 下降程度比肾小管损伤相对较轻，肾小管部分功能还存在，但尿浓缩功能障碍，所以尿量较多，尿钠含量较低，尿比重也较低。尿沉渣检查细胞和管型较少。然而，非少尿型急性肾小管坏死患者 GFR 的减少，已足以引起氮质血症，但因尿量不少，故高钾血症较为少见。其临床症状也较轻。病程相对较短。发病初期尿量不减少，也无明显的多尿期；恢复期从血尿素氮和肌酐降低时开始。其病程长短也与病因、病人年龄及治疗措施等密切相关。一般肾功能完全恢复也需数月。

少尿型与非少尿型 ATN 可以相互转化，少尿型经利尿或脱水治疗有可能转化为非少尿型；而非少尿型如果忽视而漏诊或治疗不当，可转变为少尿型，表示预后不良。

四、防治原则

（一）病因学防治

首先是尽可能明确引起急性肾功能衰竭的病因，采取措施消除病因。如解除尿路阻塞，解除肾血管的阻塞，尽快清除肾的毒物，纠正容量不足，抗休克等；合理用药，避免使用对肾脏有损害作用的药物。

（二）积极抢救，综合治疗

急性肾小管坏死虽然病情严重，但病变多为可逆，故应积极抢救。由于急性肾功能衰竭的发病机制尚未完全清楚，因此常采用综合治疗措施。

1. 纠正水和电解质紊乱　在少尿期应严格控制体液输入量，以防水中毒发生。多尿期注意补充水和钠、钾等电解质，防止脱水、低钠和低钾血症。

2. 处理高钾血症　限制含钾丰富的食物及药物；给予钾离子拮抗剂；注射高渗葡萄糖和胰岛素，促进 K^+ 自细胞外进入细胞内；采用透析治疗。

3. 纠正代谢性酸中毒。

4. 控制氮质血症　可采用滴注葡萄糖以减轻体内蛋白质的分解代谢；静脉内缓慢滴注必需氨基酸，以促进蛋白质合成，降低尿素氮产生的速度，并加快肾小管上皮细胞的再生；以透析疗法排除非蛋白氮物质。

5. 透析治疗　见本章第三节。

6. 抗感染治疗　感染是急性肾功能衰竭常见的原因之一，急性肾功能衰竭又极易合并感染，因而抗感染治疗极为重要。

第二节　慢性肾功能衰竭

慢性肾功能衰竭(chronic renal failure，CRF)是指各种病因作用于肾脏，使肾单位慢性进行性破坏，以致残存的肾单位不能完全排出代谢废物和维持内环境恒定，导致水、电解质和酸碱平衡紊乱，代谢产物在体内积聚，以及肾内分泌功能障碍等一系列临床综合征。

一、病　因

凡是能引起肾脏实质慢性破坏的疾患，均可引起慢性肾功能衰竭。

（一）肾脏疾病

慢性肾小球肾炎、慢性间质性肾炎（包括慢性肾盂肾炎）、肾结核、多囊肾、全身性红斑狼疮、遗传性肾疾病及肾发育不全等肾脏疾病均可引起慢性肾功能衰竭。其中慢性肾小球肾炎引起慢性肾功能衰竭最为常见，约占 50%～60%。

（二）肾血管疾病

如高血压性肾小动脉硬化、结节性动脉周围炎、糖尿病性肾小球硬化等。

（三）尿路慢性阻塞

如尿路结石、前列腺肥大、肿瘤、先天性尿路狭窄等。

上述肾脏疾患的早期都有各自的临床特征，但到了晚期，其临床表现大致相同。这说明它们有共同的发病环节。因此，慢性肾功能衰竭是各种慢性肾疾病最后的共同结局，肾单位都有广泛破坏，具有功能活动的肾单位不断地减少。

二、发病过程及机制

慢性肾功能衰竭的病程是进行性加重的，可分为代偿期和失代偿期。

（一）代偿期

在代偿期，虽然肾内存在着多种病变，但由于肾脏具有强大的代偿适应能力，故可在相当长的时间内维持肾功能于临界水平，使机体内环境保持相对稳定，而不出现肾功能不全的征象。当肾单位减少 25%～50%时，肾脏仍然保持良好的排泄和调节功能，只要内生性肌酐清除率仍为正常值（90～140ml/min）的 30%（40 ml/min）以上，血尿素氮和血肌酐含量均可在正常范围内，亦无临床症状。但这些肾单位不能耐受额外的负担。当发生感染、创伤、失血及滥用肾血管收缩药等情况时，可因组织蛋白分解加强而加重肾负担，或因肾血流量减少，肾小球滤过率进一步降低而诱发进入慢性肾功能衰竭的失代偿期。

（二）失代偿期

由于肾进一步受损，其贮备功能与适应代偿功能逐渐下降，健存的肾单位已不能维持机体的内环境恒定，可出现肾功能不全以至肾功能衰竭的一系列症状，直至发生尿毒症（图 15-1，表 15-2）。

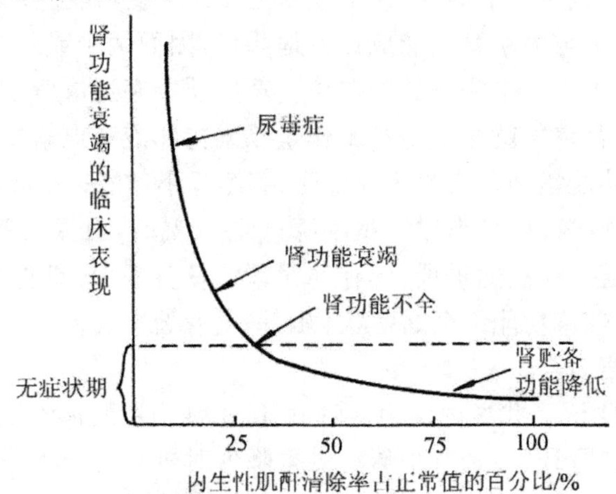

图 15-1 慢性肾功能衰竭的临床表现与肾功能的关系

慢性肾功能衰竭是肾单位不断地被破坏，有功能的肾单位逐渐减少，病情进行性加重的过程。其发生机制十分复杂，直至目前还不很清楚。现在一般认为，有如下几个学说，综合在一起，从总体上来认识慢性肾功能衰竭的发病机制。

表 15-2 慢性肾功能衰竭的发展阶段

分期	内生性肌酐清除率	氮质血症	临床表现
1. 代偿期	正常值的 30%以上	无	肾排泄和调节功能可维持内环境的稳定，临床上未出现任何症状
2. 失代偿期			
（1）肾功能不全期	下降至正常值的 25%～30%	轻或中度	可有酸中毒；由于肾浓缩功能减退，可出现多尿、夜尿等症状；也可有乏力与轻度贫血
（2）肾功能衰竭期	下降至正常值的 20%～25%	较重	夜尿多；出现严重贫血；尿毒症部分中毒症状；代谢性酸中毒明显；出现低钙、高磷、高氯及低钠血症
（3）尿毒症期	下降至正常值的 20%以下	严重	出现全身性严重中毒症状，并出现继发性甲状旁腺功能亢进症；有明显水、电解质和酸碱平衡紊乱

1. 健存肾单位学说　该学说认为，慢性肾功能衰竭时，部分肾单位完全丧失其功能，而另一部分“残存”或“健存”肾单位则仍保持完整功能。某些受损肾单位可有一定的功能，肾小球与肾小管功能成比例地降低，因而两个或两个以上受损肾单位功能之和，仍可相当于一个完整的肾单位。肾实质损害造成肾功能衰竭时，大量肾单位破坏，而健存肾单位就必须增加工作量以维持体液和电解质平衡，因而出现代偿性肥大和滤过功能增强。实验研究表明，病侧肾小球滤过率降至 35%，健侧肾小球滤过率则增加 11%，故肾小球滤过率降低至 50%时，血尿素氮和血肌酐仍可保持在正常水平。随着疾病的进展，健存的肾单位日益减少，即使加倍工作也无法代偿时，临床上即出现肾功能不全的症状。因此，健存肾单位的多少，是决定慢性肾功能衰竭发展的重要因素。

2. 矫枉失衡学说　此学说认为，某些引起毒性作用的体液因子，其浓度增高并非都是肾清除减少所致，而是肾小球滤过率降低时机体的一种平衡适应过程，或称“矫枉”过程。而在矫枉过程中出现了新的失衡，使机体进一步受损。

慢性肾功能衰竭时，甲状旁腺激素（PTH）水平升高是说明矫枉失衡学说的一个例子。当肾小球滤过率下降时，尿磷排泄减少，出现高磷血症和血钙下降。后者使机体 PTH 分泌增加可促进尿磷排泄，从而纠正高磷血症。但肾小球滤过率进一步下降时，则再出现高磷血症，机体仍进一步增加 PTH 的分泌，如此循环的结果，使血浆 PTH 水平不断增高，出现了继发性甲状旁腺功能亢进，使肾小管间质钙、磷沉积增多和进行性损害，因而引起肾单位的进一步破坏。这种体液因子(PTH)除影响肾小管功能外，长期超量也可影响机体其他系统的功能。例如，除由于溶骨活动增强而引起肾性骨营养不良外，尚有软组织坏死、皮肤瘙痒与神经传导障碍等相继发生。因此，这种矫枉失衡使肾功能衰竭可进一步加剧。

3. 肾小球过度滤过学说　该学说认为，慢性肾功能衰竭时，由于大量肾单位破坏，而残存肾单位则出现过度灌注和过度滤过，进而导致肾小球纤维化和硬化，致使残存肾单位的进一步破坏，因而促进肾功能衰竭。肾小球过度滤过是慢性肾功能衰竭发展至尿毒症的重要原因之一。

4. 肾小管高代谢学说　慢性肾功能衰竭时，残存肾单位肾小管(尤其是近端小管)出现代谢亢进，导致耗氧量增加和氧自由基生成增加，Na^+-H^+反向转运亢进和细胞内 Ca^{2+} 流量增多，由此引起肾小管-间质损害不断加重和肾单位的进一步丧失。另外，慢性肾功能不全大鼠在摄入大量蛋白质时，肾小管可出现明显肥大伴囊性变、萎缩、间质炎症及纤维化，集合管部分也有明显的增生性变化和坏死。如给予低蛋白、低磷饮食，纠正酸中毒，可减轻健存肾单位肾小管-间质的损伤，使肾损伤的进展减慢。因此，在慢性肾功能衰竭病程进展中，肾小管-间质损害占有重要地位。

三、功能和代谢变化

(一) 泌尿功能障碍

1. 尿量的变化

(1) 夜尿：正常成人每日尿量约为 1500ml，白天尿量约占总尿量的 2/3，夜间尿量只占 1/3。慢性肾功能不全患者，早期即有夜间排尿增多的症状，夜间尿量和白天尿量相近，甚至超过白天尿量，这种情况称之为夜尿(nocturia)。但对其发生机制尚不清楚。

(2) 多尿：每 24h 尿量超过 2000 ml 时，称为多尿(polyuria)。这是慢性肾功能衰竭较常见的变化，其发生机制是：①残存的有功能的肾单位代偿性增大，血流量增多，滤过的原尿量超过正常量，且在通过肾小管时因其流速加快，重吸收减少；②在滤出的原尿中，由于溶质(尤其是尿素)浓度较高，可引起渗透性利尿；③髓袢和远端小管病变时，因髓质渗透梯度被破坏以及对抗利尿激素的反应降低，以致尿液浓缩能力减低。

在慢性肾功能不全时，多尿的出现能排出体内一部分代谢产物(如 K^+等)，有一定代偿意义，但此时由于肾单位广泛破坏，肾小球滤过面积减少，滤过的原尿总量少于正常，不足以排出体内不断生成的代谢产物。因此，在慢性肾功能不全的病人，在出现多尿的同时，血中非蛋白氮(NPN)仍可不断升高，这是由于此种多尿是未经浓缩或浓缩不足，故含代谢产物少所致。

(3) 少尿：当肾单位极度减少时，尽管残存的尚有功能的每一个肾单位生成尿液仍多，但每日终尿总量还是少于400ml。

2. 尿渗透压的变化　因测定方法简便，临床上常以尿比重来判定尿渗透压变化。正常尿比重为1.003～1.030。慢性肾功能衰竭早期，肾浓缩能力减退而稀释功能正常，出现低比重尿或低渗尿。慢性肾功能衰竭晚期，肾浓缩功能和稀释功能均丧失，以致尿比重固定在1.008～1.012之间，尿渗透压为260～300mmol/L，因此值接近于血浆晶体渗透压，故称为等渗尿。

慢性肾功能衰竭晚期等渗尿的出现，表明病人对水的调节能力很差，不能适应水负荷的突然变化，易发生水代谢紊乱：在摄水不足或由于某些原因丢失水过多时，因肾对尿浓缩功能丧失，易引起血容量减低；当摄水过多时，因肾无稀释能力，又可导致水潴留和低钠血症。因此，应严密控制液体摄入量。

3. 尿成分的变化　慢性肾功能衰竭时，由于肾小球滤过膜通透性增强，致使肾小球滤出蛋白增多，或(和)肾小管对原尿中蛋白质重吸收减少，出现轻度至中度蛋白尿。肾小球严重损伤时，尿中还可有红细胞和白细胞。在肾小管内尚可形成各种管型，随尿排出，其中以颗粒管型最为常见。

（二）氮质血症

肾功能衰竭时，由于肾小球滤过下降，含氮的代谢终产物，如尿素、肌酐、尿酸等在体内蓄积，因而血中非蛋白氮(NPN)含量增高(＞28.6mmol/L，相当于＞40mg/dl)，称为氮质血症。

1. 血浆尿素氮(BUN)　慢性肾功能不全病人BUN的浓度与肾小球滤过率的变化密切相关，但不是直线关系。在早期，当肾小球滤过率减少到正常值的50%时，BUN含量仍未超出正常范围。当肾小球滤过率降低到正常值20%以下时，BUN可高达71.4mmol/L(200mg/dl)以上。由此可见，BUN浓度的变化并不能平行地反映肾功能变化，只有在较晚期才较明显地反映肾功能损害程度。BUN值还受外源性(蛋白质摄入量)与内源性(感染、肾上腺皮质激素的应用、胃肠出血等)尿素负荷的大小影响，因此，根据BUN值判断肾功能变化时，应考虑这些尿素负荷的影响。

2. 血浆肌酐　血浆肌酐含量改变在慢性肾功能衰竭早期也不明显，只是在晚期才明显升高。然而，血浆肌酐与BUN不同，其含量与蛋白质摄入量无关；主要与肌肉中磷酸肌酸分解产生的肌酐量和肾排泄肌酐的功能有关。因此，临床上常同时测定血浆肌酐浓度和尿肌酐排泄率，根据计算的肌酐清除率(尿中肌酐浓度×每分钟尿量/血浆肌酐浓度)反映肾小球滤过率，故与肾功能密切相关。肌酐清除率和肾的结构改变，如纤维性变、功能肾单位数减少等也有很大关系。因此，在某种意义上，肌酐清除率代表仍具有功能的肾单位数目。

3. 血浆尿酸氮　慢性肾功能不全时，血浆尿酸氮虽有一定程度的升高，但较尿素、肌酐为轻。这主要与肾远曲小管分泌尿酸增多和肠道尿酸分解增强有关。

慢性肾功能衰竭病人NPN增高还包括中分子量多肽类、氨基酸、胍类等蛋白质分解产物的增多。这些物质对机体均具有毒性作用。

（三）酸碱平衡和电解质紊乱

1. 代谢性酸中毒　在慢性肾功能衰竭的早期，因 GFR 尚正常（>25%），常发生 AG 正常型高血氯性酸中毒，此系肾小管上皮细胞氨生成障碍，使 H^+分泌减少所致。由于泌 H^+减少，H^+-Na^+交换也减少，故 $NaHCO_3$ 重吸收也减少。因 Na^+随尿排出增多，伴有水排出增多，使细胞外液容量有所降低，从而激活肾素-血管紧张素-醛固酮系统，使来自饮食中的 NaCl 潴留，引起血氯增高，结果发生高血氯性酸中毒。

在严重慢性肾功能衰竭病人，其肾小球滤过率降低至正常人的 20%以下时，每天可积蓄 20～30mmol 的 H^+，使体内代谢产物特别是硫酸、磷酸等在体内积蓄。此时 HCO_3^-浓度下降，Cl^-浓度无明显变化，则形成 AG 增高型正常血氯代谢性酸中毒。但应明确的是，导致肾功能衰竭酸中毒的是由于不能排泄硫酸和磷酸中的氢离子，而并非硫酸根和磷酸根蓄积所致。

2. 钠代谢障碍　正常肾脏可以依靠调节肾小球滤过率，以及钠在肾小管的重吸收比率大幅度地对机体的平衡状态进行调节。慢性肾功能衰竭早期，肾调节钠平衡的能力虽有所下降，但血钠水平在较长时间内仍可保持正常。这主要是由于 GFR 和肾小管重吸收功能均有减低，两者之间处于暂时的平衡状态。故在慢性肾功能衰竭早期，只要正常摄入含钠食物，即可维持钠的平衡。

随着慢性肾功能衰竭的进展，有功能的肾单位进一步丧失，肾贮钠能力降低。如果钠的摄入不足以补充肾丢失的钠，即可导致机体钠总量的减少和低钠血症。其发生原因主要有：① 渗透性利尿。慢性肾功能衰竭伴有氮质血症，通过残存肾单位排出的溶质（如尿素）增多，影响近曲小管对水的重吸收，同时迫使大量的钠亦随尿排出。此外，残存肾单位的尿流速度加快，也妨碍肾小管的重吸收。② 在慢性肾功能衰竭时，体内甲基胍的蓄积，可抑制肾小管对钠的重吸收。③ 呕吐、腹泻等可使消化道丢失钠增多。这些原因不仅引起低钠血症，而且还由于同时伴有水的丢失，造成血容量减少，以致肾血流量降低，残存肾单位的 GFR 下降，肾功能进一步恶化，甚至可出现明显的尿毒症。

慢性肾功能衰竭晚期，肾已丧失调节钠的能力，常因尿钠排出减少而致血钠增高。如摄钠过多，极易导致钠、水潴留，水肿和高血压。

3. 钾代谢障碍　慢性肾功能不全的病人，只要尿量不减少，血钾可以长期维持正常。慢性肾功能衰竭患者肾小球滤过率虽已降低，但由于醛固酮分泌增多和肾小管上皮细胞 Na^+-K^+-ATP 酶活性增强，远曲小管代偿性分泌的钾也增多，故血钾得以维持正常水平。

值得注意的是，慢性肾功能衰竭时尿中排钾量固定，与摄入量无关。因此，如摄入量超过排泄速度可很快出现高钾血症。严重酸中毒，急性感染、应用钾盐过多或急性并发症引起少尿，亦均可很快发展成致命的高钾血症。如病人进食甚少或兼有腹泻，则可出现严重的低钾血症。不论高钾血症或低钾血症均可影响神经肌肉和心脏功能，严重时可危及生命。

4. 镁代谢障碍　慢性肾功能衰竭患者的肾小球滤过率小于 30ml/min 时，镁排出就可减少而引起血镁升高。一般表现为恶心、呕吐、全身乏力、血管扩张、中枢神经系统抑制等。当血清镁浓度大于 3mmol/L 时可导致反射消失、呼吸麻痹、神志昏迷和心跳停止等。部分慢性肾功能衰竭患者因高血压采用硫酸镁治疗,如用量过大或时间过久则可引起严重的高镁血症。

5. 钙和磷代谢障碍 慢性肾功能不全时,往往有血磷升高和血钙降低。

(1) 血磷升高:人体正常时有 60%～80%磷由尿排出。在肾功能不全早期,尽管肾小球滤过率逐渐下降,但血磷并不明显升高。这是因为在肾小球滤过率下降时血磷暂时上升,为维持钙磷乘积不变,血中游离 Ca^{2+} 减少,刺激甲状旁腺分泌 PTH,后者可抑制肾小管对磷的重吸收,使尿磷排出增多。在肾功能衰竭时,由于肾小球滤过率极度下降(＜30ml/min),继发性甲状旁腺激素分泌增多,不能使磷充分排出,故血磷水平显著升高。PTH 的增多又加强溶骨活动,促使骨磷释放增多,从而形成恶性循环,导致血磷水平不断上升。

(2) 血钙降低:慢性肾功能不全病人,出现血钙降低,其原因有:① 血磷升高:为维持血浆[Ca]×[P]乘积不变,在慢性肾功能衰竭出现高血磷时,必然会导致血钙下降;同时在血磷增高时,磷从肠道排出增多,在肠内与食物中的钙结合成难溶解的磷酸钙排出,妨碍钙的吸收;② 维生素 D 代谢障碍:由于肾功能减退,肾小管将来自肝合成的 25-(OH)-D_3羟化为 1,25-$(OH)_2$-D_3的功能减退,从而影响肠道对钙的吸收;③ 体内某些毒性物质的滞留可使小肠黏膜受损而使钙的吸收减少。

低血钙可使 Ca^{2+}减少而出现手足搐搦,但慢性肾功能不全病人常有酸中毒,使血中结合钙趋于解离,故游离的 Ca^{2+}浓度得以维持。同时 H^+离子对神经肌肉的应激性具有直接抑制作用,因此必须避免过快纠正酸中毒。否则,可引起手足搐搦。

(四) 肾性骨营养不良

肾性骨营养不良是指慢性肾功能衰竭时,由于钙磷及维生素 D 代谢障碍、继发性甲状旁腺功能亢进、酸中毒等所引起的骨病。可发生儿童的肾性佝偻病、成人的纤维性骨炎、骨软化、骨质疏松和骨硬化等。其发病机制如下(图 15-2):

1. 钙磷代谢障碍和继发性甲状旁腺功能亢进 慢性肾功能衰竭患者由于高血磷及低血钙,可刺激甲状旁腺引起继发性甲状旁腺功能亢进,分泌大量 PTH,致使骨质疏松和硬化。

2. 维生素 D 代谢障碍 在慢性肾功能衰竭时,由于肾实质受损,1,25-$(OH)_2$-D_3生成减少。1,25-$(OH)_2$-D_3 具有促进骨盐沉着及肠吸收钙的作用。故当其合成减少时,就会导致骨盐沉着障碍而引起骨软化症;同时,1,25-$(OH)_2$-D_3 减少时肠吸收钙减少,故血钙降低,从而导致继发性甲状旁腺功能亢进而引起纤维性骨炎。

3. 酸中毒 慢性肾功能衰竭时,多伴有长时间持续的代谢性酸中毒,可通过以下机制促进肾性骨营养不良的发生:① 由于体液中$[H^+]$持续升高,于是动员骨盐来缓冲(骨盐有重要的缓冲作用)。因此,酸中毒可促进骨盐溶解;② 酸中毒干扰 1,25-$(OH)_2$-D_3的合成;③ 酸中毒干扰肠吸收钙。

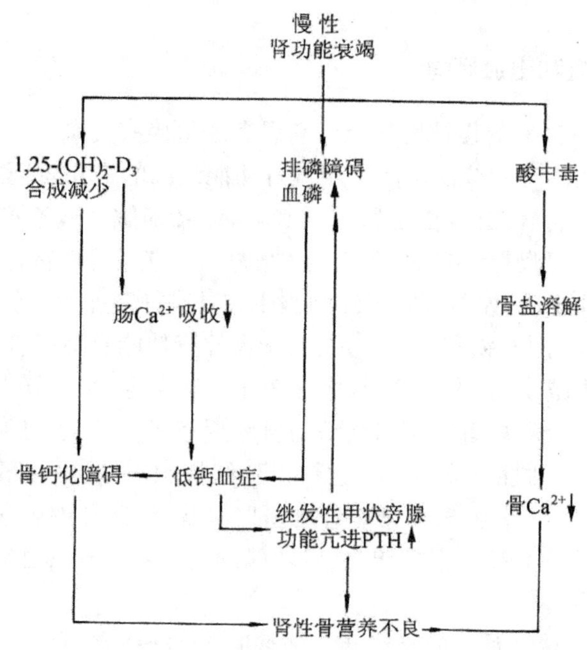

图 15-2　肾性骨营养不良的发生机制

（五）肾性高血压

由于肾脏疾病引起的高血压称为肾性高血压。属于继发性高血压中最常见者。肾功能很差需要透析维持其生命的病人几乎均有高血压，说明是慢性肾功能衰竭常见症状之一。现将肾性高血压的发生机制分述如下：

1. 钠水潴留　慢性肾功能衰竭时，由于肾排钠、排水功能降低，钠、水在体内潴留，引起血容量增加和心排血量增大，产生高血压。约有 3/4 病人用低盐饮食和透析除去体内过剩的细胞外液后，即能控制高血压，这种高血压称为钠依赖性高血压。

2. 肾素-血管紧张素系统活性增高　主要见于肾血液循环障碍，使肾相对缺血，激活了肾素-血管紧张素系统而引起高血压。其主要机制是血管紧张素 Ⅱ 增加引起血管收缩，使外周阻力增加。这种高血压称为肾素依赖性高血压。给予血管紧张素转化酶抑制剂（如卡托普利）可使血压降低。

3. 肾分泌的抗高血压物质减少　正常肾脏能生成前列腺素 I_2和 E_2等血管舒张物质。这些物质具有排钠、扩张血管、降低交感神经活性的作用。它们与肾素-血管紧张素系统既相互对抗又维持着平衡。所以，当肾髓质破坏时，产生抗高血压物质减少，则可促使高血压的发生。

上述三种机制，在肾性高血压发病中的作用，因肾疾患的种类、部位和程度不同而异。但在慢性肾疾患时，由于病变性质和部位复杂，三种机制常同时参与作用。因长期高血压可损害心脏，故伴有肺淤血的左心衰竭是晚期肾功能衰竭的常见现象。

（六）肾性贫血和出血倾向

1. 肾性贫血 97%的慢性肾功能衰竭患者经常伴有贫血。贫血程度往往与肾功能损害程度一致。有时贫血可能是严重肾功能衰竭的最初表现。其发生机制如下：① 促红细胞生成素减少：由于肾实质破坏，促红细胞生成素产生减少，从而使骨髓干细胞形成红细胞受到抑制，红细胞生成减少。这是肾性贫血的主要原因。② 血液中潴留的毒性物质：如甲基胍对红细胞生成具有抑制作用。或者可引起溶血和出血，因而加重贫血。③ 铁和叶酸不足：由于慢性肾功能衰竭患者，胃肠功能减退，导致铁和叶酸吸收减小、丢失过多，从而使造血原料不足，影响红细胞生成。另外，严重的慢性肾功能衰竭患者还可出现铁的再利用障碍。④ 红细胞破坏增加：由于红细胞膜上ATP酶活性下降，钠泵失灵，以致红细胞内钠、水含量增多，细胞脆性增加，易于溶血。此外，肾血管内常有纤维蛋白沉着，妨碍红细胞在血管内流动，使红细胞易受机械损伤而破裂。⑤ 出血：肾功能衰竭患者常有出血倾向与出血，因而可加重贫血。

2. 出血倾向 慢性肾功能衰竭病人估计有17%～20%病人常出现皮下瘀斑、鼻黏膜出血、牙龈出血、胃肠道黏膜出血等症状，从而加重贫血。目前学者认为，出血是因为血小板质的变化，而非数量减少所引起。血小板功能异常的表现是：① 血小板的黏附性降低，使出血时间延长，认为与血清肌酐浓度有相关性；② 血小板在ADP作用下的聚集功能减退；③ 血小板第三因子释放受抑，使凝血酶原激活物形成减少。有证据表明，尿毒症病人血浆中胍基琥珀酸含量显著增加，抑制了病人血小板第三因子的正常释放。

第三节 尿毒症

尿毒症(uremia)是指急性和慢性肾功能衰竭发展到最严重阶段，由于肾单位大量破坏，使代谢终末产物和毒性物质在体内大量潴留，并有水、电解质和酸碱平衡紊乱以及某些内分泌功能失调，从而引起一系列自体中毒症状，称为尿毒症。

一、发病机制

尿毒症的发病机制非常复杂，目前认为可能是毒性物质在体内蓄积，水、电解质和酸碱平衡紊乱及某些内分泌功能障碍等多因素综合作用的结果，其中毒性物质蓄积在尿毒症的发病中起着重要作用。近年来，已从尿毒症病人血中分离出200多种代谢产物或毒性物质，其中100多种含量比正常值高，或者为尿毒症所独有，故认为尿毒症的发生主要与这些尿毒症毒素的蓄积有关。现介绍比较公认的几种尿毒症毒素如下。

（一）甲状旁腺激素(PTH)

PTH 被认为是一种重要的尿毒症毒素。经观察，几乎所有尿毒症病人都有继发性甲状旁腺功能亢进，PTH 增多。PTH 能引起尿毒症的大部分症状和体征：① PTH可引起肾性骨营养不良；② PTH 可引起皮肤瘙痒，切除甲状旁腺后，瘙痒即可减轻；③ PTH 增多可刺激胃泌素释放，刺激胃酸分泌，促使溃疡生成；④ 血浆 PTH 持久异常增高，可促进钙进入许旺细胞或进入轴突，造成周围神经损害。PTH 还能破坏血-脑屏障的完整性，使钙进入脑细胞。脑中铝的蓄积可产生尿毒症痴呆，而铝在脑的沉积又与 PTH 相关；⑤ 软组织坏死是尿毒症严重而危及生命的病变，这种病变只能在甲状旁腺次全切除后方能治愈；⑥ PTH 可增加蛋白质的分解代谢，从而使含氮物质在血内大量蓄积；⑦ PTH 还可引起高脂血症与贫血等。

（二）胍类化合物

胍类化合物是体内精氨酸的代谢产物。正常情况下精氨酸主要在肝脏通过鸟氨酸循环不断生成尿素、胍乙酸和肌酐。肾功能衰竭晚期，这些物质的排泄发生障碍，因而精氨酸通过另一种途径转变为甲基胍和胍基琥珀酸，其产生的可能途径见图 15-3 。

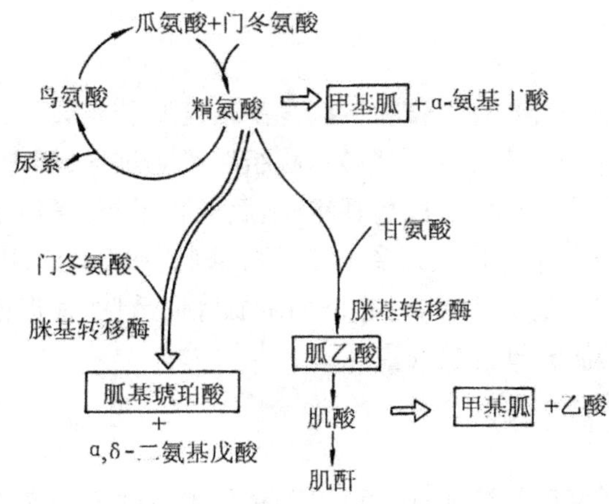

图 15-3　尿毒症时胍类化合物生成增多的可能途径
→正常代谢途径　⇨ 尿毒症时的异常代谢途径

甲基胍是毒性最强的小分子物质。正常人血浆中甲基胍含量甚微，约为 0.08mg/L，而尿毒症时可高达 6mg/L。动物实验表明，给狗注入大量甲基胍后，可出现体重减轻、血尿素氮增加、红细胞寿命缩短、呕吐、腹泻、便血、运动失调、痉挛、嗜睡、心室传导阻滞等十分类似人类尿毒症的表现。在体外，甲基胍可降低乳酸脱氢酶和 ATP 酶活性，抑制氧化磷酸化过程。

胍基琥珀酸的毒性比甲基胍弱，它能抑制脑组织的转酮醇酶的活性，可影响脑细胞功能，引起脑病变。若将胍基琥珀酸注入动物体内，可引起抽搐、心动过速、溶血与血小板减少，且可抑制血小板第三因子释放，引起出血。

（三）中分子量毒素

中分子量毒素是指分子量在0.5～5kDa的一类物质。其化学本质还不清楚，它包括正常代谢产物，细胞代谢紊乱产生的多肽，细菌或细胞碎裂产物等。这些物质可以透过腹膜，而不能透过血液透析时所用的赛璐珞膜。

高浓度中分子量毒素可引起周围神经病变、中枢神经病变，抑制红细胞生长，降低胰岛素与脂蛋白酶活性，血小板功能受损，细胞免疫功能低下，性功能障碍和内分泌腺萎缩等。用腹膜透析方法对清除血浆的中分子量毒素，其效果较好。

（四）尿素

尿素是体内最主要的含氮代谢产物。以往认为尿素是最主要的尿毒症毒素，后来已注意到尿毒症的临床症状与血中的尿素氮浓度并不平行，表明尿素并非是主要毒素。但有学者指出，尿素的长期作用和持续高浓度是十分重要的。经研究进一步证实，尿素的毒性作用与其代谢产物即氰酸盐有关，氰酸盐与蛋白质作用后产生氨基甲酰衍生物，可抑制酶的活性。突轴膜蛋白发生氨基甲酰化后，高级神经中枢的整合功能可受损，产生疲乏、头痛、嗜睡等症状。

（五）胺类

胺类包括脂肪族胺、芳香族胺和多胺。高浓度脂肪族胺可引起肌阵挛、扑翼样震颤和溶血。芳香族胺（苯丙胺、酪胺）对脑组织氧化过程、琥珀酸氧化过程以及多巴羧化酶活性均有抑制作用。多胺包括精胺、腐胺和尸胺。高浓度多胺可引起厌食、恶心、呕吐和蛋白尿，并能促进红细胞溶解，抑制促红素的生成，抑制 Na^+-K^+-ATP酶和 Mg^{2+}-ATP酶的活性，还能增加微血管通透性，促进尿毒症时肺水肿、腹水和脑水肿的发生，故其日益受到重视。

（六）其他

实验证明，肌酐可引起溶血、嗜睡；尿酸高的患者并发心包炎者多，故尿酸在心包炎的发病中可能起一定作用；酚类可引起动物昏迷，可抑制血小板第三因子活性和阻碍血小板的聚集，因此，酚类可能是导致尿毒症时出血倾向的原因之一。

综上所述，多种毒性物质的蓄积是尿毒症发生的主要原因，而机体内环境紊乱又促进了中毒症状的发生。但尿毒症是一个复杂的病理过程，用单一毒性物质的作用难以解释，因而尿毒症的发生可能是多因素综合作用的结果。

二、功能及代谢变化

尿毒症时，除泌尿功能障碍，水、电解质和酸碱平衡紊乱，以及贫血、出血、高血压等进一步加重外，还出现全身各系统的功能障碍和物质代谢紊乱。

（一）神经系统

有资料报道，尿毒症病人出现神经系统症状者可高达86%，其主要表现为中枢神经系统功能障碍和周围神经病变两种形式。

1. 中枢神经系统功能障碍　表现为不安，思维不集中，记忆力减退，失眠等。严重者嗜睡甚至惊厥、昏迷，称之为尿毒症性脑病。其发生机制尚不清楚，可能是血中尿毒症毒素的蓄积，脑循环与脑代谢障碍，水、电解质平衡失调和代谢性酸中毒等因素共同作用的结果。

2. 周围神经病变　尿毒症时周围神经病变较为常见，男性多见，经神经活检占有75%。其表现为足部发麻，腱反射减弱或消失，甚至远侧肌肉麻痹等。病理形态变化为神经脱髓鞘和轴索变化。其原因是病人血中胍基琥珀酸或PTH增多，抑制了神经中的转酮醇酶，故髓鞘发生病变而表现外周神经症状。

（二）心血管系统

心血管系统并发症主要包括尿毒症性心包炎、充血性心力衰竭和心肌病、高血压等，是尿毒症病人重要死亡原因之一。钠、水潴留可引起心力衰竭、肺水肿。高血压、贫血及血管硬化可使心力衰竭加重。其他如高钾血症、低钙血症、酸中毒和高脂血症也起一定作用。晚期可出现尿毒症性心包炎（发生率为40%～50%），多为纤维素性心包炎，临床上可听到心包摩擦音。心包炎可能是尿毒症毒性物质直接刺激心包所致。自开展透析疗法以来，其发生率明显降低。

（三）呼吸系统

尿毒症时伴有酸中毒，使呼吸加深加快。由于唾液中的尿素被细菌分解形成氨，故呼出的气体有尿臭。严重病人可出现肺水肿、纤维素性胸膜炎或肺钙化等病变。肺水肿可能与心力衰竭，容量负荷过度，毒性物质使肺毛细血管通透性增高和低蛋白血症等有关。约20%病人有纤维素性胸膜炎，这可能是尿素刺激所致。肺钙化是磷酸钙在肺组织内沉积引起的。

（四）消化系统

消化系统的症状是尿毒症病人最早出现和最突出的症状。早期表现厌食，以后出现恶心、呕吐、腹泻、口腔黏膜溃疡，以及消化道出血等症状。其发生可能与消化道排出尿素增多，受尿素酶分解生成氨，刺激胃肠黏膜产生炎症甚至溃疡有关。此外，因肾实质破坏使胃泌素灭活减弱，PTH增多又刺激胃泌素释放，故胃泌素增加，刺激胃酸分泌，促使溃疡发生。

（五）内分泌系统

尿毒症病人内分泌系统功能紊乱，使某些激素含量增高或降低，从而导致机体许多方面的代谢功能改变。具体变化见表15-3。内分泌紊乱用透析疗法往往无效，但用肾移植成功后,可使内分泌功能紊乱得到改善。

(六) 皮肤变化

皮肤瘙痒是尿毒症病人常见症状,似与继发性甲状旁腺功能亢进有关,因切除大部分甲状旁腺后可解除这一痛苦。病人常有皮肤色素沉着、尿素霜和皮炎。色素沉着一度被认为是尿素增加之故,现已证明皮肤色素主要为黑色素。尿素霜则是汗液中排泄的尿素结晶而成。

表 15-3 尿毒症时的内分泌改变

激　　素	临床表现
1. 增高:	
催乳激素	泌乳
黄体生成激素	男性乳房女性化
胃泌素	溃疡
醛固酮	高血压
胰高血糖素	葡萄糖耐量降低
甲状旁腺激素	骨质疏松
2. 减少:	
1,25-$(OH)_2$-D_3	骨软化症(佝偻病)
促红细胞生成素	贫血
睾丸酮	性欲减退、阳痿

(七) 免疫系统

尿毒症病人极易发生感染,并常以感染为其主要死因之一。这可能是病人免疫功能低下之故。其主要表现为细胞免疫反应受到明显抑制,而体液免疫反应正常或稍减弱。血中中性粒细胞吞噬和杀菌能力减弱。尿毒症病人的皮肤和器官移植物存活期延长,迟发性变态反应降低,淋巴转化试验反应减弱。其所以出现细胞免疫功能异常,可能因毒性物质对淋巴细胞分化和成熟有抑制作用,或者对淋巴细胞有毒性作用。

(八) 代谢障碍

尿毒症病人常表现有三大物质代谢障碍。

1. 糖代谢障碍　有 50%尿毒症病人糖耐量降低,表现为轻型糖尿病曲线,但空腹血糖正常,不出现尿糖。给予外源性胰岛素后血糖值仍延迟降低,提示病人体内有胰岛素拮抗物存在,使外周组织对胰岛素反应降低。

2. 蛋白质代谢障碍　尿毒症毒素的作用使蛋白质合成障碍,分解加强,加上病人厌食,恶心、呕吐等使蛋白质摄入不足,造成负氮平衡和低蛋白血症。其特点是血清白蛋白和转铁蛋白减少,必需氨基酸水平降低。

3. 脂肪代谢障碍　病人常有高脂血症,主要为血清三酰甘油增高。其增高的机制是因胰岛素拮抗物使肝合成三酰甘油增加,也可能与脂蛋白酶活性降低,导致清除三酰甘油的能力降低有关。

三、防治原则

(一) 治疗原发病

某些原发病如肾结核、肾结石等经适当治疗后,可防止肾实质的继续破坏,从而使肾功能得到改善及病情缓解。

（二）防止加重肾负荷的因素

控制感染，减轻高血压、心力衰竭等，避免使用血管收缩药物与肾毒性药物。此外，还应及时纠正水、电解质和酸碱平衡紊乱，以维持内环境稳定。

（三）透析疗法

透析疗法包括血液透析和腹膜透析两种。

1. 血液透析疗法（人工肾） 是根据膜平衡原理，将尿毒症病人血液与含一定化学成分的透析液同时引入透析器内，在透析膜两侧流过，两侧可透过半透膜的分子便作跨膜移动，达到动态平衡。从而使尿毒症病人体内蓄积的毒素得到清除；而人体所需的某些物质也可从透析液得到补充。

2. 腹膜透析 其基本原理与血液透析法相同，但所利用的半透膜就是腹膜，而非人工透析膜。将透析液注入腹膜腔内，并定时更新透析液，便可达到透析的目的。

（四）肾移植

肾移植是治疗慢性肾功能衰竭与尿毒症最根本的方法。随着近代移植手段的不断提高，新的免疫抑制剂在临床应用，进一步提高了移植肾的存活率。但目前仍存在供肾来源困难、移植肾被排斥及移植受者感染等问题，因而限制了肾移植的广泛开展。随着移植技术不断提高，更有效的免疫抑制剂的应用以及异种器官移植研究的进展，将会对肾移植工作起到很大的推进作用。

（李跃华）

病例及思考题

1. 病例：一男性 19 岁，在一次拖拉机事故中，右腿发生严重挤压伤。体检：脉搏 150 次/min，呼吸 25 次/min，血压 8.7/5.3kPa（65/40mmHg）。被挤压的腿自腹股沟以下冰冷、发绀、肿胀。30～60min 后，由于输液病人血流动力学指标得到一定改善。从临床上看，右腿的循环似乎是完好的。但是，尽管输液，给予甘露醇等措施后，使血压恢复至 14.7/10.0kPa（110/75mmHg），病人仍然无尿，血 K^+ 从 5.5mmol/L 升至 8.6mmol/L。决定切除患肢，静脉滴注胰岛素及葡萄糖，使血 K^+ 暂时下降。应用葡萄糖酸钙后高血钾对心脏影响也减轻。受伤后 24h，病人排出 200ml 咖啡色尿，在以后 22d 中，病人一直无尿，腹膜透析持续到控制血 K^+。病人最后因合并腹膜炎于入院后第 41d 死亡。

(1) 该病人在血压恢复前后的无尿，就其性质而言是否是一回事？分别简述其发生机制。

(2) 病人血K^+为何会升高？简述其发生机制。

(3) 静脉滴注胰岛素和葡萄糖后为什么能促使病人血K^+下降？简述其机制。

2. 病例：病人男性，30岁。3年前因着凉引起感冒、发热、咽痛，出现眼睑、面部和下肢水肿，两侧腰部酸痛，尿量减少，尿中有蛋白、红细胞、白细胞及颗粒管型。在某院治疗2月余，基本恢复正常。约1年前，又发生少尿，颜面和下肢水肿，并有恶心、呕吐和血压升高，仍在该院治疗。好转出院后，血压持续升高，需经常服降压药，偶尔出现腰痛，尿中有蛋白、红细胞和管型。近1个月来，全身水肿加重，伴气急，来我院诊治。入院体检：全身可凹水肿，慢性病容，体温37℃，脉搏92次/min，呼吸24次/min，血压20/3.3kPa (150/100mmHg)。心浊音界稍向左下扩大，肝在肋缘下1cm。实验室检查：24h尿量450ml，比重1.010～1.012，蛋白(++)。血液检查：红细胞2.54×10^{12}/L (2.54×10^{6}/mm^3)，血红蛋白74g/L，血小板100×10^{9}/L (10万/mm^3)；血浆蛋白50g/L，其中白蛋白28g/L，球蛋白22g/L；血K^+3.5mmol/L，血Na^+ 130mmol/L，NPN 71.4mmol/L (100mg/dL)，肌酐1100μmol/L (12.4mg/dl)，血浆HCO_3^-11.5mmol/L。病人在住院5个月期间内采用抗感染、降血压、利尿、低盐和低蛋白饮食等治疗，病情未见好转。在最后几天内，血NPN 150mmol/L (210mg/dl)，血压22.6/14.6kPa (170/110mmHg)。出现左侧胸痛，可听到心包摩擦音。经常呕吐，呼出气有尿味，精神极差，终于在住院后的第164d出现昏迷、抽搐、呼吸心跳骤停，抢救无效而死亡。

(1) 病史中3年前和1年前的两次发作与本次患病有无关系？试描述从急性到慢性肾功能衰竭整个发病过程的大致情景。

(2) 就肾功能而言，本次入院时，应作何诊断？有何根据？住院后病情又如何发展？

(3) 整个疾病过程中发生了哪些病理生理变化？这些变化是如何引起的？

附录　专业术语与缩略语英汉对照

A

AAA　芳香族氨基酸
acid-base balance　酸碱平衡
acid-base disturbance　酸碱平衡紊乱
ACTH　促肾上腺皮质激素
actual bicarbonate，AB　实际碳酸氢盐
acute phase protein，AP　急性期反应蛋白
acute phase response　急性期反应
acute renal failure，ARF　急性肾功能衰竭
acute respiratory distress syndrome，ARDS　急性呼吸窘迫综合征
acute tubular necrosis，ATN　急性肾小管坏死
adhesion molecule　黏附分子
adult respiratory distress syndrome，ARDS　成人呼吸窘迫综合征
alarm stage　警觉期
allopurinol　别嘌呤醇
alveolar edema　肺泡水肿
γ-amino butyric acid，γ-GABA　γ-氨基丁酸
ammonia intoxication　氨中毒
anatomic shunt　解剖分流
amion gap，AG　阴离子间隙
antidiuretichormone，ADH　抗利尿激素
anti-inflammatory response syndrome，ARS　抗炎反应综合征
apoptosis　凋零性死亡（凋亡）
arginine vasopressin，AVP　精氨酸加压素
ATN　急性肾小管坏死
atrial natriuretic polypeptide，ANP　心钠素

B

base excess，BE　碱剩余
BCAA　支链氨基酸
benign stress　良性应激
blood urea nitrogen，BUN　血液尿素氮
brain edema　脑水肿
buffer base，BB　缓冲碱

C

calcium overload　钙超载
calcium paradox　钙反常
calpain　钙激活蛋白酶
carbonic anhydrase，CA　碳酸酐酶
carboxyhemoglobin HbCO　碳氧血红蛋白
cardiac edema　心性水肿
cardiac index，CI　心指数
cardiac insufficiency　心功能不全
cardiac output，CO　心排血量
cardiomyopathy of overload　超负荷性心肌病
catalase，CAT　过氧化氢酶
chronic obstructive pulmonary disease，COPD　慢性阻塞性肺部疾患
chronic renal failure，CRF　慢性肾功能衰竭
ciliary neurotrophic factor，CNTF　睫状神经营养因子
circulatory hypoxia　循环性缺氧
CNS　中枢神经系统
complete compensation　完全代偿
congestive heart failure　充血性心力衰竭
corticotrophin releasing hormone，CRH　促肾上腺皮质激素释放激素
CP　磷酸肌酸
C-reactive protein，CRP　C-反应蛋白
cyanosis　发绀
cytotoxic brain edema　细胞中毒性脑水肿

D

death　死亡
dead space like ventilation　死腔样通气
decompensation　代偿失调
developed tension　发展张力
1，2-diacylglycerol，DG　二酰甘油
diffusion impairment　弥散障碍
dimethyl sulfoxide，DMSO　二甲亚砜
disease　疾病
disseminated intravascular coagulation，DIC　弥散性血管内凝血
distress　劣性应激

dyspnea 呼吸困难

E

edema 水肿
ejection fraction，EF 射血分数
endogenous pyrogen，EP 内生致热原
β-endorphin β-内啡肽
endothelial leukocyte adhesion molecule，ELAM 内皮细胞-白细胞黏附分子
endothelin 内皮素
endotoxin，ET 内毒素
enterogenous cyanosis 肠源性发绀
erythropoietin 促红细胞生成素
etioholanolone 本胆烷醇酮
exhaustion stage 衰竭期
extracelluar matrix，ECM 细胞外基质
exudate 渗出液

F

false neurotransmitter hypothesis 假性神经递质学说
FE_{Na} 尿钠排泄分数
fever 发热
fibrin or fibrinogen degradation product，FDP 纤维蛋白降解产物
filtration fraction，FF 肾小球滤过分数
fixed acid 固定酸
frank edema 显性水肿
free radical，FR 自由基
FSH 卵泡刺激素
functional shunt 功能性分流

G

GC 糖皮质激素
general adaptation syndrome，GAS 全身适应综合征
GH 生长激素
Glomerular filtration rate，GFR 肾小球滤过率
glutathione peroxidase，GSH-PX 谷胱甘肽过氧化物酶
glycyrrhetinic acid 甘草次酸
glycyrrhizin 甘草甜素
GnRH 促性腺素释放激素
GSH 还原型谷胱甘肽

H

health 健康
heart failure 心力衰竭
heat shock protein，HSP 热休克蛋白
heat shock gene 热休克基因
heat shock transcription factor，HSF 热休克转录因子
hemic hypoxia 血液性缺氧
hemorheology 血液流变学
hepatic edema 肝性水肿
hepatic coma 肝昏迷
hepatic encephalopathy 肝性脑病
hepatic failure 肝功能衰竭
hepatic insufficiency 肝功能不全
hepatorenal syndrome，HRS 肝肾综合征
histogenous hypoxia 组织性缺氧
homeostasis 自稳态
HPA 轴 下丘脑-垂体-肾上腺皮质激素系统
5-HT 5-羟色胺
hydroxy-eicosatetraenoic acid，HETE 羟基碳四烯酸
hyperthermia 过热
hypokinetic hypoxia 低动力性缺氧
hypoxia 缺氧
hypotonic hypoxia 低张性缺氧

I

IGF-I 胰岛素样生长因子 I
intercellular adhesion molecule-1 ICAM-1 细胞间黏附分子-1
interferon，IFN 干扰素
interleukin-8，IL-8 白细胞介素-8
interstitial brain edema 间质性脑水肿
interstitial edema 间质性肺水肿
intestinal endotoxemia 肠源性内毒素血症
intrarenal failure 肾性肾功能衰竭
IP_3 三磷酸肌醇
ischemia-reperfusion injury 缺血-再灌注损伤
isotonic hypoxemia 等张性低氧血症

K

keto-acidosis 酮症酸中毒
Kf 超滤系数

L

lactic acidosis 乳酸酸中毒

LC-NE　蓝斑-去甲肾上腺素能神经元

left ventricular end diastolic pressure，LVEDP　左心室舒张末期压力

LH　黄体生成素

lipid peroxidation　脂质过氧化

lipocortin-1　脂皮质蛋白-1

lipopolysaccharide，LPS　脂多糖

Lmax　最适长度

L-selectin　白细胞选择素

leukotriene B_4，LTB_4　白三烯 B_4

M

macrophage inflammatory protein-1，MIP-1　巨噬细胞炎症蛋白-1

medial amygdaloid nucleus，MAN　中杏仁核

α-melanocyte-stimulating hormone，a-MSH　黑素细胞刺激素

metabolic alkalosis　代谢性碱中毒

metabolic acidosis　代谢性酸中毒

methemoglobin，$HbFe^{3+}OH$　高铁血红蛋白

mixed acid-base disturbance　混合型酸碱平衡紊乱

molecular chaperone　陪伴分子

myocardial depressant factor MDF　心肌抑制因子

Molecular pathology　分子病理学

myocardial failure　心肌衰竭

myocardial hypertrophy　心肌肥大

myocardial remodeling　心肌改建

myocardial stunning　心肌顿抑

N

NADPH　还原型辅酶Ⅱ

nitric oxide synthase，NOS　一氧化氮合成酶

nitric oxide，NO　一氧化氮

nocturia　夜尿

no-reflow phenomenon　无复流现象

nonprotein nitrogen，NPN　非蛋白氮

O

obstructive hypoventilation　阻塞性通气不足

organum vasculosum laminae terminalis，OVLT　下丘脑终板血管区

oxygen paradox　氧反常

oxygen burst　氧爆发

oxygen free radical，OFR　氧自由基

oxygen intoxication　氧中毒

P

$PaCO_2$　动脉血 CO_2 分压

PaO_2　动脉血氧分压

parenchymal renal failure　器质性肾功能衰竭

pathogenesis　发病学

pathophysiology　病理生理学

peripheral circulatory failure　外周循环衰竭

phenylethanolamine　苯乙醇胺

physical　躯体的

Platelet activating factor，PAF　血小板活化因子

PLC　磷脂酶 C

polytene chromosome　多丝染色体

polyuria　多尿

postrenal failure　肾后性急性肾功能衰竭

preoptic anterior hypothalamus，POAH　视前区-下丘脑前部

prerenal failure　肾前性肾衰竭

programmed death　程序性死亡

protein C，PC　蛋白 C

protein kinase C，PKC　蛋白激酶 C

P-selectin　血小板选择素

psychologic　心理的

PTH　甲状旁腺激素

puff　蓬松现象

pulmonary capillary wedge pressure，PCWP　肺毛细血管契嵌压

pulmonary edema　肺水肿

pulmonary encephalopathy　肺性脑病

PVN　室旁核

pyrogen　致热原

R

reactive oxygen species，ROS　活性氧

rearrangement　再排列

rehabilitation　康复

renal edema　肾性水肿

renal failure　肾功能衰竭

renal tubular acidosis，RTA　肾小管性酸中毒

reperfusion arrhythmia　再灌注性

心律失常
reperfusion injury 再灌注损伤
resistance stage 抵抗期
respiratory acidosis 呼吸性酸中毒
respiratory alkalosis 呼吸性碱中毒
respiratory burst 呼吸爆发
respiratory failure 呼吸衰竭
respiratory hypoxia 呼吸性缺氧
respiratory insufficiency 呼吸功能不全
resting tension 静止张力
restrictive hypoventilation 限制性通气不足
resuscitation 复苏
right ventricular end diastolic pressure, RVEDP 右心室舒张末期压力

S

saline-resistant alkalosis 盐水抵抗性碱中毒
saline-responsive alkalosis 盐水反应性碱中毒
standard bicarbonate, SB 标准碳酸氢盐
shock 休克
slippage 错位
steroid 类固醇
stress response 应激反应
stress protein 应激蛋白
stress ulcer 应激性溃疡
stressor 应激原
stress 应激
superoxide dismutase, SOD 超氧化物歧化酶
systemic inflammatory response syndrome, SIRS 全身炎症反应综合征

T

thromboxane A_2, TXA_2 血栓素 A_2
transudate 漏出液
true shunt 真性分流
tumor necrosis facfor-α, TNF-α 肿瘤坏死因子-α

U

undetermined anion, UA 未测定阴离子
undetermined cation, UC 未测定阳离子
uremia 尿毒症

V

vasogenic brain edema 血管源性脑水肿
vascular endothelial cell, VEC 血管内皮细胞
VEDP 心室舒张末期压力
venous admixture 静脉血掺杂
ventral septal area, VSA 腹中膈
ventricular remodeling 心室重构
verapmil 维拉帕米（异搏定）
volatile acid 挥发酸
VPSP 心室收缩峰压

X

xanthine dehydrogenase, XD 黄嘌呤脱氢酶
xanthine oxidase, XO 黄嘌呤氧化酶